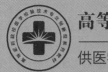

高等医药院校医学检验技术专业创新型系列教材

供医学检验技术等专业使用

临床实验室管理学

主　编 龚道元　赵建宏　康熙雄

副主编 杨　溢　王小林　周迎春　蒋洪敏　张庆莲　李云慧

编　者（以姓氏笔画为序）

王　清	青岛大学附属医院	林东红	福建医科大学
王小林	北京大学医学部	林勇平	广州医科大学附属第一医院
王伟红	杭州艾迪康医学检验中心	周芙玲	武汉大学中南医院
王俊利	右江民族医学院	周迎春	广州中医药大学第一附属医院
代　洪	湖南师范大学医学院	忽胜和	大理大学第一附属医院
朱中元	海南医学院附属第二医院	赵建宏	河北医科大学第二医院
朱向星	佛山科学技术学院医药工程学院	胡志坚	九江学院
任伟宏	河南中医药大学第一附属医院	袁才佳	湘南学院
庄锡伟	佛山市禅城区中心医院	徐邦牢	华南理工大学附属第二医院
闫海润	牡丹江医学院附属红旗医院	徐菲莉	新疆医科大学附属中医医院
孙晓春	江苏大学医学院	陶元勇	潍坊医学院
杜　鸿	苏州大学附属第二医院	陶华林	西南医科大学附属医院
李　锐	湖南医药学院第一附属医院	黄泽智	邵阳学院
李　鹏	长治医学院附属和平医院	曹　科	中国医科大学深圳儿童医院
李云慧	北部战区总医院	曹　越	韶关学院医学院
李晓非	昆明市第三人民医院	曹友德	湖南省人民医院
杨　溢	成都中医药大学	龚道元	佛山科学技术学院医药工程学院
邱　河	广州科方生物技术股份有限公司	康熙雄	首都医科大学
闵　迅	遵义医科大学附属医院	梁树芬	山西医科大学第二医院
张　俊	扬州大学附属医院	彭建明	南方医科大学中山博爱医院
张式鸿	中山大学附属第一医院	蒋红梅	贵州医科大学
张庆莲	成都医学院	蒋洪敏	中南大学湘雅二医院
陈大鹏	重庆医科大学附属儿童医院	曾赤佳	佛山市禅城区中心医院
陈孝红	昆明医科大学第二附属医院	魏建威	福建中医药大学附属第二人民医院
陈展泽	中山大学附属佛山医院		

秘　书

曹　越	韶关学院医学院	何振辉	佛山科学技术学院医药工程学院

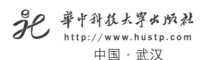
华中科技大学出版社
http://www.hustp.com
中国·武汉

内 容 简 介

本教材为高等医药院校医学检验技术专业创新型系列教材。

本教材共分为十五章,内容包括绪论,临床实验室质量管理体系与认可,临床实验室安全管理,临床实验室信息系统管理,临床实验室环境、布局与基础设施,临床实验室人员管理、临床实验室仪器设备、试剂与耗材管理,检验项目临床效能评价,检验方法选择与评价,室内质量控制,实验室间比对和室内检测系统比对,检验前质量管理,检验中质量管理,检验后质量管理及 POCT 质量管理。本教材以 ISO 15189 等文件为指南,结合临床实验室工作和管理实际,使内容更贴近临床,同时在部分章节增加了示例或案例分析,以开阔学生视野及培养学生的学习兴趣。

本教材主要供全国高等医学院校医学检验技术专业的本科生使用,同时也可作为医院检验科、独立实验室工作人员参考书。

图书在版编目(CIP)数据

临床实验室管理学/龚道元,赵建宏,康熙雄主编. —武汉:华中科技大学出版社,2020.1(2025.1 重印)
高等医药院校医学检验技术专业创新型系列教材
ISBN 978-7-5680-5730-1

Ⅰ. ①临…　Ⅱ. ①龚…　②赵…　③康…　Ⅲ. ①医学检验-实验室管理-医学院校-教材　Ⅳ. ①R446

中国版本图书馆 CIP 数据核字(2020)第 012662 号

临床实验室管理学　　　　　　　　　　　　龚道元　赵建宏　康熙雄　主编
Linchuang Shiyanshi Guanlixue

策划编辑:荣　静
责任编辑:曾奇峰
封面设计:原色设计
责任校对:王亚钦
责任监印:周治超
出版发行:华中科技大学出版社(中国·武汉)　　　电话:(027)81321913
　　　　　武汉市东湖新技术开发区华工科技园　　　邮编:430223
录　　排:华中科技大学惠友文印中心
印　　刷:武汉科源印刷设计有限公司
开　　本:880mm×1230mm　1/16
印　　张:16.75
字　　数:503 千字
版　　次:2025 年 1 月第 1 版第 8 次印刷
定　　价:49.80 元

高等医药院校医学检验技术专业创新型
系列教材建设指导委员会

总序

ZONGXU

  近年来,随着科学技术的进步,大量先进仪器和技术的采用,医学检验得到飞速的发展。各种新的检验技术不断涌现,对临床疾病的诊疗越来越重要,作用越来越突出,为人类疾病的诊断、治疗监测、预后判断提供大量新的实验室监测指标。据统计,临床实验室提供的医学检验信息占患者全部诊疗信息的60%以上,医学检验已成为医疗的重要组成部分,被称为临床医学中的"侦察兵"。

  《国家中长期教育改革和发展规划纲要(2010—2020年)》《国家中长期人才发展规划纲要(2010—2020年)》要求全面提高高等教育水平和人才培养质量,以更好地满足我国经济社会发展和创新型国家建设的需要。根据《教育部关于进一步深化本科教学改革　全面提高教学质量的若干意见》,在教材建设过程中,教育部鼓励编写、出版适应不同类型高等学校教学需要的不同风格和特色的教材;积极推进高等学校与行业合作编写教材;鼓励编写和出版不同载体和不同形式的教材,包括纸质教材和数字化教材。2012年教育部制定的新本科专业目录中,将医学检验专业更名为医学检验技术专业,学制由五年改为四年。

  为了更好地适应医学检验技术专业的教学发展需求,体现最新的教学理念和特色,在认真、广泛调研的基础上,在医学检验技术专业教学指导委员会相关领导和专家的指导和支持下,华中科技大学出版社组织了全国40多所医药院校的200多位老师编写了本套高等医药院校医学检验技术专业创新型系列教材。本套教材由国家级重点学科的教学团队引领,副教授及以上职称的老师占80%,教龄在20年以上的老师占72%。教材编写过程中,全体参编人员进行了充分的研讨,各参编单位高度重视并大力支持教材的编写工作,各主编及参编人员付出了辛勤的劳动,这确保了本套教材的编写质量。

  本套教材着重突出以下特点:

  (1)教材定位准确,体现最新教学理念,反映最新教学成果。紧密联系最新的教学大纲和临床实践,注重基础理论和临床实践相结合,体现高素质复合型人才培养的要求。

  (2)适应新世纪医学教育模式的要求,注重学生的临床实践技能、初步科研能力和创新能力的培养。突出实用性和针对性,以临床应用为导向,同时反映相关学科的前沿知识和发展趋势。

  (3)以问题为导向,导入临床案例。通过案例与问题激发学生学习的热情,以学生为中心,以利于学生主动学习。

  (4)纸质出版与数字化出版融合发展。全套教材采用全新编写模式,以扫描二维码形式帮助老师及学生在移动终端共享优质配套网络资源,通过使用华中科技大学出版社数字化教学资源平台将移动互联、网络增值、慕课等新的教学理念和学习方式融入教材建设中,开发多媒体教材、数字化教材等新媒体教材形式。

  本套教材得到了教育部高等学校医学技术类专业教学指导委员会和中国医师协会检验医师分会相关领导和专家,以及各院校的大力支持与高度关注,我们衷心希望这套教材能为高等医药院校医学检验技术专业教学及人才培养做出应有的贡献。我们也相信这套教材在使用过程中,通过教学实践的检验和实际问题的解决,能不断得到改进、完善和提高。

高等医药院校医学检验技术专业创新型系列教材
建设指导委员会

前言

QIANYAN

"临床实验室管理学"是医学检验技术专业的主要课程之一,随着临床实验室管理朝着国际化、标准化、规范化和法制化的方向发展,医学检验到检验医学发展模式的转变,"临床实验室管理学"在临床实验室实际工作中显得越来越重要。2013 年,华中科技大学出版社组织全国高校医学检验领域专家编写了《临床实验室管理学》,该教材在相关课程的教学实践中受到欢迎,但也存在一些问题,为适应该学科最新发展,现编写本教材,对原教材进行了若干调整、改进。

本教材以医学检验技术专业本科培养目标和教学质量国家标准为依据,以 ISO 15189 和《医疗机构临床实验室管理办法》等文件为指南,结合医学检验技术专业特点和临床实验室的实际,力求反映 21 世纪医学检验发展的现状和趋势,充分体现"三基"(基本理论、基本知识和基本技能),突出"五性"(思想性、科学性、先进性、启发性和实用性),与临床实验室管理工作无缝接轨,力求达到教师好教、学生好学的目的。

本教材在吸取国内现有相应本科教材经验的基础上,继承了 2013 版《临床实验室管理学》的优点并加以完善,具有以下特点。

1. 调整了全书章节框架 全书调整了章节名称和顺序,依次分为绪论,临床实验室质量管理体系与认可,临床实验室安全管理,临床实验室信息系统管理,临床实验室环境、布局与基础设施,临床实验室人员管理,临床实验室仪器设备、试剂与耗材管理,检验项目临床效能评价,检验方法选择与评价,室内质量控制,实验室间比对和室内检测系统比对,检验前质量管理,检验中质量管理,检验后质量管理及 POCT 质量管理共十五章,全书内容全面系统、知识连贯。

2. 调整了全书章节内容及排序 为了使章节名称、内容和顺序更加符合临床实验室工作和临床实验室管理的实际,将临床实验室认可提前并与临床实验室质量管理体系合为一章,将临床实验室安全管理和临床实验室信息系统管理分别提前至第三章、第四章,将临床实验室人力资源管理改为临床实验室人员管理并提前至第六章,将临床实验室仪器设备、试剂及耗材管理调至第七章。全书先介绍临床实验室质量管理体系及临床实验室认可总纲,再介绍临床实验室管理各个要素,最后介绍质量管理。全书层次分明,重点突出,逻辑性强,符合临床实验室管理实际。

3. 增加、更新或删减了部分章节内容 本教材根据临床实验室工作和临床实验室管理实际,全书缩减到十五章,参考现有相关教材,删减了循证检验医学、独立实验室质量管理、实验室成本和价格管理三章;充实了安全管理有关内容,增加了室内检测系统比对内容并与实验室间比对合为一章;检验方法选择与评价这一章基本按临床实际来编写,内容更加充实,贴近临床。为了加强检验过程质量管理,将检验前、检验中和检验后质量管理分为独立三章;另外,有些章节增加了示例或案例分析,开阔了学生视野,有助于培养学生的学习兴趣、分析问题和解决问题的能力。

参加本教材编写的编者主要来自全国高等医药院校及医药院校附属医院检验科专家,他们从事医学检验教育或临床检验一线工作,有着丰富的教学、科研和临床工作经验。他们在工作非常繁忙的情况下,完成了教材编写任务,在此对编写组全体成员的辛勤工作表示感谢,同时也由衷地感谢国内现有相关教材的各位编者和参考文献中的作者以及对此书编写提供帮助的所有人员。

本教材主要供全国高等医学院校医学检验技术专业的本科生使用,同时也可作为医院检验科、独立实验室工作人员的参考书。

尽管各位编者在编写过程中倾心尽力,但由于时间短,更因编者水平和经验有限,难免有疏漏,恳请使用本书的教师、学生以及临床检验工作者提出宝贵意见,以便今后进一步修订和完善。

龚道元　赵建宏　康熙雄

目录

MULU

第一章　绪　　论

学习目标

通过本章学习,你应能回答下列问题:

1. ISO 15189 对临床实验室的定义是如何解释的?
2. 临床实验室分哪几类? 有哪些存在形式?
3. 临床实验室管理层次有哪些?
4. 临床实验室主要工作和任务有哪些?
5. 临床实验室有哪些功能和作用?
6. 国内关于临床实验室规范管理有哪些标志性事件?

第一节　临床实验室概述

一、临床实验室定义

临床实验室(clinical laboratory)又称为医学实验室(medical laboratory),我国大多数医疗机构现仍习惯称为检验科(department of clinical laboratory)。在欧美许多国家,医院的临床实验室主要指病理科(pathology department),包括临床病理室和组织病理室,其中临床病理室相当于现今我国医院的检验科(化验室、检验中心等),组织病理室相当于病理科;在日本,临床检验与其他物理、化学检查部门如临床病理、心电图检查室、超声检查室等一起作为一个整体的检查部门为临床提供服务。也有一些国家(或地区)临床实验室的体制和我国相似,临床病理室和组织病理室是分开的,如我国香港中文大学有独立的化学病理科,丹麦没有综合病理科,各专业实验室单独设置。

国际标准化组织(International Organization for Standardization,ISO)在 ISO 15189:2012《医学实验室　质量和能力的要求》中对临床实验室(又称医学实验室)定义为以提供人类疾病诊断、管理、预防和治疗人体疾病或评估人体健康的相关信息为目的,对来自人体的材料进行生物学、微生物学、免疫学、化学、血液免疫学、血液学、生物物理学、细胞学、病理学、遗传学或其他检验的实验室。该类实验室也可提供涵盖其各方面活动的咨询服务,包括结果解释和为进一步的适当检查提供建议。

2006 年卫生部(现改为国家卫生健康委员会)颁布的《医疗机构临床实验室管理办法》将临床实验室定义为对取自人体的各种标本进行生物学、微生物学、免疫学、化学、血液免疫学、血液学、生物物理学、细胞学等检验,并为临床提供医学检验服务的实验室。医学实验室又称临床实验室。

二、临床实验室范畴

根据上述定义,公立医疗机构内的医学实验室、私立医疗机构内的医学实验室、采供血机构的实验室、独立医学实验室、疾病控制中心的实验室和检验检疫局的实验室均属于医学实验室的范畴。其中独立医学实验室,我国亦称之为医学检验所或第三方实验室或区域检验中心等,它是以公司形式存在的独立医疗机构,是在卫生行政部门许可下,具有独立法人资格、专业从事医学检验检测的机构,主要为各级医疗机构提供专业的临床检验与病理诊断技术服务。

从事法医检验的实验室和从事科学研究的实验室都不属于临床实验室范畴。仅采集或准备样品的机构,即使是大型实验室网络或体系的一部分,也不能称之为临床实验室。临床实验室必须在相关卫生行政部门登记备案,并明确临床实验室的下设专业,经卫生行政部门批准后才能开展相关专业的临床检验工作。

三、临床实验室功能分区

二级及以上医院的临床实验室根据其服务对象不同一般分为门诊检验室、急诊检验室和住院部检验室,有的医院如门诊和急诊紧靠在一起,可在门诊和急诊结合部,将急诊检验室和门诊检验室合在一起,称为门诊急诊检验室或快速检验室。有的医院不分门诊检验室、急诊检验室和住院部检验室,所有检验项目集中在检验科检测。

1.门诊检验室 门诊检验室服务的对象主要是门诊患者,检验项目一般以血、尿、粪便、阴道分泌物及精液等标本的常规检验为主,要求检验项目检测周转时间短,能及时提供检测结果。为了方便患者,门诊检验室最好设在医院门诊部附近。

2.急诊检验室 急诊检验室服务对象是急诊患者,所开展的检验项目主要包括血、尿和粪便三大常规,血糖、血尿素氮、血尿淀粉酶、血气分析、电解质分析、心肌损伤标志物等急诊检查项目。急诊检验室的主要工作任务是提供准确、快速的检验结果,要求检验项目检测周转时间短。检测周转时间反映了医院临床实验室的应急能力,有的实验室承诺三大常规半小时、其他急诊项目 1 小时报告检验结果。

3.住院部检验室 住院部检验室也被称为中心检验室或医学检验中心,大多数住院部检验室不仅为病房的患者服务,还承担全院的临床生化检验、临床免疫学检验及临床微生物学检验等任务,是临床实验室的重点和主要功能区。一般住院部检验室分为行政办公区(主要有主任办公室、图书资料室、会议室、教室等)、后勤功能区(主要有值班室、更衣室、试剂库、冷藏室、储藏室、试剂配制室、仪器维修室、消毒室、洗涤室等)、标本前处理室(进行标本接收和分发工作)及各专业实验室。

专业实验室有分隔式和开放式两种模式,随着自动化的标本识别、分配、输送和检测仪器的发展,尤其是自动化流水线和前处理系统的应用,专业的概念在实验室的分区被打破了。可将生化分析仪、免疫分析仪和血凝分析仪等不同检测功能模块相关仪器组合在一起,组成开放式一体化实验室。但目前大多数医院住院部检验室还是以学科(专业)分成相对独立的各个专业实验室,具体见表 1-1。

在二级以下医院,输血前相容性检查包括血型鉴定、抗体筛查和交叉配血等由检验科负责(称为血库),二级及以上医院单独成立输血科,相关检查由输血科负责。

表 1-1 临床实验室各专业实验室组成及主要任务

实验室名称	主要任务	主要仪器	特点
临床体液学检验实验室	主要进行体液、分泌物及排泄物等标本常规检查	尿液干化学分析仪、尿沉渣分析仪、精液分析仪、显微镜等	标本及检查项目杂;手工操作多;通风好
临床血液学检验实验室	主要进行血细胞分析、血凝分析、骨髓检查、溶血及血液流变学检查等	血细胞分析仪、血凝分析仪、血流变分析仪、显微镜等	检验者要有扎实的细胞形态学基本功
临床生物化学检验实验室	主要进行蛋白质、酶类、糖及其代谢产物、血脂及脂蛋白、电解质及血气分析,激素、维生素、氨基酸与血药浓度测定,肾病、肝病及心肌疾病的实验室诊断等	生化分析仪、蛋白电泳仪、电解质分析仪、血气分析仪、高效液相色谱仪、质谱仪等	标本及检查项目多;自动化程度高

续表

实验室名称	主要任务	主要仪器	特点
临床免疫学检验实验室	主要进行免疫功能测定、肿瘤标志物测定、感染免疫学测定、过敏原测定和自身免疫病的实验诊断等	酶免疫分析仪、发光免疫分析仪、免疫浊度分析仪、放射免疫分析仪、荧光显微镜等	标本及检查项目多;仪器种类多;HIV抗体实验室管理要求高
临床微生物学检验实验室	主要进行细菌、真菌等病原微生物检验	血培养仪、细菌鉴定仪、自动细菌药敏分析系统等	标本检测周期长,环节多,无菌要求高
临床分子生物学检验实验室	主要进行核酸及一些基因的检测等	普通PCR扩增仪,实时荧光定量PCR扩增仪等	具有发展前景,对实验室环境要求高

四、临床实验室组织结构

组织结构是指组织内部关于员工职务、责任及权利关系的一套管理体系,其本质是为实现工作目标而采取的一种分工协作体系,组织结构是整个管理体系的一个框架,组织结构不是一成不变的,必须根据实验室具体情况而变化。目前临床实验室主要采用直线型结构和职能型结构。

1.直线型结构 在临床实验室中存在实验室负责人和实验室技术人员两个层次,是最简单的组织类型。组织中每个人只有一位直接领导,实验室负责人对实验室员工有直接管理权,实验室人员只向其汇报工作。一些规模较小、开展项目不太多、工作量不大的临床实验室通常采用这种形式,如一级医院、社区服务中心、一些门诊单位、体检单位等医疗机构的临床实验室。直线型结构见图1-1。

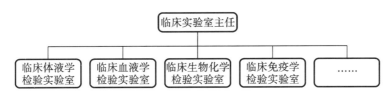

图 1-1 临床实验室直线型结构

2.职能型结构 职能型结构是按照分工原则进行设计的。除了实验室负责人,还相应设立一些其他的管理部门或专、兼职管理人员,协助实验室负责人进行某一方面的管理工作。实验室负责人把一些相应的管理职权交给相关人员(如质量负责人、技术负责人、安全负责人),在实验室负责人授权下,这些人员有权在自己的职责范围内直接下达指示,安排或组织某一方面的工作。

五、临床实验室管理层次

职能型的临床实验室一般分为三个管理层次:实验室管理层、专业组组长和技术人员。

1.实验室管理层

(1)实验室负责人:有能力及有职权对实验室全面运行及管理负责的一人或多人,一般是指检验科的行政主任和行政副主任,由该医疗机构管理层任命。实验室负责人对实验室的全面运行及管理负责。其主要职责是圆满实现该医疗机构对临床实验室所提出的各项要求;制订科室的发展目标、工作计划;对工作进行决策、授权;与相关部门进行沟通、协调;对日常工作进行组织、管理等。

实验室负责人应具有相应的资质及职称,二级以上医疗机构临床实验室负责人还应经过省级以上卫生行政部门组织的相关培训。

(2)质量负责人:协助实验室负责人建立质量管理体系的人员。其负责起草相关质量文件,并监督各专业组按照质量管理体系有效运行;定期实施内部审核,对影响质量的各种因素提出处理或改进意见;对员工进行培训;对质控员或质控小组进行指导等。

(3)技术负责人:一名或多名对实验室所涉及的专业领域内的基本知识、检验技术有经验的人

NOTE

3

员。其主要职责是对实验室的运作和发展进行技术指导和管理,并提供相应资源(如物质资源、人力资源、信息资源,其中包括学术发展动态和检验系统的评价信息等)。其工作还包括实验室主要检测仪器的监管、试剂管理、新检验项目的开展、实验室环境的监测等。

(4)安全负责人:负责实验室安全,包括组织安全教育;协助实验室负责人建立安全管理制度与安全操作规程;参与对实验室生物安全防护级别的评估;对个人防护用品、消毒、灭菌及防火设备的配备及使用情况进行检查;对菌株、毒株的保管、使用、处理及对医疗废物的处理进行监管;防止因职业暴露而引起实验室感染,防止医疗废物对环境的污染,对职业暴露进行应急处理等。

2. 专业组组长　各专业组是完成日常工作的基本单位,专业组组长由实验室负责人指定,并对其负责。具体的职能包括本专业组日常管理工作(含行政管理);组织本专业组的检验工作;监督和指导本专业组工作人员按操作规程操作,保证在规定时间内完成检验任务;监督本专业组员工遵守相关规章制度等。

3. 技术人员　主要从事具体临床检验及相关工作。

六、临床实验室主要工作及任务

现代化的临床实验室主要任务是提供及时、可靠的检验结果,提供充足的检验项目和临床咨询。其中前者是检验医学的龙头,后两者分别是检验医学的左翼和右翼。临床实验室尤其是大型的三甲医院临床实验室的工作范围主要包括临床检验与临床咨询、教学和科研三个方面。

1. 临床检验和临床咨询　临床实验室的主要工作是利用各种检查手段和方法,对人体的各种标本进行检验,为服务对象提供及时、可靠的检验结果。要很好地完成这一工作,临床实验室必须建立健全实验室质量保证体系,加强检验全过程的质量控制和管理,重点抓好检测系统六要素:仪器与设备、试剂(盒)、校准品、质控品、操作程序及检验人员等的组合。选择灵敏(sensitivity)、特异(specificity)、快速(speediness)、简单(simpleness)和安全(safety)的检验方法(医学检验方法的5S目标),为临床提供准确、快速、经济的检验结果。从"以标本为中心、以检验结果为目的"的理念,向"以患者为中心、以疾病诊断和治疗为目的"的理念转化。

临床咨询服务是检验医学包含的重要内容之一,也是分析后阶段质量管理的重要内涵之一。咨询内容主要有检验项目的选择、检验结果的解释,也可就下一步的实验选择和治疗方案进行讨论等。可以预测,在未来实验室的临床咨询服务能力将是衡量临床实验室水平的一个重要指标,临床实验室要完成好该任务,必须加强检验医师的培养。

2. 教学　尽管在临床实验室的定义中,临床实验室的主要工作似乎并不包含教学和科研,但医学人才的培养向临床实验室提出教学要求,医学生尤其是检验医学专业学生见习、实习以及初级检验人员的进修、培训等都要在临床实验室进行。临床实验室尤其是教学医院的临床实验室有培养医学人才的责任和义务,应该充分发挥自身的资源和价值优势,通过教学为社会培养人才。而且,在教学的过程中临床实验室和带教老师自身的素质和水平也会得到提高,可以达到教学相长的目的。

3. 科研　科研工作基本程序主要包括立题、科研设计、科学实验、数据处理和课题总结(如总结报告、发表论文和成果鉴定)等。临床实验室是科学研究的重要阵地,检验科具备得天独厚的条件,要组织多学科进行课题申报,联合攻关,加强检验医学与临床医学的结合,促进检验医学技术和学术水平的提高和发展,进而提高医学检验质量。临床实验室科学研究的使命主要表现在两个方面:一是开发或建立新的检验仪器、技术、方法、检验指标和试剂盒,提高临床检测水平;二是开展疾病的病因研究与评价、诊断试验的研究与评价、临床疗效和预后的研究与评价等,为临床诊断和治疗服务。

检验人员科研方向和选题要密切结合自己的实际工作,形成自己的特色。要做一个有心人,勤于思考和探索,不断提出问题,积极查阅文献、撰写综述,积极参加科研工作,撰写论文。临床实验室要制定科研管理的规章制度,加强科研管理,同时要加强科研队伍建设,注重学科建设和学科带

NOTE

头人培养,提高科研水平。

七、临床实验室的作用和功能

1.为健康评估和疾病预防提供依据 随着经济发展、人民群众生活水平的提高和医疗卫生条件的改善,健康体检、疾病预防和疾病筛查已经成为医疗行业的重要内容。如对某些疾病高危人群进行体检筛查,可了解该人群的健康状况,以便及早采取干预措施,对个人进行定期检查,可以"早发现、早诊断、早治疗"。随着分子生物学检测技术的发展,将有可能开展个体某些疾病的易感基因,甚至全基因组的测定,预测疾病风险,提出并实施个体化预防方案。

2.为疾病诊断、辅助诊断和鉴别诊断提供依据 为疾病诊断、辅助诊断和鉴别诊断提供客观依据是临床实验室最重要的作用之一,主要表现在以下几个方面:①疾病诊断的"金标准":如感染性疾病的病原学检测,白血病的血液细胞学检测及某些肿瘤的脱落细胞学检测,免疫学方面的确认试验等。②疾病诊断的重要指标:如糖化血红蛋白测定对糖尿病的诊断,胆固醇、甘油三酯测定对高脂血症的诊断等。③疾病诊断的鉴别指标:如发热患者进行病原体检查和白细胞计数及分类对判断是否存在细菌感染有重要价值,红细胞沉降试验对判断某些疾病是否处于活动期有重要意义等。

由于受到检测方法灵敏度和特异度、病原体变异、检测项目和某种疾病的相关性程度的影响,仅依靠临床实验室的结果有可能做出错误的诊断,临床实验室的结果只能作为疾病诊断的指标之一,而不是唯一依据。大多数检验结果主要用于辅助诊断,必须密切结合病史、临床症状、体征以及其他辅助检查综合考虑,这样才能做出正确的诊断。

3.为疾病治疗和疗效观察提供依据 检验结果可用于追踪疾病发展进程,监测治疗效果,指导临床用药。如对致病菌株进行药物敏感试验,帮助临床医生选取敏感的抗菌药物;血药浓度测定等对指导临床用药也十分重要。检验结果可用于监测治疗效果,如乙肝病毒 DNA 定量测定可有效反映机体内乙肝病毒的含量和复制程度,用于乙肝治疗的疗效判断。

4.为疾病预后判断提供依据 检验结果也可提供预后信息,如肌酐测定对尿毒症的预后判断很有价值,血肌酐值越高,说明肾病越严重,预后不良。某些肿瘤标志物可用于对肿瘤患者病情转归的评估,如肿瘤患者手术后肿瘤标志物水平高或持续不降低,常预示预后不良;降低后又重新升高,提示肿瘤复发。

5.为流行病学调查与环境监测提供依据 如通过中心血站献血员血液乙肝表面抗原定性检查资料可以了解该地区人群感染乙肝病毒的情况。

6.为医学研究提供可靠数据和支持 临床实验室健康体检和各种患者的检查结果可作为相关医学研究的资料。临床实验室的技术、设备也为科研项目的开展提供了平台。

总之,检验结果为临床医生提供了有关疾病诊断、治疗、预后等方面的重要信息,而且检验结果已从过去简单的诊断提示作用发展到目前多方位的用途。检验结果在不同个体、不同状态、不同时间针对不同目的的分析解释日益受到重视,检验医学正在向前瞻性、预见性和主动性方向发展,在医疗卫生事业中发挥着越来越重要的作用。

(曹科 曾赤佳)

第二节 临床实验室管理发展

临床实验室管理是对临床实验室的人力、财力、物力等各种资源进行合理有效的整合,确保实验室工作正常有序地进行,为临床提供及时、准确、可靠的实验室依据,为医疗、教学、科研和社会公共健康服务。临床实验室管理主要包括组织管理、质量管理、人力资源管理、实验室安全管理、信息管理、财务管理、仪器和试剂的管理、环境管理等。

NOTE

20世纪50年代起,由于大量现代化仪器设备进入临床实验室,检验项目和数量也成倍增长,检验结果质量参差不齐。如何组织、协调,提高检验质量,降低成本,提高效益日益引起检验人员的重视。最初主要借鉴工商管理学理论和方法,但临床实验室服务的对象是人们的健康,有其独特的发展规律,对其质量和服务有着特殊的要求,必须研究适合实验室自身特点的管理理论和方法。

一、我国临床实验室管理的发展概况

20世纪70年代末以前,我国的医学检验发展较慢,专业技术人员少,自动化程度低,试剂使用混乱,质量控制观念差,实验室管理意识淡薄,缺乏相应的法律和法规来规范实验室行为,总体水平远远落后于发达国家。20世纪80年代起随着我国改革开放,医学检验快速发展,国家对临床检验工作高度重视,相继成立了相关管理机构来加强实验室管理,对提高临床实验室检验质量、技术水平和管理水平等起到了非常重要的作用。

(一)成立了相关的组织机构,加强临床实验室管理

1. 国家卫生健康委临床检验中心 1981年12月经卫生部(现为国家卫生健康委员会,简称卫健委)正式批准在北京医院成立原卫生部临床检验中心(现为国家卫生健康委临床检验中心),其下设办公室、临床血液体液学实验室、临床生物化学实验室、临床免疫学实验室、临床微生物学实验室及室间质量评价实验室等。国家卫生健康委临床检验中心是原卫生部临床检验标准委员会秘书单位和中国医院协会临床检验管理专业委员会主任委员和秘书单位。国家卫生健康委临床检验中心的主要工作任务:①组织临床检验质量评价和管理活动。②开展临床检验理论和方法研究,开发、使用、推广新技术,并向卫健委建议淘汰落后的技术和方法。③建立和应用临床检验参考系统,开展相关科学研究,建立运行重要常规检验项目参考方法,研制标准物质。④开展特殊检验项目,推进临床检验逐步社会化。⑤对开展卫健委规定的从事高新检验技术工作的上岗人员实行岗前培训和资格认定,负责临床检验试剂和仪器的咨询,协调生产管理。⑥负责全国临床检验人员的培训,组织国内外学术和信息交流。⑦为卫生主管部门提供临床检验管理咨询意见。

在国家卫生健康委临床检验中心的指导下,各省市也相继成立了各自的临床检验中心,管理自己辖区内的临床检验管理和质量控制工作。几乎所有医疗单位的临床实验室和采供血机构都要参加省级临床检验中心的室间质量评价工作。通过开展"医疗质量万里行"活动,促进了临床实验室工作的规范化、标准化,并且在生物安全工作方面逐步走向正轨。通过各临床检验中心间相互交流,促进了临床检验水平的共同提高。

2. 中华医学会检验医学分会 中华医学会检验医学分会于1979年在北京成立,中华医学会检验医学分会是全国检验工作者自愿组成并依法登记的公益性、学术性、非营利性社会组织。其下设学术委员会、继续教育与扶贫委员会、组织与外事委员会、秘书处等机构,其中学术委员会分为血液体液学专业学组、临床免疫专业学组、临床微生物专业学组、传染病专业学组、生化分析仪与干化学学组、血脂专业学组、心脏标志物学组、肿瘤标志物专业学组、蛋白质组学组等。其工作范围主要如下:①开展国内外学术交流。②开展继续医学教育,组织会员和医学检验工作者学习业务,不断更新会员和医学科技工作者医学科技知识,提高医学科学技术业务水平。③参与开展毕业后医学检验教育培训、考核工作等。在中华医学会检验医学分会的指导下,各省市也相继成立了检验分会。

3. 中国医院协会临床检验管理专业委员会 中国医院协会临床检验管理专业委员会(Chinese Hospital Association of Clinical Laboratory Management,CHACLM)成立于2000年,是中国医院协会所属的分支机构,下设室间质量评价分委员会、室内质量控制分委员会、标准操作规程分委员会、溯源及校准分委员会、报告要求分委员会、不确定度分委员会和实验室信息系统分委员会共七个分委员会。CHACLM的工作任务是开展临床实验室管理理论研究和学术交流,提高全国临床检验工作水平,为临床和患者提供优质服务。其业务范围:①开展临床实验室管理理论和方法研究;②组织国内外学术活动与信息交流,推广临床实验室管理的成果和经验;③培训临床实验室管理人员和其他相关人员;④提供相关的咨询服务;⑤兴办杂志和临床检验领域的经济实体等。

NOTE

4. 临床检验标准专业委员会 临床检验标准专业委员会(Ministry of Health for Clinical Laboratory Standards Committee)成立于1996年,隶属于国家卫生健康委员会标准化委员会。其职责是负责组织制定、修订与临床检验有关的国家及卫生行业标准。临床检验标准专业委员会自成立以来,已发布国家及卫生行业标准48项,另有30多项标准正在研制或在报批过程中。

(二)编写部门法规、规章和文件,规范临床实验室管理

1. 编写出版我国第一部规范的检验操作规程 为了规范检验项目操作,卫生部于1991年委托卫生部临床检验中心组织编写了《全国临床检验操作规程》,并于1997年修订再版,2006、2015年两次修订。该书是我国第一部检验医学的标准操作规程,是我国临床实验室操作指南。

2. 建立和颁布《医疗机构临床实验室管理办法》 2006年2月卫生部正式颁布了《医疗机构临床实验室管理办法》(以下简称《管理办法》)。本办法是一部强制性法规,是对临床实验室的最低要求,只要是临床实验室都必须遵守《管理办法》的规定,是临床实验室准入的标准。《管理办法》共六章,分为总则、医疗机构临床实验室管理的一般规定、医疗机构临床实验室质量管理、医疗机构临床实验室安全管理、监督管理、附则。本办法明确了临床实验室的定义、功能及临床实验室的工作目的和必备条件,其中质量及安全管理是《管理办法》最重要的组成部分。本办法的执行是医疗机构临床实验室建设和管理中一个重要事件,《管理办法》的执行标志着我国临床实验室管理走上了法制化和规范化的轨道,为提高临床检验质量和临床诊治水平打下了坚实基础。

3. 制定、推荐30多项临床检验国家及卫生行业标准 卫生部临床检验标准专业委员会自1996年成立以来,已组织编写并经卫生部正式发布了WS/T 102—1998《临床检验项目分类与代码》等30多个行业推荐标准,行业推荐标准的出台对于规范临床实验室的检验行为,提高检验质量发挥了重要作用。

4. 其他

(1)淘汰过时的临床检验项目和方法:为提高我国临床检验水平,经科学研究、实践和专家反复论证,卫生部于1991年12月20日发布中华人民共和国卫生部令第18号,决定自1992年7月1日起至1993年1月1日,分步淘汰硫酸锌浊度试验等35项临床检验项目和方法。

(2)对一些较特殊的检验项目,颁布了相应的管理办法。①2006年6月卫生部颁布的《全国艾滋病检测工作管理办法》和2004年9月中国疾病预防控制中心制定,2009年又进行修订的《全国艾滋病检测技术规范》,对艾滋病检测实验室的设置、验收、工作要求、质量管理和监督管理等做出了明确的要求。②2002年卫生部颁布了《临床基因扩增检验实验室管理暂行办法》和《临床基因扩增检验实验室工作规范》,2010年卫生部又对《临床基因扩增检验实验室管理暂行办法》进行了修订,制定了《医疗机构临床基因扩增检验实验室管理办法》。这是我国第一个临床实验室质量保证的法规性文件,也是首次对特殊的检验技术进入临床实行准入制度。

二、国际标准化组织对临床实验室的管理要求

2002年国际标准化组织制定了专门针对临床实验室管理的国际标准,即ISO 15189《医学实验室——质量和能力的专用要求》,该标准于2003年首次颁布,2007年、2012年两次修订。该标准在管理和技术两方面做出具体要求,管理要求涉及组织和管理、质量管理体系、文件控制、咨询服务、纠正措施、质量和技术记录、内部审核和管理评审等15个方面;技术要求涉及人员、设施和环境条件、实验室设备、检验前程序、检验程序、检验程序的质量保证、检验后程序和结果报告共8个方面。

三、其他国家的临床实验室管理概况

20世纪70年代开始,国外已有大学开设临床实验室管理方面的课程,探索和研究临床实验室管理的方法和技巧,以提高检验质量和效率。国外相继成立了临床实验室管理的相关机构、制定了相应的法律和文件。

NOTE

（一）美国临床实验室管理

1.美国病理学家协会 1947年,美国一些致力于改进病理学和实验医学的病理学家组建了美国病理学家协会(College of American Pathologists,CAP)。CAP是世界上较大的由职业临床检验学家和病理学家组成的联合会,是美国的一个权威和非营利的临床实验室认可机构,其任务是通过在世界范围内提高病理学和医学实验室的水平,来保证和维护患者、公众的利益。CAP依据美国临床检验标准化委员会的业务标准和操作指南以及CLIA'88,对临床实验室各个学科的所有方面均制定了详细的检查单,通过严格要求来确保临床实验室符合质量标准,从而改进临床实验室的实际工作。CAP致力于临床实验室步骤的标准化和改进,倡导高质量和经济有效的医疗保健服务,其产生的影响超过了其他任何一个组织,因此,CAP被国际公认为临床实验室质量保证的领导者和权威性的临床实验室管理和认证组织。CAP认证是美国病理家协会举办的一种国际论证;自1962年起被美国普遍采用执行,1994年起被世界各国公认为最适合临床实验室使用的国际级实验室标准,通过CAP认证的临床实验室代表其实验室管理达到较高水准,并获得国际间各相关机构认同。

2.CLIA'67与CLIA'88 20世纪60年代前,由于没有相关的法律来规范临床实验室行为,不同实验室间结果的一致性较差,使得美国公众和国会对临床实验室检验结果报告的质量提出质疑。为了加强实验室管理,规范实验室行为,保证实验室的质量,1967年美国国会通过了专门针对临床实验室管理的法律:《临床实验室改进法案》(Clinical Laboratory Improvement Amendments 1967,CLIA'67),这项法规在人员资格、质控标准、室间质评以及进行现场检查等方面做出规定,规定对跨州经营的临床实验室进行强制性认可,主要针对的是独立的、商业性的大实验室。

1988年美国通过了CLIA'67的修正案,即《临床实验室改进法案修正案》(Clinical Laboratory Improvement Amendment 1988,CLIA'88),1992年正式实施,2003年的第5次修订版称为最终法规,即CLIA Final Ruler。CLIA'88基于实验的复杂性将临床检验项目分为豁免实验、人工镜检实验、中度复杂实验和高度复杂实验,并对不同类型的实验提出具体的质量控制要求。同时,它对临床实验室的各个方面都做出了详细的要求和规定,管理的对象扩大到所有的临床实验室。CLIA'88是政府颁布的法律,具有强制性,是对临床实验室的最低要求。美国实施CLIA'88以来,通过强制性的临床实验室认可、注册和登记,明显改善了对临床实验室的管理,提高了检验质量和水平。

3.临床实验室标准化委员会 1967年,为致力于"改善我们为患者所做"和为检验结果的一致性建立标准,美国成立了临床实验室标准化委员会(National Committee for Clinical Laboratory Standards,NCCLS)。迄今为止,NCCLS为临床实验室已提供超过160项标准和指南,涉及当今检验医学发展的方方面面,包括保健服务、自动化和信息学、临床化学和毒理学、血液学、免疫学和配体分析、微生物学/分子生物学/床旁检测、临床实验室国家参考系统等,同时,NCCLS与世界相关的权威机构如国际标准化组织、国际临床化学协会、国际血液学标准化委员会等机构密切合作,为全球检验医学和卫生技术标准的一致性做了不懈的努力,同时也为全球检验医学的标准化做出了卓越贡献。为使该机构发挥更大的作用,2005年1月1日,NCCLS已正式更名为临床和实验室标准协会(Clinical and Laboratory Standards Institute,CLSI),并由CLSI正式替代NCCLS发布标准的指南。成立CLSI的目的是扩大和增强NCCLS的服务范围,通过建立和传播具有一致性的标准和指南以提高检验医学在医疗保健服务中的价值。CLSI为一个全球性、非营利、致力于标准建立和开发的组织,其主要任务:制定检验医学、保健服务机构、临床和其他实验室的相关标准和指南;对标准与指南使用过程中出现的问题进行定义并解决这些问题;促进已建立的标准和指南的使用;评价其在实践过程中的有效性。CLSI希望通过标准和指南的建立,改善保健服务机构、医学检验、临床和其他实验室的工作质量,有益于公共卫生、安全和福利,促进保健服务机构、医学检验、临床和其他实验室的相互交流和理解。

4.临床实验室管理协会 1976年,美国成立了临床实验室管理协会(Clinical Laboratory Management Association,CLMA),主要对临床实验室的主任、经理、监督员进行教育与培训。

(二)欧洲国家及日本的临床实验室管理

法国政府于 1999 年 11 月发布了《关于正确实施医学生物分析实验的决议》(NOR：MESP9923609A)。德国、日本等国家也都相继制定了临床实验室管理的相关法规。

(李晓非　曹科　林东红)

本章小结

临床实验室是指对取自人体的各种标本进行生物学、微生物学、免疫学、化学、血液免疫学、血液学、生物物理学、细胞学等检验,并为临床提供医学检验服务的实验室。根据其是否具有独立的法人资格,主要分为医疗机构临床实验室和独立临床实验室,目前以医疗机构临床实验室为主。职能型临床实验室分为实验室管理层、专业组组长和技术人员三个层次,临床实验室在疾病诊断、鉴别诊断和疗效观察中具有重要作用。

国外关于临床实验室管理的学会、法律和文件主要有美国病理学家协会、CLIA'67 与 CLIA'88 及 ISO 15189。我国临床实验室管理的主要事件有 1981 年成立了卫生部(现为国家卫生健康委员会)临床检验中心,1979 年成立了中华医学会检验医学分会,1991 年编写了《全国临床检验操作规程》及 2006 年颁布了《医疗机构临床实验室管理办法》等一系列规范性文件与标准。目前我国临床实验室正朝着规范化、标准化、法制化和国际化方向迈进。

NOTE

第二章 临床实验室质量管理体系与认可

学习目标

通过本章学习,你应能回答下列问题:

1. 临床实验室质量管理体系建立的依据是什么?
2. 临床实验室质量管理体系建立的过程是什么?
3. 如何有效运行质量管理体系?
4. ISO 15189 实验室认可包括哪些要素?
5. 临床实验室认可的过程是什么?

第一节 临床实验室质量管理体系

临床实验室检验结果是医疗服务的重要基础和保障,是临床诊断治疗的重要依据。影响检验结果质量的因素很多,如组织结构、程序、过程及资源等。这些要素构成了临床实验室质量管理体系。为了保证检验结果的质量,必须分析、研究系统各要素相互联系、相互制约的关系,提高临床实验室管理水平。

临床实验室质量管理体系是指在质量方面指挥和控制组织的管理体系,是指挥和控制实验室建立质量方针和质量目标,并实现质量目标的相互关联或相互作用的一组要素。质量方针是指由实验室管理层正式发布的关于质量方面的实验室宗旨和方向。质量目标是指在质量方面所追求的目的。相互关联和相互作用的一组要素是指组织结构、程序、过程和资源,是质量管理体系的基本组成部分。因此,临床实验室质量管理体系的建立就是在质量方针的指导下,明确质量目标,通过组织结构设置,分析确定需要进行的各项质量活动,制定程序,给出从事质量活动的工作方法。充分利用人、财、物各种资源,使各项活动能经济、有效、协调地进行。临床实验室质量管理体系的核心问题就是要向临床提供准确、可靠、及时的检验结果,得到患者和临床医生的信赖和认可,以满足临床工作的需要。质量管理体系的中心任务就是要建立、实施和运行一个高效的质量管理体系并且持续改进其有效性。

一、临床实验室质量管理体系建立

根据质量管理理论,建立、实施、保持和改进质量管理体系是质量管理体系运行的四大步骤。临床实验室建立的质量管理体系要结合自身的特点,与活动范围(如实验室类型、专业范围、检验工作量)和自身的各项资源相适应。首先是自我认识、自我分析的阶段,然后才是引进国际先进管理模式,依据国际、国家标准,建立体系,提高临床实验室管理水平,并且持续改进。质量管理体系建立的结构框架见图 2-1。

(一)质量管理体系建立的依据

1. 质量管理体系认证标准 ISO 9001:2008《质量管理体系 要求》是目前被大多数企业(主要是制造型企业和服务型企业)应用最多的国际标准。国家标准 GB/T 19001—2008《质量管理体系 要求》等同于 ISO 9001:2008,用于建立质量管理体系并申请认证。

NOTE

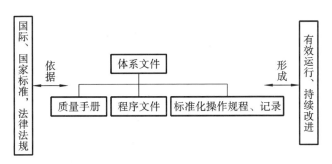

图 2-1 质量管理体系建立的结构框架图

2. 实验室认可标准 主要包括 ISO/IEC 17025：2017《检测和校准实验室能力的通用要求》和 ISO 15189：2012《医学实验室 质量和能力的要求》。ISO 15189：2012 从医学专业角度规定了对临床实验室质量和能力的专用要求。其与 ISO/IEC 17025：2017 相比，更专业、具体和细化，更适合临床实验室接受和使用，是目前指导临床实验室建立先进质量管理体系较适用的标准。

3. 相关法律法规或学术团体标准 主要包括《医疗机构临床实验室管理办法》、CLIA'88 和 CAP 计划等。

（二）质量管理体系建立的过程

1. 质量管理体系的策划与准备 质量管理体系的策划与准备工作是成功建立质量管理体系的关键。其主要包括实验室现状分析、全员培训、统一认识、制定质量方针和质量目标。

（1）实验室现状分析：质量管理体系的建立来源于对实验室的现状分析，分析目的是根据实验室的现状合理地选择质量管理体系的要素和对质量方针、质量目标的定位。实验室现状分析的内容包括组织结构、设施设备、人力资源、现有的质量管理体系情况、质量要求等。经过调查和分析，确定建立符合本实验室能力、特点的质量管理体系。

（2）全员培训、统一认识：通过对实验室全体员工进行教育培训，让员工充分认识了解质量管理体系，认识到实验室目前的管理现状与先进的质量管理体系模式之间的差距，认识到建立先进的质量管理体系的重要性。统一认识使每一位员工了解他们在实验室中的作用及重要性。

（3）制定质量方针和质量目标：通常质量方针与组织的总方针相一致并为制定质量目标提供框架，是组织总方针的重要组成部分，是组织的质量方向。质量方针的制定应该针对如何满足顾客和其他相关方的需求和期望，是组织质量活动的纲领。质量方针应由临床实验室最高管理者正式发布或由其授权发布。质量目标通常依据实验室的质量方针制定，对组织的相关职能和层次分别规定质量目标。质量目标是实现组织满足顾客要求的意图和策略的具体要求，质量目标的实现程度应该是可测量或可考核的。质量方针和质量目标的制定必须实事求是，体现实验室对质量的追求、对患者的承诺，是实验室人员质量行为的准则和工作方向。

2. 组织结构的确定

（1）实验室的内部结构：首先，临床实验室要明确自己的法律地位、与母体组织及其相关职能部门的关系；其次，要确定组织结构，及实验室内部各部门的职责和权力。如临床实验室由若干个专业实验室（临床体液学实验室、临床血液学实验室、临床生物化学实验室、临床免疫学实验室、临床微生物学实验室、临床分子生物学实验室等）构成，各专业实验室负责各自专业领域的检验。各专业实验室又可设若干个工作小组，从事专门的检验工作。临床实验室的组织和管理结构一般用组织结构图表达（图 2-2）。内部组织结构图应明确各管理、技术和支持服务岗位或部门在组织结构中的地位及相互关系。与组织结构图相对应，临床实验室根据自身的工作类型、工作范围、工作量来设置管理岗位、执行岗位和核查岗位，以文件的形式详细规定他们的职责、权力和各自活动的相互关系和重要性，进而保证全员参与，为质量管理体系目标的实现做出贡献。

（2）实验室的外部结构：临床实验室应明确与其他相关外部机构的关系，如与医院人事处、财务处、设备处等部门的关系。这种关系也可以用组织结构图来表达，为外部隶属关系图（图 2-3），用来

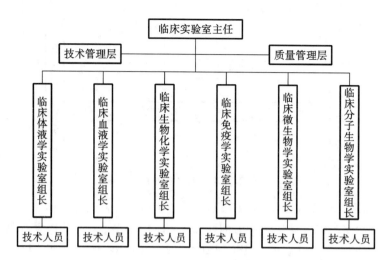

图 2-2 临床实验室内部组织结构图

描述临床实验室在其母体组织中的地位及相互关系。此外,临床实验室还可能与其他机构发生关系,如临床检验中心、学术团体、计量部门等。如果临床实验室与这些机构发生关系,就应对这种关系进行明确规定。

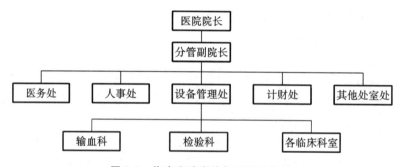

图 2-3 临床实验室外部组织结构图

(3)实验室负责人:根据质量管理体系标准的要求,临床实验室必须设置最高管理者、技术管理层和质量主管。技术管理层和质量主管存在协调统一的关系,服从于最高管理者的领导。最高管理者全面负责实验室的工作,对实验室具有决策权和支配权。

(4)岗位描述:依据 ISO 15189 的要求,临床实验室所有人员都要进行岗位描述,并作为档案保存。岗位描述是由实验室人员自己提出一段时间内的工作目标,以及实现目标的方法和途径。上一级管理者(如专业组组长)对岗位描述进行修改,到预定的时间对其进行评价。

3. 资源配置 资源包括人员、设备、设施、资金、技术和方法。临床实验室质量管理体系要通过认可,就必须按照认可标准配置相应的资源。资源是临床实验室建立质量管理体系的必要条件。资源的配置以满足质量要求为目的,不应造成资源浪费。例如在临床实验室进行血细胞分析时,就应配置操作人员、血细胞分析仪、设施环境、资金、血细胞分析技术和方法。

4. 过程分析与过程管理

(1)过程分析:过程分析就是将过程中所包含的各种活动进行分析和文件化的系统性操作。质量管理体系是通过对过程加以分析、管理和控制来建立的。构成过程的要素包括输入、输出、活动和资源。

过程包含一个或多个将输入转化为输出的活动,通常一个过程的输出是下一个过程的输入。临床实验室的检验工作可分为 11 个过程,即患者状况评价、检验申请、样本采集、样本运输、样本接收和处理、检测、复查或结果解释、结果报告、检测后的样本处理、信息管理、临床咨询。实验室人员习惯上将临床检验活动分为三大过程,即检验前(分析前)、检验中(分析中)和检验后(分析后)过程。

NOTE

（2）过程管理：在检验报告形成的全过程中，任何一个相关过程的输出质量都会影响全过程的最终输出结果。如 CLIA'88 主要是对检验前和检验后工作进行质量控制，检验前的工作要求有适当的患者准备和合格的样本，所涉及的样本采集、编号、保存、运输和处理都必须受控。过程管理中要特别注意过程与过程之间的衔接，不能出现空白接口。

过程管理强调每一个过程必须有过程负责人，他们的责任包括以下几点：①对整个过程进行分析、计划，并将过程文件化（包括亚过程）；②指定每个亚过程的负责人；③决定过程的要求并文件化；④保证与顾客要求一致；⑤对过程进行测量；⑥进行过程控制；⑦保证过程的效率和有效性。

实验室应建立质量指标以监控和评估检验前、检验中和检验后过程中的关键环节。质量指标是指一组内在特征满足要求的程度的度量。质量指标可表示为产出百分数（在规定要求内的百分数）、缺陷百分数（在规定要求外的百分数）、百万机会缺陷数（DPMO）或六西格玛级别。质量指标可测量一个机构满足用户需求的程度和所有运行过程的质量。例如，"要求"为实验室接收的所有尿液样品未被污染，则收到被污染的尿液样品占收到的所有尿液样品（此过程的固有特性）的百分数就是此过程质量的一个度量。临床实验室质量指标可参照中华人民共和国卫生行业标准 WS/T 496—2017《临床实验室质量指标》，包括检验前、检验中、检验后和支持过程的质量指标。质量指标可以识别、纠正和持续监控临床实验室质量问题，并通过采取纠正措施来改进和提高质量。

5. 质量管理体系文件的编制　临床实验室质量管理体系文件包括质量手册、程序文件、标准化操作规程及其他文件。

二、质量管理体系文件编制

临床实验室应将质量管理体系文件化，即与质量相关的政策、过程、计划、制度、程序、标准化操作规程和记录等编制成文件。质量管理体系文件是质量管理体系有效运行的基本保证，编制质量管理体系文件是建立质量管理体系重要的基础性工作，也是体系评价、改进、持续发展的依据。质量管理体系文件是根据国际或国家标准以及临床实验室自身的具体情况编制而成。

质量管理体系文件的结构可分为三层次，呈金字塔架构。①质量手册：第一层次，阐明质量方针、质量目标，描述与之相适应的质量管理体系，提出对过程和活动管理的原则要求的纲领性文件。②程序文件：第二层次，描述为实施质量管理体系要素所涉及的各职能部门的活动和实施过程。③标准操作规程、记录及其他文件：第三层次，描述具体的操作指导以及相关的记录表格，见图 2-4。

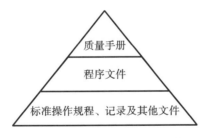

图 2-4　质量管理体系文件分类

（一）质量手册

1. 质量手册的定义和作用　质量手册是指按规定的质量方针和质量目标以及适用的国际或国家标准描述质量管理体系，是实验室管理方面的纲领性文件，可以反映质量管理体系的总貌。

2. 质量手册的结构和内容　质量手册应引用所依据的质量管理体系标准，并与该标准相适应及与结构保持一致。如按照 ISO 15189 的要求，质量手册应对质量管理体系及其所有文件的架构进行描述。质量手册的内容通常包括封面、批准页、修订页、目录、前言、主题内容及适用范围、定义、质量手册管理、质量方针目标、组织机构、质量管理体系要素描述、支持性资料附录。

质量手册的核心是质量方针、质量目标、组织机构及质量管理体系组成要素的描述。在质量手册中"质量方针目标"章节，规定的质量方针应与临床实验室相应的检验服务密切相关，明确临床实验室对质量的承诺,既体现了临床实验室的工作宗旨,又反映了广大客户的需求。质量目标应围绕质量方针提出具体的可测量的要求,还应证明该质量方针如何为所有员工熟悉和理解,并加以贯彻和保持。"组织机构"章节应明确实验室内部的机构设置,可详细阐明影响质量的各管理、咨询和验证职能部门的职责、权限及其接口和联系方式。"质量管理体系要素"章节应明确规定质量管理体系由哪些要素组成,并分别描述这些要素。按 ISO 15189 要求,质量管理体系要素分为管理要求和技术要求两大部分,要结合临床实验室自身的特点对这些要素进行描述。

临床实验室质量手册目录可包括引言,医学实验室简介,质量方针,质量目标,人员教育与培训,质量保证,文件控制,记录、维护与档案,设施与环境,仪器、试剂和(或)相关消耗品的管理,检验程序确认,安全,环境,研究与发展,检验程序清单,申请单、原始样本、实验样本的采集和处理,结果确认,质量控制,实验室信息系统,结果报告,补救措施与投诉处理,与患者、卫生专业人员、委托实验室和供应商的交流及互动,内部审核,伦理学。

3.质量手册某章节编写示例 某医院检验科质量手册中"第五章第三节实验室设备"的编写见表 2-1。

表 2-1 质量手册第五章第三节实验室设备

×××医院检验科　质量手册		文件编号　××-××-××
		版本/修订号:××/××
主题内容	第五章　技术要求 第三节　实验室设备	生效日期:××年××月××日
		第××页　共×××页

5.3 实验室设备

5.3.1 概述。

仪器设备是临床实验室进行检验工作的先决条件之一,实验室应配备检测所需的仪器设备和测试所需的校准品。本检验科制定安全处置、运输、存放、使用和有计划维护测量和检测设备的控制程序,通过对检测设备的控制,确保检测设备满足规定要求,保证检测工作的正常有效开展。

5.3.2 职责。

5.3.2.1 仪器设备管理员负责实验室仪器设备的管理。

5.3.2.2 仪器设备保管人负责所管理仪器设备的定期维护和保养。

5.3.2.3 仪器设备使用人负责仪器设备的使用情况记录。

5.3.2.4 综合室负责仪器设备档案和记录管理。

5.3.2.5 技术负责人负责仪器设备的合理配置和有效管理。

5.3.2.6 综合室仪器设备管理员负责仪器设备的验收、建档、检定、校准等。

5.3.3 要求。

5.3.3.1 仪器设备的配备。

本检验科根据检测项目的要求,配备足够的符合检测所要求的所有采样、测量和检测的仪器设备。用于检测的各种仪器设备均应定期进行校准/检定、维护、管理,以达到要求准确度。

5.3.3.2 仪器设备采购和验收。

实验组负责人根据工作要求提出仪器设备申购计划,由技术负责人组织对仪器设备的用途、效益和技术性能进行论证,报检验科主任批准后,报医院设备科负责采购。新购仪器设备须经验收合格后,方可投入使用。

5.3.3.3 仪器设备的管理。

a.仪器设备的购置、验收、流转应受控。

b.仪器设备在投入工作前应进行校准或核查,以证实其能够满足实验室的规范要求和相应的标准规范。

c.所有正在使用的计量仪器设备,均应按照国家有关标准进行定期校准或核查,以确保检测结果的准确性和可靠性。

d.用于检测并对结果有影响的每台仪器设备及其软件,应加以唯一性标识,注明设备名称、内部编号、设备保管人。

e.所有正在使用的计量仪器设备应用"三色标识"(合格、准用、停用)标明其受控及校准状态,标识上要标明仪器设备编号、校准日期、有效期、校准单位等。其他辅助设备以性能状态标识,用"正常"和"不正常"表示。

续表

×××医院检验科　质量手册		文件编号　××-××-××
		版本/修订号:××/××
主题内容	第五章　技术要求 第三节　实验室设备	生效日期:××年××月××日
		第××页　共×××页

f.应建立和保存每一台仪器设备及其软件的档案记录,档案记录要齐全。该记录至少应包括以下几点:

——仪器设备标识;

——制造商的名称、类型识别和序列号或其他唯一性的识别;

——制造商的联系人、电话;

——仪器设备到货日期和投入运行日期;

——当前的位置;

——接收时的状态(例如新品,使用过,修复过);

——制造商的说明书或其存放处;

——证实仪器设备可以使用的性能记录;

——已执行及计划进行的维护;

——仪器设备的损坏、故障、改动或修理;

——预计更换日期。

5.3.3.4仪器设备的使用和维护。

a.编制仪器设备标准化操作规程,规范仪器设备的操作和维护程序,仪器设备由经过授权的人员操作,并做好使用记录。仪器设备的标准化操作规程(包括仪器设备制造商提供的有关手册)应便于操作和管理人员取用。

b.仪器设备的安全处置、运输、存放、使用和有计划维护应按程序和相应的标准化操作规程执行,以确保其功能正常并防止被污染或性能退化。

c.仪器设备处置不当,给出可疑结果时,或已显示出缺陷,超出规定限度的仪器设备,均应停止使用并加贴标签以清晰表明该仪器设备已停用,并由检测人员核查其对先前检测的影响。

d.停用仪器设备修复后,需对其进行校验或性能检查,各项技术参数及性能恢复正常,则可重新投入使用。

e.仪器设备经维修已无法满足测试要求,应由仪器设备管理员申请降级或报废处理。

f.当仪器设备脱离了实验室的直接控制,在返回实验室后,由仪器设备负责人在下次使用前对其功能和校准状态进行核查。

g.当使用外借仪器设备时,由综合室与对方办理租借合同并确保外借仪器设备满足检测工作的要求。

5.3.3.5如果需要进行期间核查以保持对仪器设备校准状态的信心,则这种检查须按作业指导书中规定的程序进行。

5.3.3.6如果校准/检定产生一系列校正因子,实验室应确保其备份(如在计算机软件中)得到及时正确的更新。

5.3.3.7有措施保护检测仪器设备,包括硬件、软件、校准物质、消耗品、试剂和分析系统,避免发生使测试结果失效的调整。

5.3.3.8仪器设备应维持在安全工作条件下,包括电气安全检查、紧急停止装置,以及由授权人员对化学、放射性和生物材料进行的安全操作及处理。适当时应使用制造商提供的使用说明或指导书。

5.3.3.9应将所采取的减少污染的措施清单提供给在该仪器设备上工作的人员。实验室中应留出足够的空间供仪器设备修理和安放合适的个人防护用品。

5.3.3.10如果使用计算机或自动化检验仪器设备进行收集、处理、记录、报告、存储或检索检验数据,实验室应保证以下几点:

a.计算机软件,包括仪器设备内置的软件,应有文件记录并适于实验室使用。

b.制定并实行相应程序,以随时保护资料的完整性。

c.应对计算机和自动化仪器设备进行维护,以确保其正常运转,并应提供相应的环境和操作条件,以保证资料的完整性。

d.应对计算机程序和常规操作进行充分保护,以防止无关或未经授权的人员进入、修改或破坏。

5.3.4支持性文件。

仪器设备管理程序。

NOTE

(二)程序文件

1. 程序文件的定义　质量管理体系程序是指描述为实施质量管理体系要素所涉及的各职能部门的活动和实施过程。程序文件是指质量管理体系程序文件，是对完成各项质量活动的方法所做的规定。每份程序文件应对一个要素或一组相关联的要素进行描述。其含义包括以下几点：①对质量活动进行全面策划和管理，规定对象是影响质量的活动。②包括质量管理体系的一个逻辑上独立的部分。③不涉及技术性细节，不是工作程序文件，而是质量管理的程序文件。程序文件是临床实验室进行科学质量管理的管理制度，应有较强的可操作性，必须强制执行。

2. 程序文件的结构和组成　质量管理体系程序文件一般包括文件编号和标题、目的和适用范围、相关文件和术语、职责、工作流程、支持性记录表格目录等。其中工作流程是其核心内容。程序文件的描述一般遵循"5W+1H"原则，即明确目的、做何事、由谁或哪个部门做、何时做、何地做以及如何做。

Why(目的)：执行程序文件应达到的目的。

What(做何事)：执行程序文件要做什么事。

Who(何人做)：程序文件的执行者是谁。

When(何时做)：程序文件的执行时间。

Where(何地做)：程序文件的执行地点。

How(如何做)：程序文件的具体执行过程。

程序文件应具有承上启下的功能，上接质量手册，是质量手册的支持性文件，下接标准操作程序。

3. 程序文件某章节编写示例　某医院检验科程序文件中"仪器设备管理程序"的编写见表2-2。

表 2-2　实验室仪器设备管理程序

×××医院检验科　质量手册		文件编号　××-××-××
		版本/修订号：××/××
主题内容	仪器设备管理程序	生效日期：××年××月××日
		第××页　共×××页

1 目的

对仪器设备实施有效控制和管理，保证检验结果的准确可靠。

2 适用范围

适用于仪器设备的购置、验收、使用、维护、修理、报废等。

3 职责

a. 技术负责人提出仪器设备的配置需求。

b. 各专业组负责本专业仪器设备的购置申请的提出、使用、日常维护、定期维护。

c. 医院设备科负责仪器设备的采购，组织仪器设备的验收。

d. 仪器设备管理员负责仪器设备的标识、建档，组织仪器设备的检定、校准等。

e. 科主任负责仪器设备的合理配置和有效管理。

4 工作程序

4.1 仪器设备的采购和验收

仪器设备的采购和验收按仪器设备采购程序执行。

4.2 仪器设备档案管理

4.2.1 仪器设备由仪器设备管理员负责建立设备档案，内容包括以下几点。

a. 仪器设备标识。

b. 制造商的名称、类型识别和序列号或其他唯一性标识。

c. 制造商的联系人、电话。

d. 仪器设备到货日期和投入运行日期。

续表

×××医院检验科　质量手册		文件编号　××-××-××
		版本/修订号:××/××
主题内容	仪器设备管理程序	生效日期:××年××月××日
		第××页　共×××页

e.当前的位置。

f.接收时的状态(例如新品,使用过,修复过)。

g.制造商的说明书或其存放处。

h.证实仪器设备可以使用的性能记录。

i.已执行及计划进行的维护。

j.仪器设备的损坏、故障、改动或修理。

k.预计更换日期。

m.项中提到的性能记录应包括所有校准(验证)报告/证明的复印件。

4.2.2 仪器设备管理员负责编制设备总表,在设备有变化时应予以更新。

4.3 仪器设备状态的标识管理

4.3.1 仪器设备的唯一性标识:内容包括仪器设备名称、型号、编号、责任人。设备管理员按以下原则对仪器设备建立唯一性标识编号:

$$YYY -XXX$$
单位名称 - 仪器设备流水号

4.3.2 对计量仪器设备进行标识管理,用不同颜色的标识贴于仪器设备的明显位置。

a.合格证(绿色):用于检定、校准合格的仪器设备,自校准合格的仪器设备。

b.准用证(黄色):用于部分功能或量程能满足检验工作需要,而其他功能或量程有不合格的多功能或多量程的设备或降级使用的仪器设备。

c.停用证(红色):用于检定或自校准不合格、损坏待修或报废的仪器设备、停用的仪器设备。

4.4 仪器设备的使用

4.4.1 具有量值的仪器设备使用前,应按量值溯源管理程序进行检定或校准。

4.4.2 每台仪器设备均由科主任指定一名责任人负责日常管理,并授权给具备相应资格的人员使用。仪器设备责任人和使用人应熟悉所管理仪器设备的操作规程及注意事项,了解仪器设备的原理。

4.4.3 使用人员应按照操作规程正确使用仪器设备,并填写使用记录。

4.5 仪器设备的维护、维修、停用和报废

4.5.1 仪器设备使用人负责日常维护,仪器设备责任人应按照制造商的建议对仪器设备定期进行维护和保养,具体按仪器设备维护规程执行。

4.5.2 仪器设备故障处理。

仪器设备一旦出现故障,由仪器设备管理员将该仪器设备贴上停用标志,并报科主任,由科主任报医院设备科,设备科组织维修,维修后应进行检定和校准,合格后方可继续投入使用,仪器设备责任人按规定做好仪器设备的维修记录。

4.5.3 仪器设备报废。

仪器设备无法修复、计量检定达不到要求,技术负责人组织鉴定确认后,填写报废单,报科主任审核后报医院设备科,予以报废处理。报废的仪器设备应由仪器设备管理员粘贴明显的标识并隔离存放,同时在仪器设备档案中做好报废记录。

4.5.4 仪器设备停用。

仪器设备管理员根据使用情况,对仪器设备提出停用申请,报科主任批准,由仪器设备管理员进行标识。

4.6 仪器设备的期间核查

为维持仪器设备校准状态的可信度,对于量值有飘移的仪器设备、新购仪器设备、经常在现场使用的仪器设备,仪器设备责任人采用使用有证参考物质、比对、留存样品等方式进行期间核查,以确保校准状态的可信度,具体核查方法在仪器设备的操作维护规程中规定。

4.7 仪器设备责任人负责设备投入使用、修理或退役之前的去污染工作

NOTE

续表

×××医院检验科　质量手册	文件编号　××-××-××
	版本/修订号:××/××
主题内容　　仪器设备管理程序	生效日期:××年××月××日
	第××页　共×××页

由仪器设备责任人将所采取的减少污染的措施清单提供给设备的使用人员。

5 支持性文件

5.1 量值溯源管理程序

5.2 采购控制程序

5.3 仪器设备的操作维护规程

6 记录表格

6.1 仪器设备总表××××-×-××/××

6.2 仪器设备领(借)用登记表××××-×-××/××

6.3 仪器设备维修申请表××××-×-××/××

6.4 仪器设备使用登记表××××-×-××/××

6.5 仪器(停用)报废单××××-×-××/××

6.6 仪器设备档案卡××××-×-××/××

6.7 仪器设备验收单××××-×-××/××

6.8 仪器设备使用授权表××××-×-××/××

(三)标准操作规程

1.定义和作用　临床实验室标准操作规程又称标准化操作程序(standard operation procedure,SOP),是指按一定要求、内容、格式和标准制定的作业文件,使之标准化,用以指导操作人员完成各项质量控制和作业活动。SOP 是指导保证过程质量的最基础的文件,可为纯技术质量活动提供指导,也是质量管理体系程序文件的支持性文件。操作程序是检测系统的组成部分,是临床检验的技术档案,是保证检验结果准确可靠的必须内容。临床实验室 SOP 一旦形成,实验室人员必须严格遵守执行。实验室人员一切质量活动的正确操作必须以 SOP 所描述的过程为依据,以确保质量活动的正确实施,保证检验质量。临床实验室 SOP 使用对象主要有三类人员:行政和业务主管人员、检验技术人员、进修和实习人员。

由于不同的实验室所处的环境和条件不同,而且各个实验室在开展质量活动时的影响质量因素也不同,因此,临床实验室应根据实际情况制定适合本实验室的 SOP,并且只能在本实验室内有效,其他实验室只能作为参考而不能原样照搬。

2.分类　临床实验室的 SOP 可将某一检验方法、校准方法、仪器设备操作和维护等工作的标准操作步骤和要求以统一的格式描述出来,用来指导和规范日常工作。其可以分为四类:方法类、设备类、样本类和数据类。临床实验室的 SOP 应覆盖检验前、检验中、检验后全过程的质量活动。

(1)检验前的操作程序:如样本采集、处理和保存的操作程序。一般可以将样本采集、处理和保存写成一个独立的文件,也可以在各分析项目的操作规程文件中描述对样本采集、处理和保存的要求。

(2)检验中的操作程序:主要是检验项目操作程序和检测仪器操作程序。

(3)检验后的操作程序:一般可与检验项目的操作程序合写于同一个文件中。

3.结构和内容　依据 ISO 15189 和我国卫生行业标准 WS/T 227—2002《临床检验操作规程编写要求》,临床实验室内每个专业、每个分析项目、每台仪器都必须编写操作程序。如样品采集手册、检验项目标准操作规程、检测仪器标准操作规程等。

SOP 编写格式包括封面、首页、正文、附录。首页应注明操作程序项目名称,操作程序的单位和部门,文件编号、版本、页序和总页数,批准实施日期,程序有效期以及复审计划,程序发放部门或个

NOTE

人、程序编写者、审核者、批准者以及保管者,程序修订记录等。

检验项目和检测仪器标准操作程序文件正文的主要内容见表2-3。

表 2-3 检验项目和检测仪器标准操作程序文件正文的主要内容

检验项目 SOP	检测仪器 SOP
检验目的	开机前准备程序
检验原理	仪器开机程序
样本要求	分析参数设置程序
容器和添加剂类型	试剂装载程序
所需仪器设备和试剂	仪器校准程序
校准程序	质量控制程序
操作步骤	样品检测程序
质量控制措施	结果查询程序
结果计算	仪器保养程序
生物参考区间	仪器关机程序
患者检验结果的可报告区间	—
警告/危急值	—
性能参数	—
结果解释	—
安全性预警措施	—
变异的潜在来源	—
参考文献	

4. 编写要求

(1)SOP 由主任或主管技术的人员负责编写,编写内容必须简练、明确、易懂、完整,并能严格按操作规程的说明进行操作。

(2)SOP 必须含有质量管理内容,包括进行检验的说明、质量控制和在特殊情况下的纠正措施等。

(3)SOP 编写的操作程序要适合本实验室的实际,且能满足"5W+1H"原则。

(4)由制造商提供的产品说明书,一般不能直接作为操作程序,如要直接使用产品说明书作为操作规程,必须严格按照制造商的操作规程的要求,使用指定品牌和型号的仪器,指定的试剂、校准品以及指定具体每一步操作步骤,并定期对仪器进行保养和校准。实验室如对制造商的规程要求有任何变动和修改,则产品说明书不能直接作为实验室的操作规程。

(5)SOP 必须由科主任批准、签字并注明批准时间,如科主任更换,则由新主任重新批准、签字并注明批准时间。SOP 如有任何改变都必须由科主任批准,签字并注明批准时间。

5. 编写示例 某医院检验科 SOP"葡萄糖测定(HK 法)标准操作规程"的编写见表2-4。

表 2-4 葡萄糖测定(HK 法)标准操作规程

×××医院检验科 标准操作规程		文件编号 ××-××-××
		版本/修订号:××/××
主题内容	葡萄糖测定(HK 法)	生效日期:××年××月××日
		第××页 共×××页

1 检验目的

葡萄糖是人体血液中重要的碳水化合物,通过对血清(血浆)中的葡萄糖的浓度进行定量检测,可协助诊断与糖代谢有关的疾病,及疗效观察。

NOTE

×××医院检验科　标准操作规程	文件编号　×× - ×× - ××
	版本/修订号:××/××
主题内容　葡萄糖测定(HK 法)	生效日期:××年××月××日
	第××页　共×××页

2 检测原理

葡萄糖(Glu)在己糖激酶(HK)催化作用下,产生 ADP 及葡萄糖-6-磷酸,在葡萄糖-6-磷酸脱氢酶(G-6-PDH)催化作用下,葡萄糖-6-磷酸被氧化和 $NADP^+$ 产生 NADPH,NADPH 的生成使 340 nm 波长处吸光度上升,吸光度的变化与葡萄糖的含量成正比。通过与同样处理的葡萄糖校准品比较,即可计算出样本中葡萄糖的含量。

3 样本

3.1 样本种类:血清或血浆

3.2 收集要求

血清:用真空采血管(红色试管盖)采样。血液凝集后离心分离血清。

血浆:含肝素抗凝剂或氟化物或 EDTA,真空采血管采样,5 min 后分离血浆。要求采集空腹血。

3.3 稳定性

含有氟化钠的样本 20～25 ℃可保存 8 h。

4 仪器设备和试剂

4.1 仪器设备:×××自动生化分析仪

4.1.1 检测模式:Absorbance;吸光度计算方式:Endpoint。

4.1.2 反应方式:R-S。

4.1.3 反应方向:Increase。

4.1.4 检测波长:340/409 nm。

4.2 葡萄糖试剂

4.2.1 试剂来源:×××原装试剂。

4.2.2 试剂成分:单试剂。

4.2.3 储存及稳定性

开瓶前:2～8 ℃至有效期末。

开瓶后:10～15 ℃可稳定 8 周。

5 容器和添加剂

无添加剂的真空采血管(红色试管盖)或含肝素抗凝剂的真空采血管(绿色试管盖)。

6 校准步骤

6.1 校准品的来源:×××公司的试剂及校准品

6.2 校准品:校准品,去离子水作为零点

校准模式:线性回归。

校准重复性:两次重复。

校准间隔:每批试剂。

溯源性:测定系统可溯源至 ID-MS 法。

6.3 校准品的稀释和保存

校准品是瓶装粉剂,使用前准确加入重蒸水 3 mL,轻轻颠倒混匀,室温放置 30 min 以上,再分装加入小的容器内(每管约 350 μL),然后放在－20 ℃冰箱保存。使用前取出,室温恢复 30 min 以上使用。

6.4 校准步骤

6.4.1 在仪器上先点"Configuration",后点"Calibrators",再点"校准",最后点"Lot",输入定标液葡萄糖的值,按"Save"。

6.4.2 将校准品放在 20 号架 1 号位,蒸馏水放在 20 号架 2 号位。

6.4.3 先点"Orders",后点"Calibrators",再点"Glu",最后点"Save"。

6.4.4 点"Start",仪器自动校准,并计数和保存校准数据。

6.4.5 可点"Results",查看校准结果。然后做质控。如果质控结果在控,可进行测试,否则寻找原因并重新校准。

NOTE

续表

×××医院检验科　标准操作规程		文件编号　××-××-××
		版本/修订号:××/××
主题内容	葡萄糖测定(HK法)	生效日期:××年××月××日
		第××页　共×××页

6.5 仪器的校准和维护由×××公司派工程师进行

7 操作步骤

7.1 开机

7.1.1 打开主机开关、显示器及电脑主机开关(注意:先开英文主机,再开中文主机)。

7.1.2 仪器自动初始化并进行BOD维护,在主菜单中,选择"Tools",LOG ON/OFF 输入 ID 号与密码,登录进入。

7.1.3 检查每日开机报告,装载试剂。

7.2 校准与质控

7.2.1 校准:单击"Order"→"Calibration"选择"Glu",按"Save"键。将校准品置20号架1号孔,蒸馏水放2号位。

7.2.2 质控。

单击"Order"→"Quality Control"选择"Glu",按"Save"键,将质控品放入20号架3号位。

单击"Order"→"Sample"输入3号,选择"Glu",按"Save"键选20号架6号位,点"Ok",将病理水平质控品放入20号架6号位置。

7.2.3 将20号架放入仪器内,按"Start"键。

7.2.4 查看质控结果,确定在质控范围内后再进行样本检测。

7.3 样本检测

7.3.1 编辑工作菜单:单击"Order"→"Sample"选项卡。在"Order"后的空白处输入样本编号,选择"Glu",按"Save"键;在随后弹出的对话框中,输入样本架号及位置号。

7.3.2 装载样本,放入样本区内。

7.3.3 点击"Start"键,开始检测。

7.4 结果报告

待相应的检测结果传入中文电脑后,再输入患者信息,复核并打印报告。

7.5 关机

7.5.1 取出试剂及已做完的样本架。

7.5.2 在菜单中单击"File"→"Shut Down",等待仪器完成自动备份。

7.5.3 当屏幕提示可关机时,关掉主机、电脑及显示器。

8 质量控制措施

每天操作过程中,使用×××公司提供的全自动生化分析质控品:正常范围、病理水平质控作为室内质控。

质控频率:每天一次。

每年参加卫生部门的室间质控。

9 结果计算及测量不确定度

Cobas Integra 系统会自动计算每一个样本的结果。

Cobas Integra 测定血清 Glu 试验的测量不确定度。

10 生物参考区间

健康人群血清/血浆 Glu 的生物参考区间:空腹血糖 3.9~5.9 mmol/L。

11 患者检验结果可报告区间 0.0~400.0 mmol/L

12 警告/危急值

血清 Glu 检测结果的警告/危急值:≤2.1 mmol/L 或≥28.0 mmol/L。

报告时间:30 min 内。

13 性能参数

a.准确度:|相对偏差|≤5%。

b.精密度:批内 CV≤2.0%、批间 CV≤3.0%。

NOTE

×××医院检验科 标准操作规程	文件编号 ××-××-××
	版本/修订号:××/××
主题内容 葡萄糖测定(HK法)	生效日期:××年××月××日
	第××页 共×××页

c. 检测范围:0.11~41.60 mmol/L。

d. 可报告范围:0.00~400.00 mmol/L。

e. 分析灵敏度:0.11 mmol/L。

f. 特异度:抗干扰能力可达到血红蛋白≤450 mg/dL、胆红素≤40 mg/dL、甘油三酯≤1000 mg/dL、抗坏血酸≤30 mg/dL。

14 实验室解释

葡萄糖是人体外周血液中重要的碳水化合物。葡萄糖的氧化是人体细胞最重要的能量来源。血糖浓度受神经系统、激素和器官的调节而保持相对稳定,在病理情况下这些调节失去原有的相对平衡时,出现高血糖或低血糖。

14.1 生理性血糖增高

餐后1~2 h;摄入高糖食物;紧张训练、剧烈运动和情绪紧张,肾上腺分泌增加。

14.2 病理性血糖增高

14.2.1 原发性糖尿病。

14.2.2 内分泌疾病:嗜铬细胞瘤、甲状腺毒症、肢端肥大症、巨人症、胰高血糖素瘤。

14.2.3 胰腺疾病。

14.2.4 抗胰岛素受体抗体有关疾病。

14.3 生理性低血糖:饥饿和剧烈运动

14.4 病理性低血糖

14.4.1 胰岛细胞瘤、高血糖素缺乏。

14.4.2 对抗胰岛素的激素分泌不足。

14.4.3 严重肝病患者。

15 安全防护措施

a. 血液样本的运输必须保证运送过程中的生物安全,防止溢出。血液样本溢出后,应该立即对污染的环境和设备进行消毒处理。

b. 对标明有传染性疾病的血液样本应特别防护,以不污染环境或保护工作安全为前提。

c. 在进行血液分析的一切操作活动中,应按实验室安全管理程序执行。在进行操作前,首先应采取必要的保护性措施,如穿戴保护性外套、手套等。

d. 与血液样本接触的一切器皿、仪器组装/拆卸组合零件都应视为污染源,因此操作人员不小心接触了这种污染源时,应立即用清水冲洗被污染区域并进行消毒处理。

e. 如果操作人员的皮肤或衣物上沾到了血液或废液,应立刻用清水冲洗并进行消毒处理。如果眼睛被溅入血液或废液,用大量清水冲洗并采取必要的医疗措施。

f. 血液样本在离心过程中,应将所有样本加盖。离心后,开启试管盖时应防止气溶胶污染环境。

g. 所有检查过的血液样本及有关的废物,都会带来潜在的危险或生物污染。所有废弃样本及废物的处理方法同血液样本的处理程序。

16 变异的潜在来源

餐后摄入高糖食物,剧烈运动,情绪紧张,一些药物如甲状腺药物可使血糖增高。

17 异常结果处理

检验结果如果和临床诊断不符合,先复查;如果结果超出测定范围,稀释后重做。然后联系临床医生。

18 报告时间与样本保存

a. 葡萄糖试验24 h出结果;检验结果报告单在当日进行分类登记。

b. 样本应放2~8 ℃冰箱保存一周。

19 参考文献

（四）记录及其他文件

质量管理体系文件中的其他文件包括各种记录、表格等。记录是指为完成的活动或达到的结果提供客观证据的文件。记录是一种客观证据，可证实临床实验室的运作过程，可为采取预防措施和纠正措施提供依据。表格是用于记录管理体系所要求的数据的文件。当表格中填写了数据，表格就成为记录。

记录可分为质量记录和技术记录。质量记录是指质量管理运行过程和结果的记录。技术记录是指进行检验所得数据和信息的累积，它们表明检验是否达到了规定的质量或规定的过程参数。依据 ISO 15189 的要求，临床实验室的记录文件主要包括如下内容：供应商的选择和表现，以及获准供应商清单的更改；员工资格、培训及能力记录；检验申请；实验室接收样本记录；检验用试剂和材料信息（如批次文件、供应品证书、包装插页）；实验室工作簿或工作单；仪器打印结果以及保留的数据和信息；检验结果和报告；仪器维护记录，包括内部及外部校准记录；校准函数和换算因子；质量控制记录；事件记录及采取的措施；事故记录及采取的措施；风险管理记录；识别出的不符合及采取的应急或纠正措施；采取的预防措施；投诉及采取的措施；内部及外部审核记录；实验室间比对结果；质量改进活动记录；涉及实验室质量管理体系活动的各类决定的会议纪要；管理评审记录。

应明确规定记录的保存期，不同种类的记录保存的期限有所不同，应依据法律法规、客户、法定管理机构、认可机构和认可准则规定的要求以及记录的使用价值、实验室具体情况做出明确的规定。如技术人员档案、设备档案等应长期保存；质量控制记录、纠正措施记录、内部审核记录、管理评审记录等保存时间不短于行业行政管理部门和提供认可机构的要求。

记录文件编写示例：某医院检验科记录文件中"仪器设备保养记录"的编写见表 2-5。

表 2-5 仪器设备保养记录

仪器设备保养记录

文件编号：×××-×××			版本：××-××版，页码：第××页 共××页		
发布日期：××××年×月×日			执行日期：××××年×月×日		
仪器名称		仪器负责人		保养记录年份	
仪器编号		专业		工作站	
月份	保养项目	保养报告编号	工程师签名	仪器负责人签名	检查者签名
1					
2					
3					
4					
5					
6					
7					
8					
9					
10					
11					
12					

三、质量管理体系运行与持续改进

（一）质量管理体系有效运行

1. 质量管理体系有效运行的主要标志 质量管理体系有效运行的主要标志是所有质量活动处

NOTE

于受控状态,有自我约束、自我诊断、自我完善、自我发展能力,质量问题逐渐减少,患者和临床的满意度不断提高,一旦出现质量问题有迅速报警和纠正的能力。

2. 质量管理体系的有效运行   质量管理体系运行的准则是依据质量管理体系建立的国际或国家标准。一个组织的质量管理体系主要是为了满足该组织内部管理的需要而设计的。临床实验室只有根据自身性质、特点准确定位其质量管理体系,才能正确运用准则"量体裁衣"、实施和维持适合于自身的质量管理体系。由于质量管理体系文件是根据国际或国家标准的要求和临床实验室本身的具体情况编制的,所以质量管理体系文件是质量管理体系建立的体现。质量管理体系的有效运行需做好以下三方面的工作。

(1)质量管理体系文件的宣传:质量管理体系文件应传达或宣贯至有关人员,使临床实验室每个成员都能正确理解和实施。

(2)质量管理体系文件的落实:临床实验室质量管理体系的建立是依据国际或国家标准,同时要充分注意实验室的具体实际情况,在执行过程中符合其要求即可。临床实验室所有成员要严格按照质量管理体系文件履行岗位职责,避免差错产生。

(3)强调监督的有效性:在质量管理体系运行过程中,临床实验室管理层应加强监督,及时发现和分析出现的质量问题,提出纠正措施,使质量管理体系逐步完善,从而不断提高临床实验室工作人员的素质和能力,不断提高服务质量和检验能力范围,以适应社会对临床实验室的期望和要求。

3. 影响质量管理体系运行的因素

(1)外部因素:包括医疗环境、患者及负责患者医疗保健的临床人员的心理需求、与医院领导及行政部门和外部机构的关系等。目前由于医疗机构存在激烈竞争,人民大众期望获得的医疗服务质量也在不断提高,临床实验室面临着较大的压力与挑战,能否得到医院领导及各职能部门和相关外部机构的支持往往成为质量管理体系能否有效运行的关键。临床实验室负责人应积极化解各种矛盾,沟通各方面的关系,创造良好的外部环境。

(2)内部因素:主要包括临床实验室人员素质、组织结构、环境设施及设备等。应在实验室内部建设良好的管理团队,合理配置资源,对实验室人员加强培训,充分调动实验室人员的积极性及发挥各种资源的最大效益,以利于质量管理体系的有效运行。

(3)各级人员职责:临床实验室的管理层应高度重视领导在质量管理体系运行中的作用。首先,管理者应明白自己在体系的某一过程中处于什么地位,应执行的职责是什么,宜采取什么方法去实现,并能以身作则,带头实现自己的职责。其次,要加强对实验室人员的培训,尤其是在体系开始的运行阶段,对所有人员进行质量管理体系的宣传,要求实验室人员必须熟悉并准确理解与自己有关的所有文件,这些文件必须在实验现场能方便获得,并保证所获得的文件是现行有效的。再次,实验室管理者要建立质量责任制,将质量活动层层分解,落实到人,实行质量目标管理,严格考核和奖惩。最后,管理者还要做好组织和协调工作,及时了解体系运行情况及各部门、各岗位的业绩与问题,并对发现的问题采取纠正措施和预防措施。

(二)质量管理体系的持续改进

1. 持续改进的意义   依据国际或国家标准建立质量管理体系是提高临床实验室管理水平的一种有效途径,但仅仅建立质量管理体系是不够的,还需要保证其有效运行,并使质量管理体系得到持续改进。持续改进是指增强满足要求的能力的循环活动。

依据 ISO 15189 的要求,临床实验室管理层应根据质量管理体系的规定对所有的操作程序定期系统地评审,以识别所有潜在的不符合项来源、对质量管理体系或技术操作的改进机会。使用时,应制订改进措施的方案,文件化并实施。因此,持续改进是质量管理的一部分,在质量管理体系运行中占据重要地位。

临床实验室利用质量方针、质量目标、审核结果、数据分析、管理评审等方法,采取纠正措施和预防措施来持续改进质量管理体系的有效性。持续改进的意义是通过持续改进可以提升组织的整体业绩,不断提高服务质量,提高临床实验室的竞争能力,提高质量管理体系的有效性,满足顾客和其他相关方日益增长或不断变化的需求与期望。

2.持续改进的方法 持续改进质量管理体系的目的是增强组织提升顾客或其他相关方的满意度。改进是一种持续的活动,是质量管理体系不断完善、不断发展、不断创新以及能力不断提升的过程。持续改进首先是对信息的汇集、分析与识别,然后临床实验室管理层根据质量管理体系的要求对所有运行程序进行定期系统性评审,最后采取改进措施并对措施的效果进行评价。

PDCA循环(又称戴明环)作为一个有用的管理工具可应用于全面质量管理,其中 P(plan)是计划,D(do)是执行,C(check)是检查,A(action)是行动。PDCA 循环包括以下几个步骤:①P 计划阶段:分析和评价现状,识别改进区域→确定改进目标→寻找可能的解决方法,实现这些目标→评价这些解决方法并做出选择。②D 执行阶段:实施选定的解决方法。③C 检查阶段:测量、验证、分析和评价实施的结果,以确定这些目标已经实现。④A 行动阶段:正式采纳,更改、发现问题,进入下一个 PDCA 循环。在临床实验室管理体系中通过 PDCA 不断循环,实现质量的持续改进。

3.临床实验室外部信息的收集识别需改进的领域 临床实验室要想识别质量管理体系中需要改进的领域,收集相关的信息是很重要的。可以通过以下途径和方法收集信息,从而发现临床实验室质量管理体系中需要改进的问题。①加强临床实验室和患者、临床医护部门、设备或试剂供应商的联系交流,收集关于临床实验室的意见和建议,提高服务质量。②临床实验室定期进行覆盖所有服务对象的满意度调查,并对调查结果进行统计分析,上报管理层。③外部组织对临床实验室质量的评价,如第三方对实验室质量管理体系的评审、参加室间质量评价和实验室间的比对活动等。

4.临床实验室内部系统评审及持续改进 临床实验室质量管理体系持续改进的主要途径是定期对所有运行程序进行系统评审,包括内部审核和管理评审。内部审核主要是由实验室自己对自身质量管理体系的符合性、有效性、适合性进行审核。管理评审是指由实验室最高管理层就质量方针和质量目标,对质量管理体系的现状和适用性进行的正式评价,它是实验室对质量管理体系最高层次的全面检查,主要是对实验室的质量方针和质量目标的适宜性及实现情况、质量管理体系运行情况、资源配置充分性等方面的评审。两者的区别见表 2-6。

表 2-6 内部审核与管理评审的区别

项目	内部审核	管理评审
内容	依据审核准则检查管理体系的符合性和有效性	检查管理体系达到规定目标的适宜性、充分性、有效性和效率
执行主体	质量负责人	最高管理者
方式	现场审核	会议形式
结果	对不符合项采取纠正措施	对体系进行必要的改进

(杨溢 龚道元)

第二节 临床实验室认可

一、认证和认可

(一)基本概念

1.认可 认可(accreditation)是正式表明合格评定机构具备实施特定合格评定工作能力的第三方证明。通俗地讲,认可是指认可机构按照相关国际标准或国家标准,对从事认证、检测和检验等活动的合格评定机构实施评审,证实其满足相关标准要求,进一步证明其具有从事认证、检测和检验等活动的技术能力和管理能力,并颁发认可证书。

NOTE

2. 认证　认证(certification)则是第三方对产品/服务、过程或质量管理体系符合规定要求做出书面保证的程序。管理体系认证有时候被称为注册。

3. 合格评定　合格评定(conformity assessment)是指与产品(包括服务)、过程、体系、人员或机构有关的规定要求得到满足的证实。证实的方式可以为依据技术法规和标准进行的第一方自我声明、第二方验收、第三方认证及认可的活动。合格评定的专业领域包括检测、检验和认证,以及对合格评定机构的认可活动。合格评定对象包括接受合格评定的特定材料、产品(包括服务)、安装、过程、体系、人员或机构。所以认证与认可都属于合格评定范畴。

4. 临床实验室认可　临床实验室认可是指合格评定机构对临床实验室认可的检验项目和检测系统给予的一种正式的、得到临床实验室认可合作组织成员国承认的检测能力。

(二)认可和认证的区别

认证与认可是合格评定链中的不同环节,认证是对组织的体系、产品、人员进行的第三方证明;而认可是对合格评定机构能力的证实,二者不能互相替代。如果认证证书带有认可标识,表明认证的结果更加可信,可以有效提高消费者的购买信心。两者主要通过以下方面进行区别。

1. 实施主体不同　认可活动的主体是权威机构,而权威机构通常是具有法律上的权利和权力的机构,因此认可机构一般由政府授权,其认可活动受到政府部门直接的监督与管理,其认可结果得到政府和社会的普遍承认。

认证活动的主体是完全独立、公正的第三方机构,其以营利为目的,帮助需要认证的组织按认证标准建立一套符合标准要求的管理体系。认证机构对有关产品、服务等进行认证合格后,应当颁发认证标志。这种标志类似于商标一样,受商标法的保护。

2. 对象不同　认证的对象是产品、服务和管理体系(包括质量管理体系、环境管理体系、职业健康安全管理体系),其目的是证明产品或体系符合特定标准规定的要求。认证机构审核的则是某个机构(大多数是生产企业和服务性企业)生产/提供的产品、过程、服务或质量管理体系对标准规定要求的符合性,面向的是需要进行认证审核的各类组织(企业或其他机构)。而认可的对象是认证机构、检查机构、实验室和认证培训机构以及从事审核、评审等认证活动的人员。其目的是承认某机构或人员有完成特定任务的能力或资格。

3. 依据不同　认证的依据是相关技术规范、相关技术规范的强制性要求或标准。如质量管理体系认证的依据是国际质量管理体系标准 ISO 9001:2000,环境管理体系认证的依据是环境管理体系标准 ISO 14001:2015。认可的依据是认可准则与认可程序和有关法律、法规。国家授权认可机构对认证市场进行宏观管理和行政监督。

4. 级别不同　认证机构在认可机构按照认可准则与认可程序评审合格后,方可从事认证活动。认可机构是经国家认监委授权后代表国家监督管理认证市场和宏观调控的官方机构,有足够的权威性。

(三)认证与认可的联系

认证与认可都是合格评定活动。认证的结果是给予书面保证,最终由认证机构出具认证证书以表示企业的管理体系或产品质量符合认证标准的要求。认可的结果是给予正式承认,认可是证明企业具备某种资格和能力,认可的最终结果要由认可机构出具认可证书。认证机构要定期或不定期接受认可机构的监督检查,对检查不合格的认证机构,认可机构有权要求认证机构限期整改。对不能满足技术规范或认证标准的组织有权暂停直至撤销该认证证书。

认可与认证活动的基本程序相同,都要根据相关标准的要求建立质量手册和程序文件,都要组织内审、管理评审以及外审活动,针对审核中出现的不合格项都要制订纠正措施,不断改进完善。合格评定与认证、认可的关系见图 2-5。

(四)临床实验室认可的意义

1. 提高临床实验室质量管理和技术水平　通过临床实验室的认可,可以提高临床实验室的质

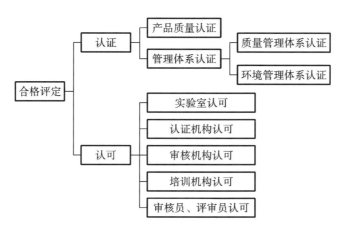

图 2-5 合格评定与认证、认可的关系

量管理水平,减少可能出现的质量风险和临床实验室的责任,平衡临床实验室与患者之间的利益,提高社会对认可实验室的信任度。ISO 15189 的实质是临床实验室检验/校准质量风险的控制要求。临床实验室以此标准为指导,建立自己的检测质量及技术管理体系,并严格持久地按照这些要求运行,临床实验室的检验/校准质量就得到了保证,从而达到提高临床实验室社会信任度的目的。

2. 提高临床实验室的影响力 通过临床实验室的认可,可以不断提高临床实验室的信誉,增强患者及医务人员对临床实验室的信任。医疗单位通过了 ISO 9000:2015 质量体系认证,这仅是证明医疗过程得到了保证,而并不能证明最终检验结果的合格。而经过 ISO 15189:2012 认可的临床实验室通过其完善的管理,能够向患者以及医务人员提供准确的检验结果。

3. 结果国际互认 通过临床实验室的认可,可以消除国际交流中的技术壁垒,互认检测结果。中国合格评定国家认可委员会与国际实验室合作组织(ILAC)中的 34 个国家和地区的 44 个机构签署了实验室认可的多边互认协议(MRA)。我国认可的实验室出具的检验/校准数据能够得到国际社会的承认,表明实验室具备了按国际认可准则开展检测的技术能力,在认可范围内使用"中国实验室国家认可"标志列入《国家认可实验室目录》,提高知名度。

4. 为实验室能力评估提供参考 通过临床实验室认可,表明临床实验室在质量和能力方面满足认可条例及法律法规要求,可以为临床实验室外部审核、医院等级评审等提供参考。

二、临床实验室认可相关标准

在实验室认可发展的大环境下,最早将实验室认可扩展到临床医学领域的机构是新西兰的 Telare。临床实验室认可随后在各国相继开展,部分国家还建立了自己的临床实验室认可体系,如英国的 CPA、美国的 CLIA'88 等,但其认可活动主要集中于对其国家内实验室的认可。为了加强临床实验室间国际交流与合作,促进世界范围内临床实验室认可标准的统一,ISO 采纳国际实验室认可合作组织(ILAC)颁布的导则,由 ISO/TC212 临床实验室检验及体外诊断检测系统技术委员会制定了针对实验室认可的国际标准 ISO/IEC 17025:2017《检测和校准实验室能力的通用要求》,ISO/IEC 17025:2017 是适用于所有包括医学、工业和农业检测实验室和校准实验室的通用标准。

2003 年 ISO 又制定了针对医学实验室认可的国际标准 ISO 15189:2003《医学实验室质量和能力的专用要求》,并经 2007、2012 年两次修订。此外,美国病理学家协会的实验室认可计划(CAP-LAP)作为一个权威的认可模式在全球也被多国临床实验室所采用。

我国于 2008 年颁布的 GB/T 22576—2008 等同采用 ISO 15189:2007,是我国临床实验室认可的标准。2015 年中国合格评定国家认可委员会(China National Accreditation Service for Conformity Assessment,CNAS)颁布了 与 ISO 15189:2012 内容等同的标准——CNAS-CL02:2015《医学实验室质量和能力认可准则》,该准则为医学实验室质量能力认可的专用要求。此外,我国还针对临床实验室各专业实验室的具体情况,制定了各专业的"应用说明",包括 CNAS-CL38:2012、CNAS-CL39:2012 等。目前,我国临床实验室认可必须按照 CNAS-CL02:2015 及 CNAS-

NOTE

CL38:2012、CNAS-CL39:2012等各具体专业的"应用说明"的有关要求实施。

(一)ISO 15189实验室认可

ISO 15189从管理和技术要求共25个要素提出了临床实验室应遵守的要求。

1. 管理要求 共15个要素,具体如下。

(1)组织和管理责任:临床实验室或其所在组织应是能为其活动承担法律责任的实体;临床实验室能提供实验室的服务,包括适当的解释和咨询服务,能满足患者及实验室服务使用方的需求;临床实验室应遵守相应的伦理要求;实验室管理层应负责质量管理体系的设计、实施、维持及改进,确保在实验室内建立适宜的沟通程序,并就质量管理体系的有效性进行沟通。

(2)质量管理体系:管理体系强调过程控制,建立文件化的规定,对可能影响临床实验室结果的每一个环节加以控制,以满足质量方针和质量目标要求、满足用户的需求和要求。质量管理体系文件包括质量手册、程序文件、标准操作规程、记录表格以及使用的法规、标准和规范文件。

(3)文件控制:临床实验室应采取相应措施控制质量管理体系要求的文件,防止意外使用废止文件。文件控制记录内容包括文件的编写、审核批准、发放、使用、修改、保存、废止、回收等过程,所有文件均应有实验室唯一标识。

(4)服务协议:临床实验室需要签订协议提供服务,协议内容包括临床申请方式、临床实验室能提供的检测内容、方法、所用的设备、报告时间、报告方式、参考区间、检测后标本保存时间、复查周期、能提供的服务等方面。当协议发生影响检测结果的变化时,应通知服务对象。服务协议一般每年需要进行定期评审,临床实验室服务开始后需要修改协议时,应重新进行协议评审。

(5)委托实验室的检验:临床实验室应制定文件化程序用于委托实验室和顾问的选择与评价,委托实验室(而非受委托实验室)应负责确保将委托实验室的检验结果提供给申请者,除非协议中有其他规定。应定期评审与受委托实验室的协议。

(6)外部服务和供应:临床实验室文件化程序用于选择和购买可能影响其服务质量的外部服务、设备、试剂和耗材。临床实验室应按照自身要求选择和批准有能力稳定供应外部服务、设备、试剂和耗材的供应商,保证所购买的产品或服务符合临床实验室的质量要求,并在使用前对采购的设备及消耗品予以验证,并定期监控评价供应商的表现以确保购买的服务或产品持续满足规定的标准。

(7)咨询服务:临床实验室中的专业人员应就选择何种检验及服务提供建议,应提供对检验结果及局限性的解释,推动临床实验室服务的有效利用。

(8)投诉的解决:临床实验室应制定文件化程序对来自临床医生、患者或其他方面的投诉或反馈意见进行回馈和解决,从而维护客户对临床实验室的满意度和信誉度。

(9)不符合的识别和控制:临床实验室应制定文件化程序识别和管理质量管理体系各方面(检验前、检验中和检验后过程)发生的不符合项。对于可能再次发生的不符合项,或对临床实验室与其程序的符合性有疑问时,临床实验室应立即采取措施以识别、文件化和消除原因。

(10)纠正措施:纠正措施是指临床实验室采取的消除导致不符合产生的原因的措施。纠正措施应与不符合的影响相适应。

(11)预防措施:预防措施是事先主动识别改进潜在不符合的过程,而不是对已发现的不符合项的反应。除对操作程序进行评审外,预防措施还可能涉及数据分析,包括趋势和风险分析以及外部质量评价。临床实验室应制订措施消除潜在不符合的原因以预防其发生。预防措施应与潜在问题的影响相适应。

(12)持续改进:临床实验室应通过实施管理评审,将实验室在评价活动、纠正措施和预防措施中显示出的实际表现与其质量方针和质量目标中规定的预期进行比较,以持续改进质量管理体系(包括检验前、检验中和检验后过程)的有效性。

(13)记录控制:临床实验室应制定文件化程序用于对质量和技术记录进行识别、收集、索引、获取、存放、维护、修改及安全处置。应在对影响检验质量的每一项活动产生记录的同时进行记录。

(14)评估和审核:为了证实检验前、检验中、检验后以及支持性过程按照满足用户要求的方式实施,确保符合质量管理体系要求以及持续改进质量管理体系的有效性,临床实验室应策划并实施所需的评估和内部审核过程。评估和审核的主要内容包含申请、程序和样品要求适宜性的定期评审、用户反馈的评审、员工建议、质量指标、风险管理、内部审核以及外部机构的评审等方面。

以上所有评估和审核的方面和方法均有相关记录留档保存。临床实验室应根据质量管理体系的规定定期进行内部审核,并由质量主管或所指定的有资格的人员负责审核和实施。正常情况下,临床实验室每年应对质量体系的主要要素进行一次内部审核。

(15)管理评审:实验室管理层应定期对临床实验室质量管理体系进行评审,以确保其持续的适宜性、充分性和有效性,以及对患者和医务人员的支持。两次管理评审的时间间隔不宜大于 12 个月。

2. 技术要求 共 10 个要素,具体如下。

(1)人员:实验室应制定文件化程序,对人员进行管理并保存所有人员记录,以证明满足要求。其内容包含人员资质、岗位描述、新员工入岗前介绍、培训、能力评估、员工表现的评估、继续教育和专业发展以及人员记录都做出了要求。其中人员资质要求与所承担工作相适应,能提供教育、培训、经历和所需技能证明。岗位描述包含了对员工责任、权利和工作内容的描述。实验室提供与员工相适宜的培训,并根据制定好的标准,评审每一位员工在适当的培训后,执行所指派管理或技术工作的能力,并定期进行再次评审。必要时,进行再培训。实验室管理层应保存全部人员的相关教育背景、专业资格、培训、工作经历,以及能力的记录。应有足够的人力资源满足工作的需求以及执行质量管理体系相关功能的需求。

(2)设施和环境条件:临床实验室应分配开展工作的空间。空间分配应确保用户服务的质量、安全和有效,以及实验室员工、患者和来访者的健康和安全。临床实验室应评估和确定工作空间的充分性和适宜性。

(3)实验室设备、试剂和耗材:临床实验室应制定设备选择、购买和管理的文件化程序,配备与其提供服务相适应的全部设备(包括样本采集、样本准备、样本处理、检验和储存)。并对设备的验收、使用、校准和计量、维护与维修、设备不良事件报告进行管理并形成设备记录。实验室应制定文件化程序对试剂和耗材的接收和储存、验收试验、库存管理、使用说明、不良事件报告进行管理并形成记录。

(4)检验前过程:临床实验室应制定检验前活动的文件化程序和信息,保证检验结果的有效性,包括提供给患者和用户的信息、申请单信息、原始样本采集和处理、样本运送、样本接收、检验前处理、准备和储存等信息。

(5)检验中过程:临床实验室应选择预期用途经过确认的检验程序,每一检验程序的性能特性应与该检验的预期用途相关,并用实验室员工通常理解的语言书写,形成文件化检验程序。

(6)检验结果的质量保证:临床实验室应在规定的条件下进行检验以保证检验结果,通过设计内部质量控制程序,以验证达到预期的结果质量。通过参加室间比对,保证检验结果的可比性。当无室间比对计划可利用时,可采取其他方案确定检验结果的可接受性。

(7)检验后过程:临床实验室应制定程序确保经授权的人员对检验结果进行复核后才能进行发布。对检测后的临床样本的识别、收集、保留、检索、访问、储存和处置都应该有相应的程序规定。

(8)结果报告:临床实验室应该负责规范报告格式,应准确、清晰、明确并依据检验程序的特定要求报告每一项检验结果,规定报告的格式和介质(即电子或书面)及其从实验室发出的方式,有程序保证检验结果正确转录。

应确保下述报告特性能够有效表述检验结果并满足用户要求:①对可能影响检验结果的样品质量的评价。②按样品接受/拒收标准得出的样品适宜性的评价。③危急值。④结果解释,适用时可包括最终报告中对自动选择和报告结果的解释的确认。

(9)结果发布:临床实验室应制定发布检验结果的文件化程序,包括结果由谁发布及发给谁的详细规定。如果临床实验室应用结果的自动选择和报告系统,应确保该系统稳定可靠并设立紧急预案。原始报告被修改后需能够显示修改记录。

(10)实验室信息管理:信息系统的范围包括计算机及非计算机系统保存的数据和信息的管理。临床实验室应对使用系统人员根据职责设置权限,访问满足用户需要和要求的服务所需的数据和信息,确保使用中能保持患者信息的保密性。有措施防止非授权者访问,进行安全保护以防止篡改或丢失数据。制订有效的应急计划,以便发生影响实验室提供服务能力的信息系统失效或停机时维持服务。

(二)CAP 实验室认证

美国病理学家协会(College of American Pathologists,CAP)是美国一个非营利的临床实验室认可机构,它依据美国临床检验标准化委员会(CLSI)的业务标准和操作指南,以及 1988 年的美国临床实验室改进规范(CLIA'88),对临床实验室各个学科的所有方面均编制了详细的检查单。通过严格要求来确保临床实验室符合质量标准,从而改进临床实验室的实际工作。CAP 致力于临床实验室步骤的标准化和改进,倡导高质量和经济有效的医疗保健服务。其所产生的影响超过了其他组织,因此被国际公认为具有实验室质量保证权威性的实验室管理和认可组织。CAP 组织从事各种项目,主要包括能力验证(proficiency test,PT)、质量监控(Q-Probes,Q-Tracks)和实验室认可(laboratory accreditation program,LAP)。

三、我国临床实验室认可

(一)中国合格评定国家认可委员会

中国合格评定国家认可委员会(CNAS)是根据《中华人民共和国认证认可条例》的规定,由国家认证认可监督管理委员会(CNCA)批准成立并确定的认可机构,统一负责对认证机构、实验室和检验机构等相关机构的认可工作。CNAS 通过评价、监督合格评定机构(如认证机构、实验室、检验机构)的管理和活动,确认其是否有能力开展相应的合格评定活动(如认证、检测和校准、检验等),确认其合格评定活动的权威性,发挥认可约束作用。

1. CNAS 的组织机构　CNAS 组织机构包括全体委员会、执行委员会、认证机构专门委员会、实验室专门委员会、检验机构专门委员会、评定专门委员会、申诉专门委员会、最终用户专门委员会和秘书处。CNAS 委员由政府部门、合格评定机构、合格评定服务对象、合格评定使用方和专业机构与技术专家共 5 个方面组成。CNAS 的组织结构图见图 2-6。

2. CNAS 宗旨　CNAS 的宗旨是推进合格评定机构按照相关的标准和规范等要求加强建设,促进合格评定机构以公正的行为、科学的手段、准确的结果有效地为社会提供服务。

3. CNAS 的主要任务

(1)按照我国有关法律法规、国际和国家标准、规范等,建立并运行合格评定机构国家认可体系,制定并发布认可工作的规则、准则、指南等规范性文件。

(2)对境内外提出申请的合格评定机构开展能力评价,做出认可决定,并对获得认可的合格评定机构进行认可监督管理。

(3)负责对认可委员会徽标和认可标识的使用进行指导和监督管理。

(4)组织开展与认可相关的人员培训工作,对评审人员进行资格评定和聘用管理。

(5)为合格评定机构提供相关技术服务,为社会各界提供获得认可的合格评定机构的公开信息。

(6)参加与合格评定及认可相关的国际活动,与有关认可及相关机构和国际合作组织签署双边或多边认可合作协议。

(7)处理与认可有关的申诉和投诉工作。

(8)承担政府有关部门委托的工作。

(9)开展与认可相关的其他活动。

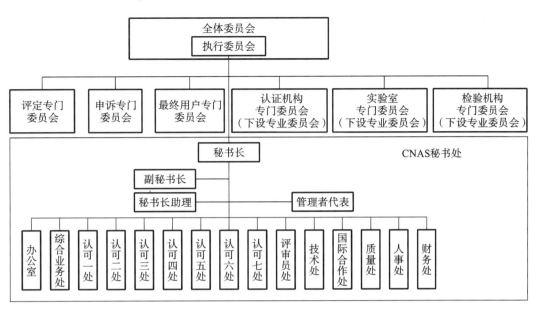

图 2-6 CNAS 的组织结构图

（二）临床实验室认可条件及过程

CNAS 按照 ISO/IEC 17011 制定了 CNAS-RL01《实验室认可规则》，用以明确实验室认可的申请、变更、暂停、恢复、撤销和注销的规则，以及评审方和实验室在整个评审过程中的权利和义务。同时 CNAS 制定了认可规范。认可规范包括认可规则、认可准则、认可指南、认可方案、认可说明和技术报告。目前用于临床实验室的认可准则为 CNAS-CL02：2012《医学实验室质量和能力认可准则》，等同于 ISO 15189：2012。

1.认可条件 申请人应在遵守国家的法律法规、诚实守信的前提下，自愿地申请认可。CNAS 将对申请人申请的认可范围，依据有关认可准则等要求，实施评审并做出认可决定。

申请人必须满足下列条件方可获得认可：①具有明确的法律地位，具备承担法律责任的能力；②符合 CNAS 颁布的认可准则和相关要求；③遵守 CNAS 认可规范文件的有关规定，履行相关义务。

2.临床实验室认可流程

（1）意向申请阶段：申请人可以用任何方式向 CNAS 秘书处表示认可意向，如来访、电话、传真以及其他电子通信方式等。申请人需要时，CNAS 秘书处应确保其能够得到最新版本的认可规范和其他有关文件。

（2）正式申请阶段：申请人在自我评估满足认可条件后，按 CNAS 秘书处的要求提供申请资料，并交纳申请费用。

（3）评审准备阶段：CNAS 秘书处审查申请人提交的申请资料，做出是否受理的决定并通知申请人。必要时，CNAS 秘书处将安排初访以确定能否受理申请。

在资料审查过程中，CNAS 秘书处应将所发现的与认可条件不符合之处通知申请人，但不做咨询。申请人应对提出的问题给予回复，超过 1 个月不回复的，会导致不予受理认可申请。回复后超过 2 个月仍不能满足受理条件的，不予受理认可申请。一般情况下，CNAS 秘书处在受理申请后，应在 3 个月内安排评审，但由于申请人的原因造成的延误除外。如果由于申请人自身的原因，在申请受理后 3 个月内不能接受现场评审，CNAS 可终止认可过程，不予认可。

（4）文件评审阶段：CNAS 秘书处受理申请后，将安排评审组长审查申请资料。只有当文件评审结果基本符合要求时，才可安排现场评审。文件评审发现的问题，CNAS 秘书处应反馈给申请人。必要时，CNAS 秘书处将安排预评审以确定能否安排现场评审。

（5）现场评审阶段：CNAS 秘书处以公正性为原则，根据申请人的申请范围组建具备相应技术能力的评审组，并征得申请人同意。评审组依据 CNAS 的认可准则、规则和要求及有关技术标准对

NOTE

31

申请人申请范围内的技术能力和质量管理活动进行现场评审。现场评审应覆盖申请范围所涉及的所有活动及相关场所。

对于评审中发现的不符合,被评审实验室应及时实施纠正,需要时采取纠正措施。纠正/纠正措施通常应在 2 个月内完成,纠正/纠正措施验证完毕后,评审组长将最终评审报告和推荐意见报 CNAS 秘书处。

(6)认可批准阶段:CNAS 秘书处对评审报告、相关信息及评审组的推荐意见进行符合性审查。必要时要求临床实验室提供补充证据,向评定专门委员会提出是否推荐认可的建议。评定专门委员会对申请人与认可要求的符合性进行评价并做出评定结论。CNAS 秘书长或授权人根据评定结论做出认可决定。

CNAS 秘书处向获准认可实验室颁发认可证书,认可证书有效期一般为 6 年。认可证书有效期到期前,如果获准认可实验室需继续保持认可资格,应至少提前 1 个月向 CNAS 秘书处表达保持认可资格的意向。

(7)监督评审与复评审阶段:为了证实获准认可实验室在认可有效期内持续地符合认可要求,并保证在认可规则和认可准则或技术能力变化后,能够及时采取措施以符合变化的要求。获准认可实验室均须接受 CNAS 的监督评审。监督评审中如发现获准认可实验室不能持续符合认可条件,CNAS 应要求其限期实施纠正,需要时采取纠正措施。情况严重的可立即予以暂停、缩小认可范围或撤销认可。初次获准认可的临床实验室应在认可批准后的 12 个月内接受 CNAS 安排的定期监督评审,定期监督评审的重点是核查获准认可实验室管理体系的维持情况。已获准认可的临床实验室应每 2 年(每 24 个月)接受一次复评审,评审范围涉及认可要求的全部内容、已获认可的全部技术能力。临床实验室认可流程图见图 2-7。

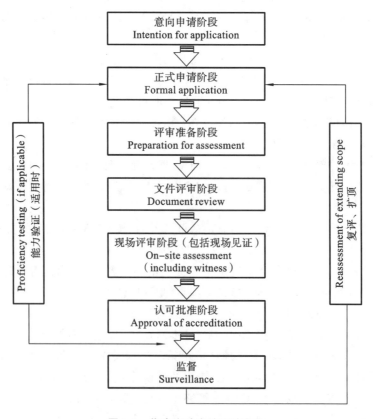

图 2-7 临床实验室认可流程图

3. 申请准备要求 临床实验室可根据自身现实情况和发展需要自行决定是否参加临床实验室认可。参加前需对认可准则进行认真详细的学习,特别是临床实验室负责人和临床实验室骨干需要熟知相关规则,最好能参加内审员培训。临床实验室根据认可准则建立质量管理体系,至少按该体系运行半年以上,并进行一次内部审核和管理评审。临床实验室内部进行了有效的自我评估后具备以下条件。

(1)申请方具有明确的法律地位,可依法从事所申请认可范围内的相关活动。

(2)建立了符合 CNAS-CL02 要求的管理体系,且正式、有效运行 6 个月以上。管理体系覆盖了全部申请范围,满足认可准则及其在专业领域的应用说明的要求,并具有可操作性的文件。组织机构设置合理,岗位职责明确,各层文件之间接口清晰。

(3)至少进行过一次完整的内部审核和管理评审,内部审核和管理评审应在管理体系运行 6 个月以后进行,并能达到预期目的。

(4)有能力从事所申请认可范围内的相关活动,具有开展申请范围内的实验室活动所需的足够的资源,使用的仪器设备的量值溯源应能满足 CNAS 相关要求。

(5)截止申请日的一年内至少参加过两次 CNAS 承认的能力验证活动或室间比对,对不满意的结果已进行有效整改。

(6)按要求提交认可申请相关的全部资料并缴纳费用,并具备 3 个月内接受现场评审的条件。

4.文件评审要求 评审专家将依据认可准则及应用说明评价实验室的质量体系文件的完整性、系统性和可操作性;审查质量目标量化和可考核性,以及与质量方针的对应关系;实验室内、外部组织结构是否清晰,内部职责分配是否合理。审查时会重点专注以下几点。

(1)内部审核报告、管理评审报告及记录的完整性、充分性和有效性。

(2)安全手册和样本采集手册的充分性、适用性以及文件控制。

(3)室内质量控制方案的适用性和有效性,质控品浓度水平、频次、质控规则、失控的处理等关节点设置是否符合要求。

(4)检验(检查)系统/方法的分析性能验证报告和方法确认报告的科学性、规范性和有效性。

(5)参加能力验证及室间比对的情况是否与 CNAS-RL02《能力验证规则》相符合;对于不满意的结果是否进行了有效整改。

(6)服务协议内容是否充分、有效,对临床及患者的投诉及意见处理是否恰当。

(7)人员培训及能力评估报告的充分性和有效性;培训的有效性评价和能力评估是否与岗位职责及相应授权相适应。

(8)实验室布局是否能满足准则及生物安全的要求。

(9)不确定度评估报告的科学性、合理性,符合各专业领域的公认要求。

5.现场评审过程 评审组在接受任务后实施文件审查、评审策划、现场评审、对评审中发现的不符合项进行纠正及纠正措施的跟踪验证和评审结果报告的全过程。其中现场评审包括预备会、首次会议、现场评审、医护座谈会、评审组内部会、末次会议、跟踪验证。

(1)预备会:评审组长在现场评审前负责召开由全体评审组成员参加的预备会。会议内容包括现场评审的准备情况沟通、评审组成员的分工、对评审要求的统一认识、达成共识,签署 CNAS-PD14/10《现场评审人员公正性、保密及廉洁自律声明》。

(2)首次会议:评审组长主持召开由评审组和实验室有关人员参加的首次会议。会议内容主要包括以下方面:介绍评审组成员,宣布评审组成员分工;明确评审的目的、依据、范围和将涉及的部门(岗位)、人员;明确评审日程;强调评审的判定原则及评审采用的方法和程序要求;强调公正客观原则,并向实验室做出保密的承诺,宣读公正性声明;阐明评审对双方的风险,如评审的局限性、时限性,评审发现的代表性等问题;请实验室为评审组配备陪同人员,确定评审组的工作场所及所需资源;实验室负责人介绍实验室概况和主要工作人员及实验室质量管理体系建立、运行及认可准备工作情况。

(3)现场评审:现场评审应根据"现场评审日程表"进行,并对评审过程予以记录。技术能力的确认应基于现场试验的结果和评审员的专业判断,应尽量减小认可风险,并选择明确适宜的方法进行确认。现场评审重点关注以下内容:①内部审核和管理评审是否取得预期的效果,以及相关措施

NOTE

的实施和验证。②实验室人员资质、培训、考核和能力评估。③环境设施是否适应申请能力范围所需的要求。④参加能力验证活动的计划及实施是否满足《能力验证规则》的要求,能力验证活动的结果及相关措施。⑤方法确认和验证是否满足特定专业要求。⑥分析系统的量值溯源是否满足CNAS-CL01-G002《测量结果的溯源性要求》,校准报告是否完整、充分、有效。⑦测量不确定度的评估是否满足 CNAS-CL01-G003《测量不确定度的要求》。⑧室内质量控制、实验室间比对的适用性和有效性,尤其是新项目、较少开展的检验(检查)项目的质量保证是否充分、有效。⑨检验前过程质量控制的有效性。⑩检验结果报告及临床应用。

(4)医护座谈会:现场评审期间评审组和被评审方医护人员代表召开的座谈会。目的在于了解检验前和检验后过程的控制、实验室检验(检查)结果的使用情况、生物参考区间与危急值的评审、服务协议的评审、实验室与临床的沟通、改进机会等。

(5)评审组内部会:在现场评审期间,评审组长应每天安排一段时间召开评审组内部会,交流当天评审情况,讨论评审发现的问题,了解评审工作进度,及时调整评审员的工作任务,组织、调控评审进程,必要时调整评审计划,对评审员的一些疑难问题提出处理意见。最后一次评审组内部会将草拟出不符合项报告,讨论评审结论,完成书面报告草案,以提供给实验室进一步沟通。

(6)末次会议:末次会议由评审组长主持,评审组成员、实验室负责人、实验室相关人员参加。会议内容包括向实验室报告评审情况,对实验室的质量管理体系运行情况和技术能力进行客观分析、综合评价,对评审中发现的主要问题加以说明,宣读不符合项/观察项,宣布现场评审结论,提出整改要求及具体的整改验证期限。

(7)后续工作:评审组离开现场前,应封存现场检验报告及原始记录,连同评审报告和附表的复印件,留存实验室。评审组长应将项目主管提供的质量手册、程序文件以及现场评审时实验室提供的文件、资料全部归还实验室。

(8)跟踪验证:现场评审后,评审组长或其指定的评审员对实验室的纠正措施进行跟踪验证,并确认其是否有效,跟踪验证所采取的方式取决于不符合项的性质。对于初次评审和扩大认可范围评审,整改期限一般为2个月。对现场评审中发现的观察项,应要求实验室仔细分析并充分说明,必要时应采取适当措施。

(周迎春　朱向星)

本章小结

临床实验室质量管理体系的建立是在质量方针的指导下,明确质量目标,通过组织结构设置,分析确定需要进行的各项质量活动,制定程序,给出从事质量活动的工作方法。充分利用人、财、物各种资源,使各项活动能经济、有效、协调地进行。ISO 15189:2012《医学实验室质量和能力的专用要求》是目前指导临床实验室建立先进质量管理体系较适用的国际标准。临床实验室质量管理体系的中心任务就是要建立、实施和运行一个高效的质量管理体系并且持续改进其有效性。

临床实验室可以根据自身发展需要自愿申请实验室认可,CNAS是我国唯一认可机构,按照约定的标准对临床实验室的管理能力和技术能力进行评价,以满足临床工作的需要,提高质量管理和技术水平,提高临床实验室的信誉和服务质量。

第三章　临床实验室安全管理

学习目标

通过本章学习,你应能回答下列问题:

1. 临床实验室安全事故的原因主要有哪些方面?
2. 如何对病原微生物风险程度进行分级?
3. 试述生物安全实验室的基本防护原理。
4. 临床实验室有哪些常见的应急事故?如何处理?
5. 临床实验室的废物分哪些类型?应如何处理?
6. 什么是危害警示标识?在医学实验室如何使用危害警示标识?
7. 如何认识临床实验室风险管理的重要性?

第一节　生物危害与安全管理

一、概述

(一)生物安全有关概念

1. 病原体(pathogen)　能使人、动物和植物致病的各种生物因子的统称,包括细菌、病毒、立克次体、支原体、真菌、寄生虫等。

2. 生物因子(biological agents)　可能引起生物体感染、过敏或中毒的所有微小生物体,包括经基因修饰、细胞培养和寄生于人体的一切微生物和其他相关的生物活性物质。

3. 气溶胶(aerosol)　由固体或液体小质点(一般直径为 $0.001\sim100\ \mu m$)分散并悬浮于气体介质中形成相对稳定的分散体系,其分散相为固体或液体小质点,分散介质为气体。该分散体系中可能含有生物因子。

4. 高效空气过滤器(high efficiency particulate air filter,HEPA)　通常以 $0.3\ \mu m$ 微粒为测试物,在规定的条件下滤除效率高于 99.97% 的空气过滤器。对于更大的颗粒可以截留 99.99%,对直径为$23\sim25\ nm$的病毒颗粒也可完全拦截。

5. 生物危害(biohazard)　由生物因子对环境及生物体健康所造成的危害。

6. 生物风险(biological risk)　生物因子将要或可能形成的危害,是伤害概率和严重性的综合。生物危害是生物风险评估的重要内容。

7. 生物安全(biosafety)　人们对于由动物、植物、微生物等生物体给人类健康和自然环境可能造成的不安全的防范,包括对由现代生物安全技术开发和应用产生的负面影响所采取的有效预防和控制措施。广义而言,外来物种迁入导致生态系统不良改变和破坏、人为环境的剧烈变化、生物的多态性以及在科学研发和应用中经遗传修饰的生物体和危险的病原体等可能对人类健康、生存环境造成危害等,都属于生物安全的范畴。

8. 实验室生物安全(laboratory biosafety)　在实验室从事病原微生物实验活动中,为了避免危险生物因子对实验室人员造成危害、对环境造成污染和对公众造成伤害所采取的综合防范措施,包

NOTE

35

括物理防护、标准操作规程和规范化实验室管理。实验室生物安全贯穿于实验的整个过程,从取样开始到对有潜在危险性材料的处理。

(二)生物污染

1. 对大气的污染　大气中因生物因素造成的对生物、人体健康以及人类活动的影响和危害。污染大气的微生物种类繁多,但主要为对环境抵抗力较强的八叠球菌、细球菌、枯草芽孢杆菌,以及各种霉菌和酵母菌的孢子等。花粉、真菌孢子、尘螨、毛虫的毒毛等也会成为污染大气的变应原。

2. 对水或土壤的污染　未经处理的生活污水、医院及实验室污水、工厂废水、垃圾、人畜粪便和大气中的漂浮物及气溶胶等排入水体或土壤,可使水、土壤环境中虫卵和病原菌数量增加,威胁人体健康。受污染的水体可带有伤寒杆菌、痢疾杆菌、结核分枝杆菌、大肠埃希菌,还可能有螺旋体、病毒、寄生虫和昆虫等。

3. 对物体表面污染　较大的污染粒子或液滴迅速沉降,含病原体的液体泼溅、滴落,都会污染工作台面或物体表面,处理不当可能通过手的接触造成感染。

(三)实验室相关感染

临床实验室中经常接触和处理各种病原体(细菌、病毒、真菌、寄生虫等),稍有疏忽,人为失误或操作不当就会造成实验室(包括实验室工作人员及相关人员、实验环境)相关感染。

1. 经呼吸道吸入感染　肉眼无法看见直径小于 5 μm 的气溶胶颗粒及直径为 5~100 μm 的微小液滴,实验人员常意识不到在实验过程中可能产生这样的颗粒并将其吸入。实验过程中最容易产生气溶胶的操作如下:①对感染性液体进行离心;②对感染性物质进行匀浆及涡旋振荡;③操作液体或半流体,如混匀、摇动、搅拌或倾注,或将液体滴加到固体表面或另一种液体中;④对琼脂平板划线接种、用吸管接种细胞培养瓶、采用多道加样器将感染性混悬液转移到微量培养板中;⑤进行动物操作等。

2. 经口摄入感染　微生物操作中释放的较大粒子和液滴(直径大于 5 μm)会迅速沉降于工作台面和操作者手上。因此,在实验室内不能进食和储存食品,口中不应有东西(如钢笔、铅笔、口香糖等),不要用手触摸口部等。

3. 经皮肤、黏膜接触感染　在所有可能产生潜在感染性物质喷溅的操作过程中,操作人员应将面部、口和眼遮住或采取其他防护措施。实验室人员在操作时应戴一次性手套,并避免触摸口、眼及面部。不应在实验室化妆、处理隐形眼镜等。

4. 经皮肤穿刺注入感染　锐器损伤(如通过污染的注射针头、破碎的玻璃及锐器等)可能引起意外注入感染性物质;注射器使用不当(如代替吸管取样、重新给用过的注射器针头戴护套等)。

二、生物因子与病原微生物风险程度分级

(一)病原微生物危害程度分类

我国《病原微生物实验室生物安全管理条例》(2018 修订版)根据病原微生物的传染性、感染后对个体或者群体的危害程度,将病原微生物分为四类,见表 3-1。

表 3-1　病原微生物危害程度分类

类别	危害程度	常见病原微生物
第一类	能够引起人类或者动物非常严重疾病的微生物,以及我国尚未发现或者已经宣布消灭的微生物	类天花病毒、新疆出血热病毒、埃博拉病毒、黄热病病毒、天花病毒、尼帕病毒、猴痘病毒等
第二类	能够引起人类或者动物严重疾病,比较容易直接或者间接在人与人、动物与人、动物与动物间传播的微生物	HIV(Ⅰ型和Ⅱ型)、高致病性禽流感病毒、口蹄疫病毒、乙型脑炎病毒、新城疫病毒、脊髓灰质炎病毒、狂犬病病毒(街毒)、SARS 冠状病毒等

续表

类别	危害程度	常见病原微生物
第三类	能够引起人类或者动物疾病,但一般情况下对人、动物或者环境不构成严重危害,传播风险有限,实验室感染后很少引起严重疾病,并且具备有效治疗和预防措施的微生物	甲型、乙型、丙型、丁型、戊型肝炎病毒,麻疹病毒,副流感病毒,轮状病毒,风疹病毒等
第四类	通常情况下不会引起人类或者动物疾病的微生物	豚鼠疱疹病毒、金黄地鼠白血病病毒、小鼠白血病病毒等

注:第一类、第二类病原微生物统称为高致病性病原微生物。

(二)生物因子风险程度分级

世界卫生组织(WHO)《实验室生物安全手册》(2004 年第 3 版)中根据对个体和群体的危害程度,将生物因子分为 4 个风险等级,见表 3-2。

表 3-2 生物因子风险程度分级

级别	风险程度	危害程度
Ⅰ级	无或极低的个体和群体风险	病原体不太可能引起人或动物致病
Ⅱ级	中等个体风险,有限群体风险	病原体能引起人或动物致病,但对实验室工作人员、社区、牲畜或环境不易导致严重危害,实验室感染很少导致严重疾病,具备有效的预防和治疗措施,并且传播风险有限
Ⅲ级	高个体风险,低群体风险	病原体通常能引起人或动物的严重疾病,但通常不能因偶然接触而在个体间传播,并且对感染有有效的预防和治疗措施
Ⅳ级	高度的个体和群体风险	病原体通常能引起人或动物的严重疾病,一般不能治愈,容易在人与人、人与动物、动物与动物之间直接或间接传播,没有有效的预防和治疗措施

三、生物安全防护

实验室生物安全防护(biosafety containment of laboratories)是指在实验室环境下处理和保存生物危险因子的过程中采用一系列防护措施,包括一级防护屏障和二级防护屏障。生物安全防护的要素包括实验室设计和设施、安全防护设备(个人安全防护用具)和实验室操作技术。

(一)生物安全物理防护

1. 一级防护屏障 适当的安全防护设备和规范的实验技术构成了一级防护屏障,保护实验室工作人员和内环境安全,免受感染性物质污染。

(1)安全防护设备:实验室安全防护设备是保护临床实验室工作人员不与致病性微生物及毒素直接接触的第一道屏障。

①生物安全柜(biological safety cabinets,BSC):操作感染性实验材料时,用来保护操作者本人、实验室内外环境以及实验材料,使其避免暴露于操作过程中可能产生的感染性气溶胶和溅出物而设计的一种实验室安全防护设备。其工作原理主要是将柜内空气向外抽吸,使柜内保持负压状态,生物安全柜可以有效减少由于气溶胶暴露所造成的实验室感染和培养物交叉污染,同时也能保护环境。生物安全柜中最主要的结构是空气过滤系统,空气过滤系统最主要的防护结构是高效空气过滤器(HEPA)。

根据气流及隔离屏障设计结构,将生物安全柜分为Ⅰ、Ⅱ、Ⅲ级。Ⅱ级生物安全柜根据结构、气流速度、气流形式和排气系统的不同,可分为 A_1、A_2、B_1 和 B_2 四个型号。

Ⅰ级生物安全柜是临床实验室最常用的生物安全柜之一,其工作原理是室内空气从生物安

NOTE

柜前窗操作口以 0.38 m/s 的低速率被吸入柜内(保护操作者安全),流过工作台面,经 HEPA 过滤后排出(保护环境不受污染)。Ⅰ级生物安全柜可以保护操作人员、环境,但不能保护实验对象,见图 3-1。

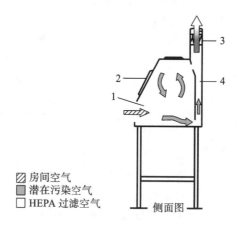

图 3-1 Ⅰ级生物安全柜原理图
1.前开口;2.前窗;3.排风 HEPA;4.压力排风系统

Ⅱ级生物安全柜亦为临床实验室广泛应用,其工作原理是空气经前窗操作口向内吸入进风格栅,经 HEPA 过滤后向下流动通过工作台面(保护实验对象安全),再通过排风格栅经 HEPA 过滤后排出,所有在工作台面形成的气溶胶立刻被气流带走。Ⅱ级生物安全柜可以保护操作人员、环境、实验对象的安全,见图 3-2。

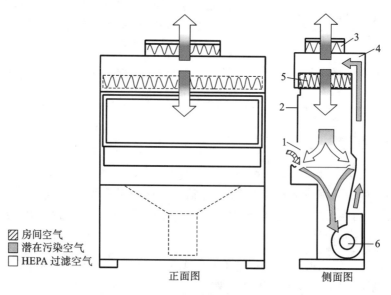

图 3-2 Ⅱ级 A₁ 型生物安全柜原理图
1.前开口;2.窗口;3.排风 HEPA;4.后面的压力排风系统;5.供风 HEPA;6.风机

Ⅲ级生物安全柜是具有完全封闭、不漏气结构的通风安全柜,其送风经一个 HEPA 过滤,排风则经过两个 HEPA 过滤。

②超净工作台(super clean bench):其与生物安全柜的区别在于气流模式截然不同,超净工作台的气流是由外部经 HEPA 过滤后进入操作区,并通过操作区后由超净工作台的前面、侧开口区流向操作者一侧进入实验室。超净工作台只能保护实验材料,不能保护操作人员及环境,只适用于无毒、无味、无刺激性挥发气体以及无感染性的实验材料操作。

③通风柜:在实验操作时往往会产生各种有害气体以及易燃、易爆或腐蚀性物质,为了保护操作者安全,防止实验中的污染物质向实验室扩散,可在通风柜中操作。尤其是当实验过程中出现操作失误,蒸气和灰尘大量泄出时,通风柜可起到安全保障作用。

④离心机安全罩:离心机运转时可产生有害气溶胶,在离心机上口处呈螺旋形向四周扩散,可在离心机上方排风口的一侧安装安全罩,依靠罩口的抽吸作用,控制污染气体的流动,防止有害物向室内空气扩散。对于负压离心机则无须安装安全罩。

⑤洗眼器和紧急喷淋装置:安全和劳动保护必备的设备。当实验室人员眼睛或者身体接触有毒、有害或感染性物质时,洗眼器和紧急喷淋装置可用于对眼睛和身体紧急冲洗,避免对人体造成伤害。应定期测试洗眼器及紧急喷淋装置功能是否正常,地面排水通常设在紧急喷淋装置附近。

(2)个人安全防护用具:常用的主要有工作服、护目镜、面罩、手套和防护鞋等。个人安全防护用具是避免操作人员暴露于气溶胶、喷溅物以及意外接触等危险的一道屏障,可根据工作的性质来选择着装和装备。

①工作服和防护服:外套工作服最好能完全扣住,长袖、背面开口的隔离衣、连体衣的防护效果较好,因此更适用于在微生物学实验室以及生物安全柜中的工作。正压式生物防护服由多次性生物防护服和正压式生物防护头罩构成,应具有良好的透湿性和阻隔性,能有效抵抗血液、体液、空气粉尘微粒、细菌的渗透,使用安全方便,能有效保护穿着者免受感染威胁。

②护目镜和面罩:避免因实验物品飞溅对眼睛和面部造成危害。护目镜镜框、面罩采用防碎塑料制成,形状与脸形相配,通过头带或帽子佩戴。

③手套和防护鞋:进行实验室一般性工作以及在处理感染性物质、血液和体液时,应广泛使用一次性乳胶、乙烯树脂或聚腈类材料的手术用手套。用过的一次性手套应该与实验室的感染性废物一起丢弃。进入实验室应穿不露脚趾的防护鞋或鞋套。

2. 二级防护屏障 二级防护包括临床实验室结构、设施设计和严格规范的操作流程,以保护实验室外环境不受感染性物质污染。

(1)实验室建筑、结构和装修:在设计实验室时,对于可能造成安全问题的情况要特别关注,包括气溶胶的形成、处理大容量和(或)高浓度微生物、仪器设备过度拥挤和过多、啮齿动物和节肢动物的侵扰、未经允许人员进入实验室等。

在临床实验室建筑及装修设计中应考虑以下方面:实验室建筑是否符合国家和地方的建筑要求,总体是否整齐、清洁,周围是否有障碍物;地板是否有任何结构性缺陷,地板和楼梯是否装修统一并能防滑;工作空间能否满足安全操作的需要,活动空间和走廊是否能够满足人员通行和大型仪器设备的搬移;实验台、家具和配件等能否正常使用,实验台表面能否耐溶剂和腐蚀性化学品的侵蚀;构造和维护中能否避免啮齿动物和节肢动物进入及滞留;是否适宜设洗手池或是否需要设置污水处理装置;所有暴露在外的蒸汽管道和热水管道是否采取了隔热或防护来保护人员安全;是否配备有断电时使用的独立供电系统等。

物理隔离分区是生物安全实验室实现安全防护的基本原理之一。用物理隔断(包括墙体)和密封门把实验室和外环境隔离开,用自动关闭的门将实验室与公共走廊隔开,或按需要划分清洁区、半污染区和污染区,每个区之间设缓冲区,保证各区物理空间隔离。

(2)通风和净化系统:在通风系统设计中,将实验室各区气压设置为保持一定的压差,并按清洁区→半污染区→污染区顺序递减,使空气只能由清洁区向污染区单向流动,最终实验室内空气只能通过 HEPA 过滤后排放。排风口设计应尽可能靠近污染源,尽量缩小空气污染范围,而 HEPA 应安装于排风口最前端,以避免排风管道被污染而难以消毒。

(3)给水和排水:必须为实验室提供可靠和高质量的水。所有下水管道应有足够的倾斜度和排量,确保管道内不存水。管道的关键节点应按需要安装防回流装置、存水弯(深度应适用于空气压差的变化)或密闭阀门等。要保证实验室水源和饮用水源的供应管道之间没有交叉连接,应当安装防止逆流装置来保护公共饮水系统。下水系统应符合相应的耐压、耐热、耐化学腐蚀的要求,安装牢固,无泄漏,便于维护、清洁和检查。

(4)消毒与灭菌系统:消毒与灭菌是临床实验室生物安全防护的一个非常重要的环节。高压蒸汽灭菌是临床实验室主要采用的消毒方式之一。高压蒸汽灭菌是对实验材料进行灭菌的最有效和

NOTE

最可靠的方法。对于大多数实验材料,可采用一定的温度和时间组合确保灭菌效果:134 ℃,3 min;126 ℃,10 min;121 ℃,15 min;115 ℃,25 min。实验室灭菌用高压锅放气阀上应有过滤膜。高压蒸汽灭菌器的安装位置不应影响生物安全柜等安全隔离装置的气流。空气消毒常采用紫外灯照射消毒、空气净化器消毒。如果实验室不具备供水条件,则应设非手动手消毒灭菌装置。

(二)生物安全实验室分级及适用范围

根据所操作的生物因子危害程度和相应防护措施要求不同,安全设备和设施的配备也有所不同,依照实验室生物安全国家标准,将实验室生物安全防护水平(biosafety level,BSL)分为4级,分别用BSL-1、BSL-2、BSL-3、BSL-4 表示,1级防护水平最低,4级防护水平最高,见表 3-3。

表 3-3　生物安全实验室的生物安全防护水平、操作和设备选择

分级	实验室类型	病原微生物危害等级划分	实验室操作	安全设施设备
BSL-1	基础实验室:基础教学、研究实验室	I	遵守微生物学操作技术规范	可设应急淋浴、洗眼设施等
BSL-2	基础实验室:诊断、研究实验室	II	在 BSL-1 基础上,门应带锁并保持关闭,贴生物危害警告标识;已知或潜在感染性废物与普通废物分开	除 BSL-1 要求设施外,配备生物安全柜及个人防护装备等
BSL-3	防护实验室:特殊诊断、研究实验室	III	在 BSL-2 基础上,增加准入制度、定向气流	除 BSL-2 要求设施外,还需增加特殊防护服等
BSL-4	最高防护实验室:危险病原体研究实验室	IV	在 BSL-3 基础上,增加入口气锁、出口淋浴、污染物品特殊处理	除 BSL-3 要求设施外,需增加III级或II级生物安全柜,正压服,双开门高压蒸汽灭菌器,空气过滤

BSL-1、BSL-2 实验室不得从事高致病性病原微生物的实验活动,BSL-3、BSL-4 实验室可以从事高致病性病原微生物的实验活动,但必须具备相应的条件。

1. BSL-1 实验室

(1)适用范围:适用于操作危害程度第四类的病原微生物,即已知不会导致人类或动物致病的病原微生物(细菌、真菌、病毒和寄生虫等),并且对实验室工作人员及环境的潜在危害性最小。如用于教学的普通微生物实验室。

(2)实验室设计和设施:根据《生物安全实验室建筑技术规范》(GB 50346—2011),BSL-1 实验室没有必要和建筑物中的一般活动区分开。其设施和设计最基本要求主要有实验室应该有控制进入的门,可开启的窗户应设置纱窗;实验室墙壁、天花板和地面应当光滑、易清洁、防渗漏并耐化学品和消毒剂的腐蚀,地面应当防滑;实验台面应防水、耐热、耐酸碱、耐有机溶剂及其他使用的消毒药品,并且易于清洁;实验室配备洗手池,并靠近出口处;实验室中的设备(如实验台、BSC 等)应固定,设备间应保持一定空间,以便清洁。

(3)实验室生物安全设备和个人防护:操作危害程度第四类的病原微生物,一般无需生物安全柜等特殊防护装置和设备;穿工作服,防止自身衣服被污染或弄脏;若手部皮肤有破损或皮疹应戴上手套;操作中可能遇到微生物或其他有毒害物质溅出时,应戴护目镜。

2. BSL-2 实验室

(1)适用范围:适用于操作危害程度第三类的病原微生物,即能够引起人类或者动物疾病,但一般情况下对人、动物或者环境不构成严重危害,传播风险有限,实验室感染后很少引起严重疾病,并且具备有效治疗和预防措施的病原微生物。

(2)实验室设计和设施:新建实验室选址应远离公共场所,如为共用建筑物,实验室与建筑物其

他部分可相通,但应设可自动关闭的带锁的门;实验室门也应具备自动关闭功能;应配备各种消毒设施,如高压蒸汽灭菌装置、化学消毒装置等;生物安全柜要放在远离门、开放的窗户、走动比较频繁的实验区域以及其他具有潜在破坏性的地方,以维持生物安全柜的气流参数;应有眼睛冲洗装置;其他同 BSL-1 设施要求。

(3)实验室生物安全设备和个人防护:下列操作需在Ⅱ级生物安全柜或其他相应个人防护装备或物理防护设施中进行。①可能产生感染性气溶胶或飞溅物的实验过程,包括离心、研磨、混合、匀浆、剧烈振荡或混匀、超声破碎、开启装有感染性物质的容器等,均应在生物安全柜中操作。②处理高浓度或大体积的感染性微生物。

如果使用密封的转头或离心管,可以在开放的实验室离心;当必须在生物安全柜外操作感染性微生物时,要戴面部防护装置(面罩、护目镜或其他防止飞溅的防护装置);在实验室内要穿专用的工作服,在离开实验室时必须脱下工作服并留在实验室里;当手可能会接触到有潜在感染性的物质、污染的表面或设备时,必须戴手套;如手套破损或被污染要及时更换,一次性使用、不能重复使用、不接触"干净"的表面(键盘、电话等);脱下手套后立即进行手卫生清洁。

3. BSL-3 实验室

(1)适用范围:适用于操作危害程度第二类(个别第一类)的病原微生物,即能够引起人类或者动物严重疾病,比较容易直接或者间接在人与人、动物与人、动物与动物间传播的病原微生物。

(2)实验室设计和设施:在 BSL-2 实验室的设计和设施基础上。实验室宜设在建筑物一端或一侧,与其他部分以密闭门分开,距离公共场所和居住建筑至少 20 m;实验室应与大楼内活动区分开,成为单独隔离区域,禁止随便进入实验室;进入过道后、进入实验室前,至少需经过两道自动门;所有门均自动开关,在过道中设更衣室;实验室门口附近的洗手池应为手免接触式;应设置缓冲区;实验室应密闭,所有门窗需关闭和密闭;在实验室内应备有对实验废物进行消毒处理的措施,如废物要运出实验室,必须先妥善封闭并避免通过公共走廊,应安装管道式废气排放系统,下水道排水必须经过消毒处理;应确保在实验室运行时气流由低风险区向高风险区流动,同时确保实验室空气只能通过 HEPA 过滤后经专用的排风管道排出;不得循环使用实验室防护区排出的空气。

(3)实验室生物安全设备和个人防护:实验人员在进入实验室时应穿工作服,操作完毕必须脱下工作服,非一次性的工作服必须先消毒后清洗;涉及感染性材料的操作均应在Ⅱ级或Ⅲ级生物安全柜中进行;如需在生物安全柜外进行时,必须采用适当的个体综合防护装置(如口罩、面罩等)和物理防扩散设备(带盖安全离心机或密封转头的离心机等);在进行感染性实验操作时,必须使用面部防护设备和呼吸保护装置(如防毒面具);在实验室中必须配备有效的消毒剂、眼部清洗剂或生理盐水,且易于取用;可配备应急药品。

4. BSL-4 实验室 适用于操作危害程度第一类的病原微生物,即能够引起人类或者动物非常严重疾病的微生物,以及我国尚未发现或者已经宣布消灭的微生物。在 BSL-3 实验室的基础上,BSL-4 实验室对操作规程、生物安全、设计与设施的要求更严格。实验人员和实验材料进出实验室时有特殊的要求,如实验室入口应安装上锁的安全门,所有进入实验室的人员都要签名登记,而且都有电脑记录进出的日期和时间;实验人员进入前应更换衣服,并只能经淋浴间和更衣室进出实验室,每次离开实验室前都应进行消毒性淋浴;实验材料和用品应通过双层门的高压蒸汽灭菌仓、熏蒸消毒仓或气体闸门送入,所有操作都必须在Ⅲ级生物安全柜中进行;任何未经高压蒸汽或熏蒸消毒的物质不得转移出实验室。相关配套安全保障设施有更高的保障要求。

四、生物安全管理

临床实验室生物安全管理体系由生物安全管理组织体系、生物安全管理体系文件、生物安全管理规章制度、生物安全技术操作规程及记录组成。

(一)建立临床实验室生物安全管理机构

我国临床实验室生物安全管理组织体系由国家、地区、实验室所在单位的上级主管部门、实验室所在单位和实验室五个层面构成,各级、各部门均应成立相应的实验室生物安全专家委员会和管理机构,并实施病原微生物实验室生物安全管理的职责。

各医疗机构(或上级主管部门)生物安全管理委员会职责:①组织制定所在机构或单位的生物安全管理体系文件,包括安全手册、程序文件、生物安全规章制度、生物安全作业指导书、生物安全管理规范、职业暴露应急预案等;②负责本单位实验室日常活动的生物安全监督检查、风险程度评估以及仲裁安全事件的纠纷;③定期对有关生物安全规定的落实情况进行检查,定期对实验室设施、设备、材料等进行检查、维护和更新,以确保其符合国家标准。

实验室应明确安全负责人,防止因职业暴露而引起实验室感染,防止医疗废物对环境的污染;参与对实验室生物安全防护级别的评估;组织安全教育;协助实验室负责人建立安全管理制度与安全操作规程,并督促执行;对个人防护用具,消毒、灭菌及防火设备的配备及使用情况进行检查;对菌株、毒株的保管、使用、处理及对医疗废物的处理进行监管;对职业暴露进行应急处理等。

(二)制定实验室生物安全管理规章制度

临床实验室生物安全中的管理、人员、环境、设施、设备、供应品、方法等要素构成了生物安全体系。针对这些要素制定安全手册、程序文件、管理制度和标准操作规程(SOP)的体系文件,体系文件的编制一般采用四层"金字塔"建构:第一层是生物安全管理手册,主要叙述生物安全原则、方针、意图和指令等;第二层是程序文件,是生物安全管理指令、意图转化为行动的途径和相关联的行动;第三层是标准操作规程(SOP),是用来指导相关活动的实验操作技术细节标准化文件;第四层是记录与质量持续改进,是用来阐明安全关联活动的表达方式,它可追溯性提供结果的证据、存在的问题和缺陷以及整改完善。

生物安全管理规章制度是保证实验室安全管理的重要部分。每个实验室人员必须自觉遵守各项安全管理制度,才能保证安全管理工作的落实,保证实验室工作人员、环境及样本的安全。制定生物安全管理制度必须根据相关的法律法规、标准,并结合本实验室情况,还应考虑其科学性、合理性和可操作性,才能做到控制源头、切断途径、避免危害。

1. 实验室准入制度 在处理危险度Ⅱ级或更高危险度级别的生物因子时,在实验室门上应标有国际通用的生物危害警告标识。实验室的门应保持关闭。应制定准入制度,明确实验室人员的资格要求,只有经批准的人员方可进入实验室工作区域。主动告知所有员工、来访者可能面临的风险,避免不符合要求的人员进出实验室或承担相关工作而造成生物安全事故。

实验室人员必须进行岗前体检,出现下列情况时,进入实验室需经实验室负责人同意:身体出现开放性损伤、患发热性疾病、呼吸道感染或其他导致抵抗力下降的情况、正在使用免疫抑制剂或免疫耐受、妊娠。

外单位来微生物实验室参观、学习、工作的人员进入实验室控制区域,应有相关负责人批准并遵守实验室生物安全相关规章制度。进入实验室的一般申请由实验室负责人批准。儿童不应被批准或允许进入实验室工作区域。

2. 人员培训制度 实验室应当每年定期对工作人员进行培训,工作人员应接受相关生物安全知识、法规制度培训并考试合格,保持安全意识,保证其掌握实验室技术规范、操作规范、生物安全防护知识和实际操作技能。实验室辅助人员(废物处理人员、洗涤人员等)也要进行岗前培训和考核,持证上岗。人员培训计划至少应包括上岗培训、实验室管理体系、生物安全操作规范和实验室操作技能、设施设备(包括个人防护装备)的安全使用、应急措施与现场救治、人员能力的考核与评估等内容。

3. 设施设备管理制度 实验室应有对设施设备(包括个人防护装备)的管理制度和程序,包括设施设备的档案、完好性监控指标、巡检计划、使用前核查、安全操作、使用限制、授权操作、消毒灭菌、禁止事项、定期校准或检定,定期维护、安全处置、运输、存放等。应制订在发生事故或危险材料溢洒时,对设施设备去污染、清洁和消毒灭菌的专用方案。

（三）生物安全基本操作技术规范

1. 人员防护 ①在实验室工作时，任何时候都必须穿着工作服、连体衣或隔离服，严禁穿实验室防护服离开实验室，如去餐厅、咖啡厅、办公室、图书馆、员工休息室和卫生间等，在实验室内用过的防护服不得和日常服装放在同一柜子内。②不得在实验室内穿露脚趾的鞋子，必要时穿鞋套或专用鞋。③在进行可能直接或意外接触到血液、体液以及其他具有潜在感染性的材料或感染性动物的操作时，应戴上合适的手套，手套用完后应先消毒再摘除。在处理完感染性实验材料和动物后，以及在离开实验室工作区域前，都必须洗手。④为了防止眼睛或面部受到泼溅物、碰撞物或人工紫外线辐射的伤害，必须戴护目镜、面罩（面具）或其他防护设备。⑤有些实验室操作或在进行感染了某些病原体的动物操作时，必须配备呼吸防护装备。⑥禁止在实验室工作区域进食、饮水、吸烟、化妆和处理隐形眼镜，禁止在实验室工作区域储存食品和饮料。⑦BSL-4 实验室应实行双人工作制，工作人员要接受人员受伤或疾病状态下紧急撤离程序的培训，工作人员与实验室外面的支持人员之间必须建立常规情况和紧急情况下的联系方式。

2. 操作规范 ①开启各种潜在感染性物质容器的操作均必须在生物安全柜或其他基本防护设施中进行。②严禁用口吸移液管，严禁将实验材料置于口内，严禁舔标签。③所有的技术操作要按尽量减少气溶胶和微小液滴形成的方式来进行。④除了进行肠道外注射或抽取实验动物体液外，应限制使用皮下注射针头和注射器。⑤出现溢出等事故以及明显或可能暴露于感染性物质时，必须向实验室主管报告，实验室应保存这些事件或事故的书面报告。同时必须制定关于如何处理溢出物的书面操作程序，并遵照执行。

五、感染性废物存放、消毒与处理

废物处理原则是灭菌、灭活，达到无害化，必须在实验室内清除污染，达到生物安全水平。应严格按《医疗废物管理条例》《医疗卫生机构医疗废物管理办法》《医院器械监督管理条例》《医疗废物分类目录》《一次性使用无菌医疗器械监督管理办法》和《临床实验室废物处理原则》等法律法规处理，防止二次污染。

临床实验室的废物可以分成以下几类：①可重复或再使用，或按普通"家庭"废物丢弃的非污染（非感染性）废物。②污染（感染性）锐器，如皮下注射用针头、手术刀、刀子及破碎玻璃等，应收集在带盖的不易刺破的容器内，并按感染性物质处理。③通过高压蒸汽灭菌和清洗来清除污染后重复或再使用的污染材料。④高压蒸汽灭菌后丢弃的污染材料。⑤直接焚烧的污染材料。

所有废物容器的颜色和危害警示标识均应符合通用标准。生活垃圾应放在黑色专用袋内；感染性废物应弃置于有"生物危害"标识的垃圾桶或黄色专用袋内存放。废物应置于适当的密封且防漏容器中安全运出实验室。每天按规定的时间将废物交专门部门统一处理，严格做好交接登记记录。有害气体、气溶胶、污水、废液应经适当的无害化处理后排放，动物尸体和组织的处置焚化应符合国家相关要求。

（一）锐器存放和处理

注射针头用过后不应再重复使用，包括不能从注射器上取下、回套针头护套、截断等。利器（针头、手术刀、刀片、玻璃等）应直接弃置于防渗漏、耐刺的一次性锐器收集容器内焚烧，如需要可先高压蒸汽灭菌。盛放锐器的一次性容器必须是不易刺破的，而且不能将容器装得过满，达到容量的四分之三时即应更换。盛放锐器的一次性容器绝对不能丢弃于垃圾场。

（二）试管存放与处理

可再次使用的污染玻璃试管，可煮沸 15 min，也可用含有效氯 1000 mg/L 的消毒剂浸泡消毒 2～6 h 后用洗涤剂及流水刷洗，沥干，消毒液每日更换。用于微生物培养采样的试管，高压蒸汽灭菌后洗涤备用。任何高压蒸汽灭菌后重复使用的污染（有潜在感染性）材料不应事先清洗，任何必要的清洗、修复必须在高压蒸汽灭菌或消毒后进行。

NOTE

检验后废弃的血液样本管应由专人负责处理,根据《医疗废物管理条例》用专用密闭不漏水的污物袋(箱)存放包装,由专人送到指定的消毒地点集中,一般由专门机构采用焚烧的办法处理。

(三)玻片存放与处理

工作台上放置盛放废物的容器、盘子或广口瓶,最好是不易破碎的容器(如塑料制品),用镊子拿取使用后的污染玻片弃于其中。妥善储存,并经高压蒸汽灭菌后再丢弃。当使用消毒剂浸泡消毒时,应使废物充分接触消毒剂,不能有气泡阻隔,并保持适当接触时间。盛放废物的容器在重新使用前应高压蒸汽灭菌并清洗。

(四)尿液、粪便和体液样本存放与处理

废弃样本如尿液、胸腔积液、腹腔积液、脑脊液、唾液、胃液、肠液、关节腔液等每 100 mL 加漂白粉 5 g 或二氯异氰尿酸钠 2 g,搅匀后作用 2~4 h;痰、脓、血、粪(包括动物粪便)及其他固形样本,焚烧或加 2 倍量 25000~50000 mg/L 有效氯的漂白粉溶液或二氯异氰尿酸钠溶液,拌匀后作用 2~4 h;若疑为肝炎或结核病者则作用时间应延长至 6 h。经过上述处理达到国家规定的排放标准后,方可排入污水处理系统。

(五)废水存放与处理

临床实验室产生的废水应采用管道直接排入医疗卫生机构内的医疗废水消毒、处理系统,禁止将产生的废水直接排入外环境或市政污水管网。源自 BSL-3 及以上生物安全防护级别的实验室污水,在最终排往下水道之前,必须经过净化消毒处理,首选加热消毒(高压蒸汽灭菌)法。污水在排出前,还需将 pH 调至中性。个人淋浴室和卫生间的污水可以不经任何处理直接排到下水道中。

(六)其他感染性废物存放与处理

用以处理潜在感染性微生物或动物组织的所有实验室物品,在被丢弃前应考虑的主要问题如下:是否已采取规定程序对这些物品进行了有效的清除污染或消毒?如果没有,是否以规定的方式包裹,以便就地焚烧或运送到其他有焚烧设施的地方进行处理?丢弃已清除污染的物品时,是否会对直接参与丢弃的人员,或在设施外可能接触到丢弃物的人员造成任何潜在的生物学或其他方面的危害?

高压蒸汽灭菌是清除污染的首选方法。所有其他污染(有潜在感染性)材料在丢弃前应放置在防渗漏的容器(如有颜色标记的可高压蒸汽灭菌塑料袋)中高压蒸汽灭菌(也可采用其他可以除去和(或)杀灭微生物的替代方法)。高压蒸汽灭菌后,物品可以放在运输容器中运送至焚烧炉。

要对感染性物质及其包装物进行鉴别并分别进行处理,相关工作要遵守国家和国际规定。

(七)工作台面、地面消毒

被样品污染的表面用 1000 mg/L 有效氯消毒 30~60 min。被病毒和结核分枝杆菌污染的表面要用 2000 mg/L 有效氯消毒 30 min。

(蒋红梅　周芙玲)

第二节　物理危害与安全管理

一、电的危害与用电安全

电危害包括直接电危害和间接电危害。直接电危害是由于用电不规范或操作不当导致的用电意外,可致人伤亡或电器损坏,而间接电危害是由于用电不规范导致火灾而产生危害。

临床实验室中,常见电危害因素有超负荷用电、线路短路、保险丝选用不当或用铜丝、铝丝代替保险丝、空开或漏电保护器选用不当、使用与实验室环境设计不匹配的仪器或设备。实验室应及时

NOTE

进行用电安全相关内容的培训,定期进行用电安全检查,及时排除隐患。

二、火的危害与消防安全

各种原因导致的火灾可危及实验室人员人身安全,造成实验室仪器、设备等的损害。临床实验室中引起火灾的原因包括超负荷用电、电器保养不良、仪器设备长时间不关闭电源、易燃物品使用不当、在易燃物品和蒸气附近安装容易产生火花的设备、不相容化学品没有正确隔离、通风系统不当或不充分等。

临床实验室防火措施:①实验室建筑规格、室内装修装饰应符合国家工程建筑技术标准。②使用或存放易燃、可燃气体或液体的实验室应配备自动烟雾和热量探测报警系统,并定期检查其功能。③配备灭火器、软管、桶等消防器材,灭火器要定期检查维护。不同类型和用途的灭火器见表3-4。④保障疏散通道、安全出口通畅,并设有相关标识。

表 3-4 灭火器的类型和用途

类型	适用火灾	不适用火灾
水剂灭火器	纸、木质纤维火灾	电路和电器火灾,易燃液体、金属燃烧。显像管、电视机或电脑屏幕失火,即使截断电源,也不能使用水剂灭火器
二氧化碳灭火器	贵重设备、档案资料、仪器仪表、600 V以下电气设备及油类的初起火灾	未截断电源的电器失火,或易燃液体(如汽油、乙醇和食用油)的失火
干粉灭火器	一般的火灾,油、气等燃烧引起的失火;电器火灾	可重复使用的仪器和设备火灾
泡沫灭火器	一般的火灾,比如油制品、油脂等无法用水来施救的火灾	火灾中的水溶性可燃、易燃液体的火灾,如醇、酯、醚、酮等物质的火灾;带电设备的火灾

三、电离辐射危害与安全防护

电离辐射是一切能引起物质电离和辐射的总称,包括高速带电 α 粒子、β 粒子、质子、不带电中子、γ 射线、X 射线等引起的辐射。电离辐射种类见表3-5。其通过外照射、内照射、放射性核素沾染体表、复合照射等方式作用于人体。轻度辐射可致皮肤损伤、脱发、贫血、胃肠系统损伤和产生白内障等,重者可致基因突变诱发各种癌症(白血病、骨癌、皮肤癌等)和畸形。

表 3-5 电离辐射种类(α/β 粒子、X/γ 射线和中子)列表

电离辐射种类	属性	电荷量	主要机制	主要来源	防护水平
α 粒子	氦原子核	+2	原子衰变	辐射源、加速器	纸或皮肤外层
β 粒子	电子	−1	原子衰变	辐射源、加速器	数毫米铝片
X 射线	高能电磁波	无	受激发的电子云	辐射源、加速器、X 光机	高密度物质(厚墙、铅)
γ 射线	更高能电磁波	无	原子衰变	辐射源、加速器、X 光机	高密度物质(更厚的墙、铅)
中子	中子	无	核反应堆	辐射源、反应堆	含氢量高的物质(石蜡、水)

临床实验室电离辐射防护措施:①尽可能缩短操作人员辐射暴露时间,尽可能缩短实验室内放射性废物的处理周期。②要尽量增大操作人员与辐射源的距离,减少吸收剂量。③屏蔽辐射源,减少人员辐射强度。④用非放射技术方法替代含放射性核素的实验方法,若无替代方法,则应使用穿透力或能量最低的放射性核素。

四、噪声危害与安全防护

临床实验室各种仪器、设备运转及室外许多原因可产生噪声。长期过度暴露于噪声环境会对

人员的身心造成伤害,如听力损害、神经系统损害(焦虑、烦躁、情绪低落、失眠等),引起心血管系统疾病、导致消化功能紊乱等。实验室噪声控制和防护包括实验室合理规划和采取控制技术,后者包括控制声源、中断传播途径(如在嘈杂仪器周围及区域采用隔声罩或屏蔽等)及个人保护(戴耳塞、耳罩或耳棉)。同时要定期对临床实验室运行环境进行噪声检测和评估以确定噪声危害程度,一般建议噪声应低于 75 dB。

五、紫外线和激光危害与安全防护

介于电离辐射和可见光之间的电磁波为紫外线,其波长为 100~400 nm。科学发现,当物质在受到与其分子固有振荡频率相同的能量激发时,会产生不发散的强光,这种强光就是激光。紫外线和激光在临床应用已非常广泛,过强的紫外线和激光辐射会损害人体皮肤、眼睛和免疫神经系统。在有紫外线和激光光源的临床实验室应做好安全防护措施:①人员培训(安全操作,做好个人防护)。②加强实验室管理(设备要专人管理,专业人员操作)。在有强紫外线、激光光源区域张贴警示标识。③缩短暴露时间,增大接触距离。

六、放射性核素危害与安全防护

放射性核素会造成基因突变,损害人体组织细胞,诱发各种癌症(参见本节的电离辐射危害)。

临床实验室放射性核素工作的安全措施:①制定放射性核素管理制度、标准操作程序,并对相关操作或接触放射性核素的工作人员进行培训;②做好放射性核素登记、使用、处理记录;③定期检查放射性核素使用情况;④按规定储存、放置和废弃放射性核素。

(徐邦牢　周芙玲)

第三节　化学危害与安全管理

临床实验室常见的化学危害主要来源于危险化学品。危险化学品是一类具有易燃、易爆、腐蚀性及毒害等特性的化学物品,在一定条件下能引起燃烧、爆炸,并导致人体中毒、灼烧和死亡等事故。

一、临床实验室常见化学危害的种类

(一)常用危险化学品

危险化学品种类繁多,世界各国对危险化学品的分类基本相同,我国是根据危险化学品特性中的主要危险和生产、运输、使用时便于管理的原则进行分类的,依据 GB 13690—2009《化学品分类和危险性公示　通则》,按照伤害性质,分为物理、健康或环境危险共 3 大类 27 个小项,其中危险化学品物理危害的特性主要有易燃、易爆、助燃及腐蚀性等;健康危害主要有腐蚀及中毒等特性。临床实验室常用的危险化学品见表 3-6。

表 3-6　临床实验室常见的危险化学品

易燃性化学品	易爆性化学品	腐蚀性化学品	有毒性化学品
二甲胺、邻联甲苯胺	叠氮化物	硫酸	氰化钠、氰化钾
苯、苯胺、苯甲醚	乙醚	盐酸	三氧化二砷
丙酮、草酸	高氯酸	乙酸	氯化汞、氯化银、硝酸汞
甲醇、乙醚	苦味酸、苦味酸盐	三氯乙钠、苯酚钠	重铬酸钾、铬酸、甲酸
羟基丙烷醇、乙醇	硝基苯	磷酸	三氯甲烷
四氢呋喃		氢氧化钠、氢氧化钾	甲苯、苯胺、二甲苯

(二)危险化学品危险特性

1. 易燃易爆性 某些爆炸品、压缩气体和液化气体中的可燃性气体、易燃液体、易燃固体、自燃物品、遇湿易燃物品、有机过氧化物等化学品,在条件具备时均可发生燃烧,也可能因其化学活性或易燃性引发爆炸。

2. 腐蚀性 强酸、强碱等化学物质能够对人体组织造成损坏,接触人的皮肤、眼睛或肺部、食管时,可造成表皮组织的灼伤,引起坏死;内部器官被灼伤后可引起炎症,甚至会造成死亡。

3. 毒害性 许多危险化学品可通过各种途径进入人或动物体内,当在体内积聚到一定浓度时,便会扰乱或破坏机体的正常生理功能,引起病理改变,甚至危及生命。

(三)危险化学品的暴露途径

临床实验室危险化学品常见的暴露途径主要包括吸入、接触、摄入、针刺或通过破损的皮肤进入。危险化学品侵入人体的路径主要有呼吸道、皮肤和消化道。

1. 呼吸道侵入 凡是以气体、蒸气、雾、烟、粉尘形式存在的毒性危险化学品,均可经呼吸道侵入体内。呼吸道吸收程度与其在空气中的浓度密切相关,浓度越高,吸收越快。

2. 皮肤侵入 危险化学品通过皮肤进入人体主要有两条途径:一条是通过表皮屏障及毛囊进入;另一条是通过毛囊透过皮脂腺细胞和毛囊壁直接进入真皮乳头毛细血管而被血液吸收。

3. 消化道侵入 主要是指由于口服或吞咽危险化学品,经消化道吸收进入人体内造成毒害或灼伤;或因手接触了有毒物质后未彻底洗净,随喝水或吃东西经消化道进入人体内。吸入或摄入危险化学品可引起机体疼痛、不适、过敏反应、呼吸道疾病或肿瘤、致畸;接触、针刺及外伤会导致皮肤灼伤、眼结膜炎或神经系统中毒等全身性损害,甚至危及生命。

二、危险化学品的储存、使用与报废处理的基本原则

(一)危险化学品储存原则

1. 建立规范的管理制度 储存危险化学品的单位应当建立、健全严密的安全责任制度,明确职责,包括危险化学品出入库核查、登记制度;试剂存放要有详细的出入库记录,使用者也必须做好领用、使用的登记记录。试剂的入库、出库、使用及留存必须一致。

2. 分类存放,统一管理 危险化学品应根据其特性进行分类存放,如果两种或两种以上危险化学品能够起化学反应产生危害,或者性质相抵触,不得在一起存放。

危险化学品应当储存在专用储存柜内,并设置明显的标识,由专人负责管理,实行双人、双签、双人收发、双锁保管。危险化学品的储存方式、方法以及储存数量应当符合国家标准或国家有关规定。储存危险化学品的场所应确保阴凉通风,避免高温和受阳光直接照射,并远离火源、热源和火花,应定期对储存危险化学品的专用设施安全性进行检验、检测。

(二)危险化学品使用原则

1. 强化人员培训 与实验室的工作人员签订实验室安全责任书,明确责任。新职工、外来人员及学生进入实验室前必须经过基本的危险化学品知识的培训,熟悉所要接触的危险化学品的名称、性质和使用方法。

2. 建立应急处理预案 操作危险化学品时要对可能出现的中毒、着火、爆炸等意外事故建立应急预案,确保事故发生后能采取正确有效的方法应对。

3. 危险化学品使用的安全防护措施

(1)替代:通常的做法是选用无毒或低毒的化学品替代有毒有害的化学品,选用可燃化学品替代易燃化学品。

(2)隔离:隔离就是通过封闭、设置屏障等措施,如在通风柜中进行试剂的配制等,以避免操作人员直接暴露于危险化学品的环境中。

(3)通风:通风是控制操作环境中有害气体最有效的措施。借助于有效的通风,使空气中有害

NOTE

气体的浓度低于安全浓度,保证操作人员的身体健康,防止火灾、爆炸事故的发生。

(4)个人防护:当操作环境中危险化学品的浓度超标时,操作人员就必须使用合适的个人防护用具。个人防护用具既不能降低作业场所中危险化学品的浓度,也不能消除环境中的危险化学品,而只是一道阻止危险化学品进入人体的屏障。

(三)危险化学品的报废处理原则

临床实验室产生的废弃化学试剂及有毒有害废液不可倒入下水道或掩埋,以免对环境产生危害。回收废弃的固体危险化学品一般保存在原试剂瓶内,液体危险化学品应保存在废液回收桶中,集中妥善保管,交由专业处理部门进行销毁处理。

(徐菲莉　周芙玲)

第四节　临床实验室常见危害警示标识与应急事故处理

一、临床实验室常见危害警示标识

临床实验室常存在生物危害、化学危害、火的危害、电离辐射危害等潜在危害,对于各种危害应以加贴警示标识的形式进行危险性识别,避免实验室人员受到污染和伤害。临床实验室常见危害均设有专门的警示标识,要求在实验室、消防疏散通道和紧急出口张贴警告。实验室工作人员和相关人员应熟悉各种警示标识并严格遵守,以预防各种危害的发生。

(一)生物安全标识

1.实验室入口　在处理危险度Ⅱ级或更高级别的病原微生物时,在实验室入口处应张贴不同等级生物安全实验室相应的标注的生物危害警示标识。如生物安全等级、责任人姓名、电话等信息必须注明清楚。国际通用的生物危害警示标识颜色为鲜艳橙黄色,见图3-3。

2.医疗废物　医疗废物产生、转移、储存和处置过程中可能造成危害的物品表面,如医疗废物处置中心、医疗废物暂存间和医疗废物处置设施附近,以及医疗废物容器表面等应设置医疗废物标识,见图3-4。

(二)感染性物品标识

1.生物危害　通常设置在易发生感染的场所,如BSL-2及以上实验室入口、菌(毒)种及样本保存场所的入口和感染性物质的运输容器等表面,见图3-5。

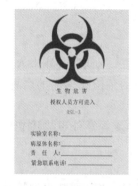
图 3-3　生物危害警示标识

图 3-4　医疗废物标识

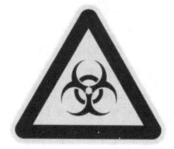
图 3-5　生物危害标识

2.危险废物　通常设置在危险废物储存、处置场所,如盛装感染性物质的容器表面,有害生物制品的生产、储运和使用地点,见图3-6。

(三)危险化学品警示标识

1.爆炸品 通常设置在易发生爆炸危险的场所,如实验室易燃易爆化学品储存处、易燃易爆化学品使用处。爆炸品(如叠氮钠等)在外界因素作用(如受热、受压、撞击等)下能发生剧烈的化学反应,瞬时产生大量的气体和热量,使周围压力急剧上升,发生爆炸,应设置当心爆炸标识,见图3-7。

2.压缩气体或液化气体 在一定温度下加压液化后充装在钢瓶里的气体叫压缩气体。其可按易燃气体、不燃气体、有毒气体等设置标识,如 NH_3、CO、O_2、N_2 等,见图3-8至图3-10。

图3-6 危险废物标识

图3-7 当心爆炸标识

图3-8 易燃气体标识

3.易燃液体 在常温下容易燃烧的液态物质,以及闪点在 45 ℃以下的液态物质属于易燃液体,如苯、乙醚、甲醇(木醇或木精)、乙醇、丙酮、环辛烷等,应设置标识,见图3-11。

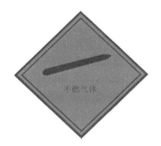

图3-9 不燃气体标识

图3-10 有毒气体标识

图3-11 易燃液体标识

4.氧化剂 如氯酸铵、高锰酸钾、高铁酸钠等,应设置标识,见图3-12。

5.腐蚀品 腐蚀品包括酸性腐蚀品,如盐酸、硝酸、硫酸等;碱性腐蚀品,如氢氧化钠、氢氧化钾、氢氧化锂等,应设置标识,见图3-13。在有腐蚀品的作业地点,如试剂室、配液室和洗涤室等设置警示标识,见图3-14。

图3-12 氧化剂标识

图3-13 腐蚀品标识

图3-14 当心腐蚀标识

6.可燃物 在易发生火灾的危险场所,如实验室储存和使用可燃性物质的通风橱和化学试剂柜等,设置当心火灾标识,见图3-15。

(四)电离辐射标识

实验室区域存在电离辐射危险时,应在门上贴当心电离辐射标识,见图3-16。

NOTE

（五）紫外线标识

在紫外线可能会造成人体伤害的各种作业场所，如生物安全柜、超净工作台和实验室核心区等设置当心紫外线标识，见图 3-17。

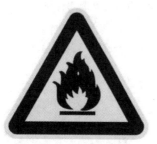

图 3-15　当心火灾标识

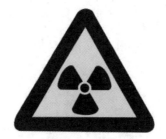

图 3-16　当心电离辐射标识

图 3-17　当心紫外线标识

（六）当心锐器标识

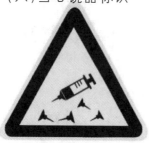

图 3-18　当心锐器标识

在易造成皮肤刺伤、切割伤的物品表面或作业场所，如鸡胚接种、菌（毒）种冻干保存过程中设置当心锐器标识，见图 3-18。

二、临床实验室应急事故处理

临床实验室突发事件应急处理的原则为先救治、后处理，先制止、后教育，先处理、后报告。根据相应实验室的特殊性进行处理，这样才能切实有效地防范突发事件的发生，降低和控制其所造成的危害。

下面简要介绍临床实验室容易发生的应急事故及相应的处理方法。

（一）刺伤、切割伤或擦伤

受伤人员应当脱下防护服，清洗双手和受伤部位。使用适当的皮肤消毒剂，必要时进行医学处理。要记录受伤原因和相关的微生物，并应保留完整适当的医疗记录。

（二）潜在感染性物质的食入

应脱下受害人的防护服，并进行医学处理。要报告食入材料的鉴定和事故发生的细节，并保留完整适当的医疗记录。

（三）潜在危害性气溶胶的释放（在生物安全柜以外）

1.原因　许多实验室感染与实验操作环节中产生的有害微生物气溶胶有密切关系（表 3-7），工作人员很容易因吸入感染性的微生物气溶胶而导致感染。

表 3-7　可产生各种严重程度微生物气溶胶的实验室操作

轻度（10 个颗粒）	中度（11～100 个颗粒）	重度（＞100 个颗粒）
玻片凝集试验	动物腹腔接种，局部不涂消毒剂	离心时离心管破裂
倾倒毒液	实验动物尸体解剖	打碎干燥菌种安瓿
火焰上灼烧接种环	用乳钵研磨动物组织	打开干燥菌种安瓿
颅内接种	离心沉淀前后注入、倾倒、混悬毒液	搅拌后立即打开搅拌器盖
接种鸡胚或抽取培养液	毒液滴落在不同表面	小白鼠鼻内接种
	用注射器从安瓿中抽取毒液	注射器针尖脱落喷出毒液
	接种环于平皿、试管或三角烧瓶等接种	刷衣服、拍打衣服
	打开培养容器的螺旋瓶盖	
	摔碎带有培养物的平皿	

NOTE

2. 处理措施

(1)所有人员必须立即撤离相关区域,任何暴露人员都应接受医学咨询。

(2)应当立即通知实验室负责人和生物安全员。

(3)为了使气溶胶排出和使较大的粒子沉降,在一定时间内(例如1 h内)严禁人员入内。如果实验室没有中央通风系统,则应推迟人员进实验室的时间(例如24 h)。

(4)应张贴"禁止进入"的标识,过了相应时间后,在生物安全员的指导下清除污染。

(5)应穿戴适当的防护服和呼吸保护装备。

(四)容器破碎及感染性物质的溢出

(1)应当立即用布或纸巾覆盖受感染性物质污染或受感染性物质溢洒的破碎物品。在上面倒上消毒剂,并使其作用适当时间。

(2)清理布、纸巾以及破碎物品;玻璃碎片应用镊子清理。

(3)用消毒剂擦拭污染区域。如果用簸箕清理破碎物,应当对其进行高压蒸汽灭菌或放在有效的消毒液内浸泡。用于清理的布、纸巾和抹布等应当放在盛放污染性废物的容器内。

(4)所有这些操作过程中都应戴手套。如果实验表格或其他打印或手写材料被污染,应将这信息复制,并将原件置于盛放污染性废物的容器内。

(五)未装可封闭离心桶的离心机内盛有潜在感染性物质的离心管发生破裂

(1)如果机器正在运行时发生破裂或怀疑发生破裂应关闭机器电源,让机器密闭30 min使气溶胶沉积。

(2)如果机器停止后发现破裂,应立即将盖子盖上,并密闭30 min。

(3)发生上述两种情况时都应通知生物安全员。随后的所有操作都应戴结实的手套(如厚橡胶手套),必要时可在其外面戴适当的一次性手套。

(4)清理玻璃碎片时应当使用镊子,或用镊子夹着棉花来进行。所有破碎的离心管、玻璃碎片、离心桶、十字轴和转子都应放在无腐蚀性的、已知对相关微生物具有杀灭活性的消毒剂内。未破损的带盖离心管应放在另一个有消毒剂的容器中,然后回收。

(5)离心机内腔应用适当浓度的同种消毒剂擦拭,并再次擦拭,然后用水冲洗并干燥。

(6)清理时所使用的全部材料都应按感染性废物处理。

(六)在可封闭的离心桶(安全杯)内离心管发生破裂

所有密封离心桶都应在生物安全柜内装卸。如果怀疑在安全杯内发生破损,应该松开安全杯盖子并将离心桶高压蒸汽灭菌。安全杯也可以采用化学消毒的方法处理。

(七)火灾和自然灾害

应事先告知消防人员和其他服务人员房间有潜在的感染性物质。要请其参观实验室,让其熟悉实验室的布局和设备。发生火灾或自然灾害时,应就实验室建筑内和(或)附近建筑物的潜在危险向当地或国家紧急救助人员提出警告。只有在受过训练的实验室工作人员的陪同下,相关人员才能进入这些区域。感染性物质应收集在防漏的盒子内或结实的一次性袋子中,由生物安全人员依据当地的规定决定继续利用或是最终丢弃。

(八)紧急救助、联系对象

应在实验室内显著位置张贴以下对象的电话号码和地址及相关信息:①实验室名称;②实验室相关负责人;③生物安全员;④医院/急救机构/医务人员(如果可能,科室和(或)医务人员的名称);⑤消防队;⑥水、气和电的维修部门;⑦工程技术人员。

(九)急救装备

实验室应配备以下急救装备以备应急使用:①急救箱,内有常用和特殊的解毒剂。②灭火器和灭火毯。③装有可有效防护化学物质和颗粒的滤毒罐的全面罩式防毒面具(full-face respirator)。

NOTE

④全套防护服(连体防护服、手套和头套用于涉及危险度Ⅲ级和Ⅳ级病原微生物的事故)。⑤房间消毒设备,如喷雾器和甲醛熏蒸器等。⑥工具,如锤子、斧子、扳手、螺丝刀、梯子和绳子。⑦担架。⑧划分危险区域界限的器材和警示标识。

(张式鸿　蒋红梅)

第五节　临床实验室风险评估

临床实验室不仅应满足质量和能力的要求,还应保证临床实验室工作的安全。严格执行国家、地区临床实验室管理的法规和要求,确保临床实验室环境、人员、设备、生物、危险化学品、电气、消防等安全,并与实验室所开展的工作相适宜。在检验全过程(检验前、检验中、检验后)的各个环节均可能存在风险,可以说风险无处不在,临床实验室进行风险管理,可以提高实验室质量与安全管理水平,降低高风险事件的发生率,确保实验室的安全。国际标准化组织(ISO)、美国临床和实验室标准化委员会(CLSI)、国际医疗卫生机构认证联合委员会(JCI)先后颁布文件,建议将风险管理应用于临床检验医学。ISO 15189:2012明确要求,当检验结果影响患者安全时,实验室应评估工作过程和可能存在的问题对检验结果的影响,应修改过程以降低或消除识别出的风险。

一、风险管理基础

1. 风险管理的标准和文件　从1901年美国学者威特雷提出风险概念至今,有关风险管理的标准和文件主要如下:①ISO GUIDE 73:2009《风险管理—术语》。②ISO 31000:2009《风险管理—原则与指南》。③ISO/IEC 31010:2009《风险管理—风险评估技术》。④ISO 14971:2007《医疗器械—风险管理对医疗器械的应用》。⑤ISO/TS 22367:2008《医学实验室—通过风险管理和持续改进减少失误》。⑥CLSI EP18-A2:2009《风险管理技术来识别和控制实验室误差来源》。⑦CLSI EP23:2011《基于风险管理的实验室质量控制》。⑧CLSI C24-A4:2016《定量检测程序的统计质量控制:原则和定义》。

2. 风险与风险管理的定义　风险(risk)是指危险,即遭受损失、伤害、不利或毁灭的可能性。ISO 31000:2009定义为不确定性对目标的影响。ISO 14971:2007定义为损害发生率和损害严重程度的组合。GB/T 23694—2009定义为某一事件发生的概率和其后果的组合。风险管理(risk management)定义为系统地应用管理政策、程序和方法,分析、评价、控制和监控风险的过程(ISO 14971:2007)。ISO GUIDE 73:2009定义为针对风险所采取的指挥和控制组织的协调活动。

二、风险管理过程

(一)风险管理过程的有关概念

1. 危害识别(hazard identification)　危险源的辨识过程。

2. 风险估计(risk estimation)　对损害发生的概率和损害的严重性进行赋值的过程。

3. 风险评价(risk evaluation)　将估计的风险同给定的风险准则进行比较以判定风险可接受性的过程。

4. 风险分析(risk analysis)　系统运用可用资料,判定危害并估计风险。

5. 风险控制(risk control)　做出决策并实施措施,以便将风险降低到或维持在规定水平的过程。

6. 风险监测(risk monitoring)　对已识别出的风险进行监测的过程。

7. 风险评定(risk assessment)　包括风险分析和风险评价的全过程。

8. 剩余风险(residual risk)　采取风险控制措施后仍然存在的风险。

NOTE

（二）风险管理的基本过程

风险管理通常按如下流程（图 3-19）进行管理，将可避免的风险、成本及损失最小化。

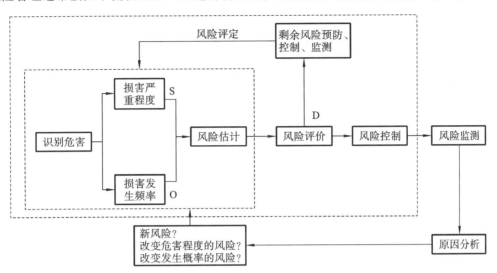

图 3-19　风险管理流程图

三、风险分析的方法

风险分析通常用下述两种方法。

（一）风险指数法

依据损害发生频率等级（O）、损害严重程度等级（S）、损害探测度等级（D）计算风险指数（risk priority number，RPN），RPN＝ $S \times O \times D$。当 $S > 8.0$ 时应特别注意或做应对处置，RPN > 100 时必须做应对处置。损害发生频率等级、损害严重程度等级、损害探测度等级的评分见表 3-8。

表 3-8　损害发生频率等级、损害严重程度等级、损害探测度等级对应表

损害发生频率等级（O）评价表		损害严重程度等级（S）评价表		损害探测度等级（D）评价表	
发生频率（‰）	等级	严重程度	等级	探测度	等级
＞5.0	10	无警告的严重损害	10	绝对肯定	10
＞3.0～5.0	9	有警告的严重损害	9	很极少	9
＞1.5～3.0	8	很高	8	极少	8
＞1.2～1.5	7	高	7	很少	7
＞1.0～1.2	6	中等	6	少	6
＞0.7～1.0	5	低	5	中等	5
＞0.5～0.7	4	很低	4	中上	4
＞0.3～0.5	3	轻微	3	多	3
＞0.1～0.3	2	很轻微	2	很多	2
≤0.1	1	无	1	几乎肯定	1

（二）5×5 半定量风险评价矩阵法

临床实验室可以从检验全过程的关键环节入手，评价某一环节某一事件发生的概率和危害程度，并与实验室制定的风险准则进行比较以判定该事件发生的风险是否为可接受的方法。依据某一事件在一定时期内发生的频率和危害程度，将数据录入 5×5 半定量风险评价矩阵图（图 3-20），落在深色区域内的事件即为不可接受的风险事件。

	定性的严重程度				
半定量概率水平	可忽略的	轻微的	严重的	危急的	灾难性的
频繁，$\geq 10^{-3}$					
可能，$<10^{-3}$且$\geq 10^{-4}$	R1	R2			
偶尔，$<10^{-4}$且$\geq 10^{-5}$		R4		R5	R6
极少，$<10^{-5}$且$\geq 10^{-6}$					
不可能，$<10^{-6}$			R3		

不可接受风险　可接受风险

图 3-20　5×5 半定量风险评价矩阵法图例

四、临床实验室风险评估实例

临床实验室风险评估不仅仅局限于生物安全风险,可能存在于检验全过程的任意环节,临床实验室只有严格执行风险评估程序,坚持不懈,才能保证实验室工作人员、环境、设备、患者的安全。

（一）临床实验室常见的危险源

1.检验前过程　患者识别的准确性、样本信息的充足性和准确性、样本容器的适当性、样本储存条件、正确的样本标签、检验申请的准确性和适合性;患者样本采集的准备、医嘱录入的准确性、检验医嘱的正确性、样本运输时间、样本完整性、样本数量、样本运输和样本采集的及时性、样本预处理、开盖等过程。

2.检验中过程　质控操作及失控分析的能力、检验中潜在不符合项的识别能力、质量管理的执行力;岗位轮转风险、自动读码错误样本处理的风险、检查异常结果"规则"的实施;仪器定期的校准及定期性能评估、仪器间的比对、仪器突发故障的风险;检验样本保存期限;危险化学品的使用;水、电的使用;职业暴露;微生物操作等过程。

3.检验后过程　包括报告时间、检验结果的数据传输、结果的审核、结果的发布、结果的解释、临床沟通、危急值报告、更正报告、结果报告的准确性、样本的归档保存等环节。尤其当错误的检验报告发布后,如果临床医生已用于临床决策,而检验结果可能影响患者安全时,临床实验室应评估工作过程和可能存在的问题对检验结果的影响,应修改过程以降低或消除识别出的风险,并将做出的决定和所采取的措施文件化。

4.其他　LIS 系统数据传输、保存、备份等过程;委托检验结果的转录过程;其他可能影响检验结果的因素、人员安全等。

5.临床常见高风险事件　①急诊样本室内周转时间。②高风险样本(急诊、明确报告时限、异常结果)。③样本辨识错误,"张冠李戴",位置错误。④危急值报告。⑤高风险员工(新员工、轮岗、超过 6 个月再上岗员工)。⑥高风险时间段(夜班、周末、节假日、忙碌时段)。⑦高风险检验项目(K^+、Na^+、HIV、心梗标志物、血糖)。⑧高风险临床科室(EICU、SICU)。⑨高风险设备及材料(血气、POCT、24 h 开机仪器、高压蒸汽灭菌器、大功率烤箱、危险化学品、标准菌株、临床菌株)。⑩高风险操作(接种、转种微生物操作、血液采集、开盖)。

总之,临床实验室的潜在风险主要存在于检验全过程所涉及的人、检测系统、样本、试剂、方法、环境等因素中,如图 3-21 所示。

（二）临床实验室风险评估要求

（1）认可实验室要求建立风险评估程序,至少每年完成 1 次风险评估,撰写风险评估报告,对高风险事件进行持续改进,降低风险发生概率和危害程度。

（2）各专业组应制定本专业风险评估的标准操作程序,至少每年完成 1 次风险评估,撰写风险评估报告,对高风险事件进行持续改进,降低风险发生概率和危害程度。分子诊断学、临床化学、临床免疫学、临床血液学专门要求对设施和环境条件进行风险评估。

NOTE

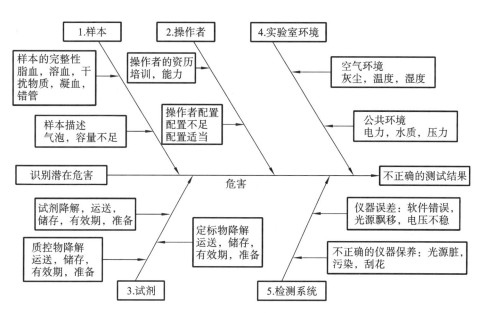

图 3-21　实验室常见潜在危害

（三）风险控制及风险控制措施实施后的监测

如风险评估结果为不可接受，则应对相应的风险进行原因分析，查找主要原因，采取控制措施，使剩余风险降低至临床可接受水平。审核可接受的损害，验证其确实已降低至当前条件可行水平。针对高风险事件，临床实验室通常采用制订质量控制计划（quality control plan，QCP）的方法对风险进行控制，并对控制计划实施后的效果进行评估，以保证已发现的风险得到有效的控制。

（四）临床实验室风险评估示例

临床实验室因工作量大、人员相对少、涉及专业多、各专业的专业特点明显、LIS 系统管理功能不完善等，进行风险管理有一定困难，尤其是发生概率的统计存在较多问题，因此每个实验室风险评估的程序有较大差异。通常来讲临床实验室可以从病原体、规程、人员、防护设施、设备、工作场地 6 个维度入手，制定风险准则，应用 5×5 半定量风险评价矩阵法来进行风险评估。以人员评估维度进行举例说明。

1. 人员　"正确的人员，正确地做事"是实验室检验质量和安全的重要保障，必须对人员进行教育与培训、考核、能力评估、授权的管理，结合工作专业还应考虑受孕、免疫状态和身体状态等。

2. 目的　防止非授权人员进行有关操作。

3. 风险准则　危害程度等级包括灾难性的、危急的、严重的、轻微的、可忽略的。①灾难性的是指未经授权的人员违规进行有关操作。②危急的是指休假超过 6 个月，再上岗后，未进行再培训、考核、能力评估的工作人员，进行有关操作。③严重的是指工作人员资质、专业经历符合岗位要求，培训与教育、考核、能力评估通过，已申请授权，但授权人未签字，授权未生效。④轻微的是指新进人员资质、专业经历符合岗位要求，培训与教育、考核、能力评估通过，已授权，但对工作熟悉程度不够；或者从事乙型肝炎病毒血清学试验的工作人员，无保护性抗体；或者孕妇在临床微生物学专业、临床免疫学专业工作。⑤可忽略的是指进修、实习人员在带教教师指导下，进行有关操作。发生频率如下：频繁，12 人次/年；可能，8 人次/年；偶尔，4 人次/年；极少，1 人次/年；不可能，未发生。

4. 风险事件记录　实验室通过内部审核、质量监督小组日常监督活动等，监督上述有关人员的事件，依据风险准则评估事件的危害程度，并记录发生次数。

5. 风险分析　把风险事件发生次数及危害程度录入 5×5 半定量风险评价矩阵表（表 3-8），处于深色区域的事件即为不可接受风险。

NOTE

表 3-8　某实验室人员风险分析表

频率	程度				
	可忽略的	轻微的	严重的	危急的	灾难性的
频繁(12 人次/年)					
可能(8 人次/年)					
偶尔(4 人次/年)					
极少(1 人次/年)					
不可能(未发生)					

6. 风险控制及监测　每次风险评估后应撰写临床实验室风险评估报告,对不可接受的风险进行原因分析,针对主要原因提出改进措施,实施整改,并评估整改后的剩余风险,加强风险监测。

(陈孝红　庄锡伟)

本章小结

　　临床实验室安全管理主要包括生物危害、物理危害、化学危害、常见危害警示标识、应急事故处理以及临床实验室风险评估等内容。根据传染性、感染后对个体或者群体的危害程度将病原微生物分为四类,第一类、第二类称为高致病性病原微生物。实验室生物安全防护水平分为四级,即BSL-1、BSL-2、BSL-3、BSL-4,其中 BSL-1、BSL-2 不得从事高致病性病原微生物的实验活动。规范操作是临床实验室生物安全管理的重中之重。临床实验室的物理危害包括电、火、电离辐射、噪声、紫外线和激光、放射性核素危害等。常见的化学危害主要来源于危险化学品,在一定条件下能引起燃烧、爆炸,并导致人体中毒、灼烧和死亡等事故,必须严格遵守有关储存、使用与报废处理的基本原则。临床实验室常存在潜在危害,对于各种危害加贴警示标识进行危险性识别,避免实验室人员受到污染和伤害。临床实验室应建立安全事故应急处理相关预案。当实验室突发事件时,其应急处理的原则为先救治、后处理,先制止、后教育,先处理、后报告。临床实验室应进行风险管理,可以提高实验室质量与安全管理水平,降低高风险事件发生的概率,确保实验室的安全。

第四章　临床实验室信息系统管理

学习目标

通过本章学习,你应能回答下列问题:

1. 何谓实验室信息系统? 简述其主要特征。
2. 实验室信息系统的软、硬件组成主要包括哪些?
3. 简述实验室信息系统的功能。
4. 条形码标签在临床实验室的应用模式主要有哪些?
5. 临床实验室对检验流程的信息化管理是如何实现的?
6. 实验室信息系统安全的防护措施有哪些? 其升级与维护的原则有哪些?
7. 如何预防和处理实验室信息系统的故障?

实验室信息系统是当前医院信息化管理系统的核心构成部分。近年来,信息技术在各个行业及领域均迅速发展,并实现了全面的信息化和现代化。该系统通过智能化的辅助工具对大量的检验信息加以提取,经医院内网组网以及实验室仪器设备对检验标本进行录入,并能够获取检验结果、检验报告审核、检验单据打印,实现结果信息的统计和分析,进而提高医疗单位工作的规范性和智能化程度,有助于医务人员工作效率和质量的提高,减少医务人员的额外工作量,整体提高医院的服务质量和综合竞争力。

第一节　实验室信息系统的结构与组成

一、医院信息管理系统与实验室信息系统的关系

(一)数据与信息的基本概念

数据(data)是信息的载体,是一类描述事物的原始记录或符号,它是关于事物客观事实的描述,是构成信息和知识的原始材料。数据可分为模拟数据和数字数据两大类,前者包括声音、视频、图像、文字和符号等,后者主要为具体的数值。在临床检验的工作中,数据通常是指检验结果的具体数值或相关的文字性描述。信息(information)是指经过收集、处理、汇总和分析后的数据集合。在不同的领域中,"信息"一词具有不同的含义。在临床检验工作中,信息是一类能够指导人们明确当前病情的具有价值的数据集合。这类信息应具有真实性、客观性和可存储性等特征。具体见表4-1。

表 4-1　临床实验室信息的主要特征

特征	描述
真实性	检验结果应真实明确,不准确的检验结果将导致漏诊和误诊
客观性	检验结果的描述应反映客观事实,不随检验技师的主观意志而改变。定量结果以检测的具体数值发布,定性以及描述性的结果应当按照标准进行评价,经审核后才能发布
可存储性	检验结果不仅能够以纸质报告的形式输出,也能够以虚拟的形式存储在计算机数据库中,以便于患者和临床医生根据需要查询结果

NOTE

特征	描述
可传输性	检验结果可以在实验室信息系统和数据库中进行传输,以利于数据的归档和统计分析
可共享性	检验结果能够在实验室信息系统和医院信息管理系统之间进行共享,临床医生和检验技师均能够从系统中调出检验的相关信息,以便于临床诊疗工作的开展
时效性	患者的检验结果通常在某一时间段内才具有临床指导意义。例如急诊患者的急查项目,将直接影响临床医生对紧急处理方案的选择
价值性	检验项目的选择应符合循证医学原理,检测项目应具有特定的临床价值

(二)医院信息管理系统

医院信息管理系统,简称医院信息系统(hospital information system,HIS),是一类借助计算机硬件技术、软件技术和网络通信技术等现代化手段而开发出来的医院管理工具。它能够对医院各个职能部门的日常工作、人员流动、物资运输和财务规划等进行综合管理。医院信息管理系统对诊疗工作中产生的数据进行采集、处理、储存、传输、汇总和统计,从而生成各种医疗和管理信息,进而为医院的整体运营提供标准化、自动化和规范化的管理支持。

(三)实验室信息系统

实验室信息系统(laboratory information system,LIS),也称临床实验室信息管理系统(LIMS),是一类根据临床实验室管理和应用需求设计的信息管理系统。该系统由电脑服务器、个人工作站、网络通信设备以及程序化的应用软件组成,借助现代通信技术、网络技术、计算机技术、数字化和智能化技术等手段,对临床实验室工作流程中产生的数据信息进行管理,进而从整体上提高临床实验室综合管理效能。

(四)医院信息管理系统和实验室信息系统的关系

医院信息管理系统是一个经过系统性整合的软硬件集合,它可以根据医院现有的职能部门划分为不同的模块,其主要包括临床信息系统、实验室信息系统、住院系统、门诊系统、药品管理系统、放射PACS系统、行政管理系统、后勤服务系统和辅助管理系统等。医院信息管理系统示意图见图4-1。因此,实验室信息系统是医院信息管理系统的重要组成部分,它在临床实验室的日常工作中扮演着重要角色。实验室信息系统负责支持和管理临床实验室的日常工作,对检验前、检验中和检验后等重要环节进行管理,提高检验信息在医院内的流通效率,为临床诊疗工作提供快速、准确、有效的检验结果,从而为广大患者提供更优质的医疗服务。

二、实验室信息系统的结构

实验室信息系统的结构主要包括计算机网络结构和数据库结构,在遵循标准化的通信协议下,计算机网络与数据库之间可以进行高效的信息交换和数据处理。

(一)医院信息管理系统的网络结构

计算机网络通常由计算机和通信系统组成,利用通信设备和网络线路将地理位置不同且功能独立的多个计算机系统互联起来,在相应管理软件的支持下,实现计算机网络中的硬件、软件和信息的资源共享。通过计算机之间的互联,使临床实验室的工作架构呈现一体化、协作化,提高工作效率,节省人力成本和资源。

计算机网络可以按照其通信范围进行分类,包括个人网、局域网、城域网和广域网等。医院信息管理系统主要采用局域网通信技术,规划人员在构建医院的局域网系统之前,有必要对医院的工作环境进行全面、合理的评估,这将对制订高质量的网络部署以及规划方案提供重要帮助。

与网络性能相关的主要技术因素包括网络拓扑结构、网络传输介质和介质访问控制方法。网络拓扑结构是指计算机、电缆和网络上其他组件的安排方式或物理布局,网络拓扑图能够显示该网

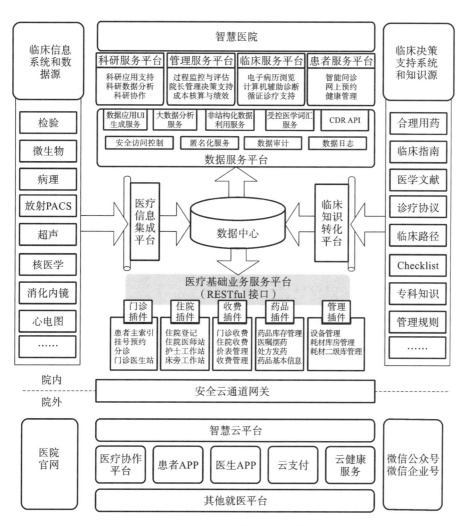

图 4-1 医院信息管理系统的组成

络的整体构架和网络之间的功能关系。它的结构主要有星形结构、环形结构、总线结构、分布式结构、树形结构、网状结构和蜂窝状结构等。当前,医院信息管理系统的网络拓扑结构主要采用总线结构(图 4-2)、环形结构(图 4-3)和星形结构(图 4-4)。

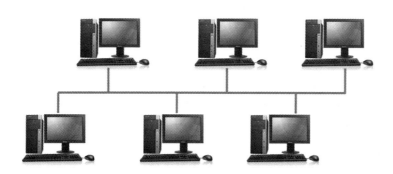

图 4-2 网络拓扑结构——总线结构

　　数据库系统(database system)是由数据库及其管理软件组成,能够为大型工作机构的数据处理提供必要的管理支持,是一个具有接收、存储、维护等数据管理功能的软件系统,是介质存储、数据分析和综合管理的集合体。具有代表性的数据库系统有 Microsoft SQL Server、Oracle、Access 和 Postures 等。

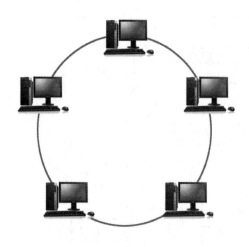

图 4-3　网络拓扑结构——环形结构

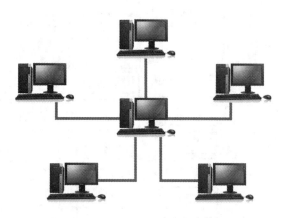

图 4-4　网络拓扑结构——星形结构

（二）实验室信息系统的网络结构

实验室信息系统的网络结构与医院信息管理系统类似,也是建立在局域网的基础之上,通过主服务器与医院信息进行联网,完成检验及临床医疗信息的传输。由于前者是后者的一个重要组成部分,除网络拓扑结构(总线结构、环形结构和星形结构)具有相似性外,其差异点主要为实验室信息系统在终端应用层级建立了个人工作站与检验仪器的双向通信功能,即工作站能够向仪器发出检验指令,仪器能够提供检验过程的数据参数及结果回传等。当前,双向通信是自动化检验流程不可或缺的重要功能之一。

三、实验室信息系统的组成

实验室信息系统由计算机、通信设备和网络相关的软件、硬件以及通信协议组成。

（一）实验室信息系统的硬件组成

实验室信息系统的硬件主要包括网络服务器、网络适配器、交换机、工作站、中继器、网桥、网关、网络传输介质和条形码设备等。

1. 网络服务器（network server）　网络服务器通常是指那些配置较高、性能较强,能够同时为多个用户提供网络服务的计算机。网络服务器是网络的核心部件,具有举足轻重的作用。它具有数据管理、程序运行和协调各个客户端的信息申请等功能,通过添加各种外置设备,可提供打印、传真等功能。对于临床实验室而言,选择合适配置的计算机作为网络服务器至关重要。当目标实验室为大型综合性医院的下属业务部门时,应当选择高配置、高性能的专业计算机作为网络服务器,这类计算机在安全性、稳定性等方面具有明显优势,以此可以提升信息的访问速度,节省时间并提高工作效率。若实验室规模较小,则可以选择常规的品牌电脑作为网络服务器。应对网络服务器的使用年限和设备折旧进行合理的评估,随着时间的推移,由于系统数据量大、仪器设备老化等情况,服务器的工作效率将大大降低,在合适的时间对服务器进行维护或更换是非常必要的。

2. 网络适配器（network adapter）　又称网卡或网络接口卡（network interface card）,是一块用于支持计算机进行网络通信的计算机硬件。目前的计算机主板均集成了网卡组件,保证了个人工作站的网络连接功能。

3. 交换机（switch）　一种用于电(光)信号转发的网络设备。它可以为接入交换机的任意两个网络节点提供独享的电信号通路,提高数据传输效率,降低网络拥堵率。

4. 工作站（workstation）　工作站是指面向使用者的个人电脑,这些电脑通过网络适配器和传输介质与服务器相连,用于完成日常的检验工作,如标本录入、检验指令发布、结果审核、查询统计等,是实验室信息系统中具体的工作单元。

NOTE

5. 中继器(repeater) 一种能够将网络信号进行再生和还原的网络设备。它可以用于网络线路之间的连接,通过将网络传输中的数据信号进行重新发送或者转发给其他端口,从而扩大网络传输的距离。

6. 网桥(bridge)和网关(gateway) 网桥是一种类似于中继器的存储转发设备,用于将两个相似的网络连接起来,一方面可以扩大网络传输范围,另一方面具有隔离信息的功能,通过将网络划分为不同的网段,将安全网段与非安全网段进行区别,防止其他网段内用户的非法访问,从而提高了网络的安全性和可靠性。网关又称网间连接器、协议转换器,是一种网络互联设备,能够实现在传输层上的网络互连,主要适用于高层协议不同时的网络情况。网关既可以用于局域网互联,也可以用于广域网互连。网关能够将不同的通信协议、语言类型或数据格式进行转换,通过对收到的信息进行重新打包,以适应信息系统的需求。

7. 网络传输介质 在网络中传输信息的载体,常用的传输介质分为有线传输介质和无线传输介质两大类。有线传输介质主要有双绞线、同轴电缆和光纤等,它用于建立两个通信设备之间的物理连接,从而实现信号在通信设备之间的传输。无线传输介质主要有红外线、激光和无线网等,各个通信设备之间不需要进行直接的物理连接而能够实现通信要求。目前,为了防止信息干扰,确保信息流通顺畅,实验室信息系统的传输介质主要以有线的方式进行连接,同时在实验室环境监控等方面,也逐步引进了各类无线网络通信设备,如温湿度监控、紫外灯消毒等自动化管理,这些新技术的应用将实验室工作人员从繁杂低效的工作中解放出来,从而使他们能集中时间和精力完成更加重要的检验工作。

8. 条形码(bar code)设备 主要包括两种设备,一种是用于阅读和识别条形码的扫码枪或者扫码球,另一种是用于生成条形码的条形码打印机。条形码是将宽度不等的多个黑条和白条,按照一定的编码规则进行排列,用以表达信息的图形标识符。检验流程中对标本的追踪和定义将转化为具有唯一性的条形码,将条形码技术成功应用到临床工作中后,患者信息和检测结果将对应特定的条形码,结合条形码的唯一性、准确读取性等优势,可以大大简化临床实验室的工作流程,减少对患者信息的重复录入工作,从而为临床检验工作带来极大的便利。

(二)实验室信息系统的软件组成

计算机网络操作系统、网络应用软件、网络数据库软件和网络通信软件是实验室信息系统重要的软件组成部分。

1. 网络操作系统(network operating system,NOS) NOS是一套应用于网络服务器的软件系统,它能够对计算机的软件和硬件资源进行管理和协调,对网络客户端用户的请求做出应答,对网络资源的分配、共享、数据保护以及错误控制机制进行管理。常见的网络操作系统有 Microsoft Windows Server 2003,Microsoft Windows Server 2008,UNIX,Linux,Mac OS X,Novell NetWare 等。

2. 网络应用软件 网络应用软件是针对不同应用领域的具体问题而开发研制的程序。在实验室信息系统中,网络应用软件必须要满足临床实验室的基本业务需求,同时能够优化实验室的信息处理流程,从而更好地为临床实验室服务。

3. 网络数据库软件 一套用于数据管理的软件系统,具有信息存储、检索、修改、共享和保护等功能。根据软件开发前定义的标准化数据格式,数据库软件能够通过统一的方式对网络生成的数据信息进行存储和分类,从而使后续的数据查询、数据排序和数据重组等操作便于进行。目前主要的数据库软件有 Access、Sybase、SQL server、Oracle 等。

4. 网络通信软件 一种用于管理各个计算机之间信息传输的软件,主要包括实现传输层与网络层功能的网络驱动程序等。

(林勇平 胡志坚)

NOTE

第二节　实验室信息系统的功能

　　实验室信息系统的功能应当与实际的临床工作相匹配。在临床实验室的工作框架下,实验室信息系统应该针对不同实验室(如免疫室、生化室、微生物室和血液室等)的工作流程,给予相应的个性化配置。在引入实验室信息系统前,需要对当前实验室的工作情况进行全面评估,将某些具有优化可行性的重要工作环节进行流程再造,再造后的检验流程应比传统流程更加简洁高效。

　　由于不同医院的临床实验室配置差异较大,因此采用同一种实验室信息系统去匹配所有医院的临床实验室是不现实的。但在检验的具体工作中,依然有不少共性可言。建立和研发属于自己的实验室信息系统需要掌握共性、承认个性、优化流程、解放思想。检验工作的共性在于均具有检验前、检验中、检验后这三大重要节点,在制定实验室信息系统时,需要围绕上述节点展开流程化的信息管理。此外,随着实验室信息系统功能的日益强大,系统逐步添加了人员管理、试剂管理、设备管理等行政业务模块,与其临床检验功能模块有机整合,可为临床实验室的日常工作及管理提供全方位的应用和支持。

一、检验流程的信息化管理

(一)检验前过程的信息化管理

　　检验前过程(pre-examination processes)是指按时间顺序从临床医生提出申请至分析检验启动的过程,包括检验申请、患者准备和识别、原始样品采集、运送和室内传递等。检验前的流程管理直接影响到是否能够得到正确、合适的检验样品。因此,其对保证检验结果的准确性和及时性具有重要意义。

　　1. 检验医嘱申请　临床医生根据诊疗需要提出检验申请,护士执行医嘱并生成条形码贴管,同时向患者提供有关检验项目及标本留取的说明。医嘱申请管理的主要功能如下:①向患者提供检验项目的相关信息,例如检验项目的名称、参考范围、临床意义、影响因素和方法学评价等。②向患者提供检验申请的相关内容,包括患者的唯一性标识(门诊号、住院号、体检号),患者的基本信息(姓名、性别、出生日期、联系电话、家庭住址、民族、血型、国籍等),患者的临床信息(临床诊断、用药情况、治疗措施等),申请单的相关信息(申请项目的名称和申请日期,检验项目对应的标本类型,标本采集部位,是否急诊等),申请人的相关信息(医生工号、姓名,申请科室、电话,报告单发送的科室等)。③具备智能化医嘱索引功能,对特定科室的特定疾病,能够自动推荐合适的检验医嘱,便于医生快速有效地选择,医嘱数据每月或每季度进行分析汇总,不断完善智能化的医嘱支持功能。④开立医嘱自查功能,例如白带常规检验项目只限于女性,前列腺液常规检验项目只限于男性,性病检查不能以婴幼儿为筛查对象,信息系统能够对这类错误医嘱进行预判和拦截,防止开出不适合的医嘱申请。⑤标本留取的患者告知功能,对标本留取和送检的各类注意事项、样品采集方式、报告时间以及所需的标本类型等提供通俗易懂的图文信息。⑥能够取消和修改检验申请,能够打印检验申请单以及条形码标签。

　　2. 收费管理　系统开放权限给必要的工作人员如主管护士或检验技师,对申请的检验项目进行计费、结账等工作。收费管理的主要功能包括以下几点:①能够按照医院的管理要求,在检验申请、医嘱执行、标本接收和检验分析等阶段进行收费工作。②能够直接调用医院信息系统的收费模块完成检验收费。③体检或外来标本,根据医院实际情况进行相应处理。④支持检验附加费用的计算功能,如血细胞自动化分析,除检验费外,还需收取试管、采血器、静脉采血等费用。⑤支持检验项目的补费功能,如血培养,结果阳性时追加药敏试验的费用。⑥支持检验退费功能,对未执行的检验项目应完成退费操作。⑦支持检验套餐和收费项目之间的对应关系。

　　3. 标本采样管理　临床医生、护士或检验技师按照申请项目的采样标准,指导患者留取标本。

标本采样管理的主要功能包括以下几点：①具备检验申请确认和患者身份确认的功能。②能够提供标本采集和处理的相关信息，包括患者准备、采集部位、容器选择、标本类别和数量、特定采集时间等。③具备条形码等唯一性标识系统，在标本、报告单、接收单、回执单上应采用同一个唯一性标识。④能够记录标本的采集日期和时间、采集者的身份等，并且记录采样时的特殊情况，如晕厥、哭闹、抽血不畅等。⑤能够向患者提供检验回执单，其内容包含患者资料、医嘱号、条形码号、检验项目、取单日期和时间等信息。⑥能够标识出从标本采集到实验室接收之间的处理要求，如常规运输、冷冻运输、保温运输和立即送检等。

4. 标本运输管理 护士、配送人员或检验技师完成标本的运送和交接。标本运输管理的主要功能包括以下几点：①记录每次标本交接的日期和时间、标本数量和运送人员的身份标识等信息。②根据申请项目的要求，提示运输的时限和条件等信息。③能够对运送过程的环境，如温度、湿度、机械振动、时间、路径等进行实时监控。④能够打印物流标签和标本清单，物流标签的内容包括交接人、交接时间、标本类型和数量、目的地等。

（二）检验中过程的信息化管理

检验中过程（examination processes）是指标本运送到临床实验室后到获得检验结果和报告的过程，主要包括检验试剂、仪器和设备的稳定性，以及获得检验结果和报告等环节。

1. 室内质控管理 临床实验室管理者制订并监督质控计划，检验技师执行质控操作。室内质控管理的主要功能包括以下几点：①制订实验室的质控计划，设置质控样品、质控方法、失控的判断规则等信息和要求。②记录和获取质控品测量结果，分析判断仪器状态是否良好。③能够详细记录失控原因和纠正措施，禁止在仪器失控的状态下发布检验报告。④能够自动绘制控制图，如 Levy-Jennings 图、Z-分数图或 Youden 图；质控图能够直观反映当前检验系统的状态，并显示失控点和处理后的在控点。

2. 检验中管理 检验技师完成标本检验的过程。检验中管理的主要功能包括以下几点：①实验室信息系统能够接收仪器的分析结果、直方图、散点图、显微镜图像和异常结果等数据。②当分析仪器支持双向通信时，实验室信息系统能够上传项目的请求信息，包含患者姓名、性别、出生年月、标本类型、检验项目和稀释倍数等。③能够自动记录原始的通信数据，并对过程进行回溯，判断检验方法和数据的正确性。④能够自动记录检验仪器的编号、检验技师的工号等信息。⑤支持手工输入、修改和删除检验结果，并进行可接受性的评估和确认。⑥检验项目的结果可以进行注释。

（三）检验后过程的信息化管理

检验后过程（post-examination processes）是指获得检测结果后到结果审核发布及标本后处理保存的过程，主要包括检验报告的形成、审核、解释和临床应用。

1. 检验后管理 检验技师完成分析后的数据处理和结果审核的工作。检验后管理的主要功能包括以下几点：①检验技师修改检验结果时，系统能进行详细记录，记录的内容包括原始数据、修改人和修改时间等。当危急值出现时，可以通过报警、短信等方式通知临床医生，能够将检验结果按照指定的计算公式自动换算出所需的结果值。②能够根据患者的性别、年龄和生理周期自动选择合适的参考区间，其支持的年龄段应包括新生儿、婴幼儿、儿童、成人、中年人和老年人等。③对异常的结果进行特殊标记，如采用不同的颜色或字体进行区别。④支持多维的数据处理，能够将多台仪器的检验数据和多个标本的检验结果并入同一个检验报告单中，可以对申请的项目及其检验结果进行一致性检查，防止多做、少做或错做。

2. 结果的审核和发布管理 检验医师完成结果的审核工作，将报告发送给临床医生和患者。结果的审核和发布管理的主要功能包括以下几点：①获得授权的人员能够进行结果审核工作，评估检验结果与患者病情的符合性。②对警告水平的区间使用不同的颜色或字体进行标识，当出现危急值或特定传染病阳性结果时，自动提示并记录相关情况，记录内容包括日期、时间、检测者、患者和检验结果等。③能够对同一患者的历史数据进行回顾分析，对一些临床相关性的项目自动进行比较分析，提供当日患者检测数据的项目平均值、标准差、变异系数等数据信息。④可以采用智能

NOTE

化的专家系统进行自动审核工作,当审核通过后,可报告检验结果,当审核未通过时,记录相关原因和处理信息。⑤可以向患者提供检验报告单,内容包括实验室标识信息(实验室名称和报告单标识)、患者信息(姓名、性别、年龄、科室、住院号或门诊号)和申请人信息、检测标本信息(标本名称、采集部位、标本采集日期和时间)和项目信息(项目名称和检验结果,包括参考区间、测定方法以及计量单位)、审核信息(报告审核日期和时间,检验者和审核者姓名,结果的解释或声明)等。⑥能够打印电子报告单,各个类型的检验报告单具有统一的排版和打印格式。

3. 标本保存管理　检验技师和配送人员对标本进行保存、销毁等处理工作。样品保存管理的主要功能包括以下几点:①能够实时监控标本的处理过程,可追溯到整个检验流程中的各个阶段及其相关操作人员。②支持对已保存的标本进行复查等操作,能够记录标本保存的出入时间和保存位置等信息。③标本销毁时,记录销毁人和销毁时间。

二、检验数据的信息化管理

(一)检验数据的查询

大型综合性医院就医患者多,检验业务量大,实验室信息系统存储着数以亿计的检验结果,对既往数据进行快速查询是实验室信息系统的必要功能之一。数据的查询应能够从多个维度和关键字进行查询,如可以通过住院号、门诊号、患者姓名等信息进行定位,也能使用性别、年龄、科室、病区、入院时间区间等信息进行筛选。在数据的查询过程中,要求提供查询时间进度条,以便于工作人员能够识别和预测查询大量数据所需要的时间。提供根据多种逻辑条件进行复杂查询的功能模块,例如要求查询 2017 年内入院,男性,30~60 岁,乙肝表面抗原阳性且 ALT 大于 100 U/L 的在感染科病区住院的患者。该查询案例同时要求满足"乙肝表面抗原阳性"且"ALT 大于 100 U/L"两个条件,通过复杂查询功能,将极大地提高病例筛选的效率。

(二)检验数据的共享

检验数据存储在医院信息管理系统的服务器中且需定期备份,并在各个次级服务器中进行数据交换。在医院日常医疗工作中,高效的数据交换和共享非常重要。检验科完成检验工作并发布结果,检验结果面向临床医生和患者本人,通过云服务,构建基于医院内网以及移动互联网的双重信息传递途径,实现医生和患者能够通过手机 APP 快速查阅检验资讯,提高诊疗效率。

(三)检验数据的统计分析

检验数据的统计分析建立在良好的查询功能基础上。首先应该维护好查询功能。临床实验室的日常工作中,可以累积大量的检验数据,通过大数据分析将能更好地挖掘出这些数据的价值。实验室信息系统的统计分析功能一般可以从两种维度进行开发,其一是有针对性的开放目标统计功能,例如检验科各专业组的业务量分析报表、收入统计表、血培养污染率、不合格标本统计表、危急值报表、各类传染病报表、各个病区检验医嘱申请报表、检验项目阳性率报表等;第二种维度是提供标准化、可维护性的数据导出功能,导出的文件首选 Excel 格式,在进行大数据分析或科研统计时,Excel 表格是一切数据的原点,可以将其导入到 SPSS、GraphPad Prism、STAT、R 软件等专业分析工具中,进行专业化的统计分析。

三、实验室信息系统扩展功能

(一)人员管理

人员管理的主要功能包括以下几点:①具备技术人员的管理档案,内容包括人员基本情况及临床、教学和科研等相关信息,员工的工作描述文件、仪器使用授权,各类资格证书等文件管理;②能够根据员工的不同岗位和级别实行信息系统操作权限管理;③能够实行绩效管理。

(二)试剂管理

试剂管理的主要功能包括以下几点:①能够对临床实验室的试剂耗材、辅助材料等进行综合管理。②具备试剂耗材的出入库管理功能,支持集中统计和分组管理等模式,能提供包括试剂或耗材的申请、入库、出库、超限提示、超期报警和试剂商与供应商等信息。③具备资源自动核算功能,可以根据过去月份的实验室运营情况自动预测所需的各类试剂和耗材的数量。

(三)仪器设备管理

实验室信息系统对重要仪器设备进行统一管理,主要功能包括以下几点:①监控仪器设备基本运行状态,当仪器出现报警或故障时,系统能够将信息反馈给工作人员;②能够实现按日、按周、按月和按季度的维护保养提示功能,在仪器设备到达使用期限前提醒检验人员完成维护工作,确保仪器设备在良好的状态下运行。

(四)其他

如门急诊检验排队叫号管理、实验室温湿度管理及水质监控系统等。门急诊检验排队叫号系统主要用在药房取药、门急诊抽血中心,以及检验报告发放等方面。实验室温湿度管理及水质监控系统能够将检验人员从烦琐的登记工作中解脱出来,优化工作效率。

四、条形码技术在实验室信息系统中的应用

(一)条形码的定义和特点

条形码又称为条码或一维码,是将宽度不等的多个黑条和白条,按照一定的编码规则进行排列,用以表达特定信息的图形标识符,临床实验室生成的条形码如图 4-5 所示。为了对条形码技术进行规范化的应用,我国制定了统一的执行标准 GB/T 12905—2000,该标准规定了通用的条形码术语、定义与解释,并适用于与条形码技术有关的研究和应用。随着临床实验室业务量的不断增长,条形码技术作为实验室信息系统的核心技术之一,得到了越来越广泛的应用,并进一步提高了临床实验室的自动化程度和工作效率,减少了操作失误。

图 4-5 实验室信息系统生成的条形码

(二)条形码的分类

常见的一维条形码有多个种类,主要包括 EAN 码、39 码、128 码、93 码、25 码、ISBN 码等。不同的码制适用于其各自的应用领域。EAN 码是国际通用的符号体系,是一种长度固定、无含义的条形码,所表达的信息全部为数字,主要应用于商品的标识。39 码和 128 码可以根据使用者的需要自行定义码制,进而确定条形码的长度和信息,它编码的信息可以是数字,也可以包含字母,其主要应用于工业生产领域和图书管理领域等。美国 CLSI AUTO 02-A2 明确规定,推荐 128 码作为实验室信息系统中的参考标准。93 码是一种类似于 39 码的条码,较 39 码密度高,能够替代 39 码。25 码则侧重于物流公司关于包装和运输方面的工作,以及国际航空系统的机票顺序编号等。ISBN码主要用于图书的出版管理。

(三)条形码在临床实验室中的应用

目前,条形码标签应用模式主要有集中现打条形码模式、分散现打条形码模式、预制条形码模式、复合条形码模式等。条形码应用应当贯穿整个检验流程,引入了管理元素,支持所有检验标本的条形码管理。在整个流程设计中还必须考虑条形码应用模式下的手工项目解决方案,具有非常

NOTE

合理的条形码应用模式下的手工项目处理流程;支持末梢血液标本条形码管理;支持 PDA 功能;支持区域检验标本管理。

在引入条形码技术后,门诊或住院患者均可以在门诊部、住院部或检验科获取附有条形码信息的检验申请单,申请单中包括住院/门诊号,标本编号,患者姓名、性别、年龄,申请医生和时间,临床科室,申请项目,标本类型、数量,标本采集的注意事项等信息。使用条形码技术可对待测标本进行唯一性标识,在检验前、检验中和检验后的整个检验流程中,包括从标本采集、运送、接收、预处理,到分析检验、结果审核和后处理等所有过程,均能够对其进行追踪和查询,从而极大地减少了出现差错的可能性,提高了标本回溯的准确性。以临床生化室的血液标本为例,实验室信息系统有无采用条形码技术的比较见表 4-2。

表 4-2 采用和未采用条形码技术的实验室信息系统比较

步 骤	未采用条形码技术的实验室信息系统		采用条形码技术的实验室信息系统	
	操作	存在缺陷	操作	特点
检验申请	人工填写申请单	字迹不清、易出错	在计算机上直接申请	快速、准确
付费	手工输入项目	慢	刷取就诊卡或医保卡即可	快速、准确
抽血	抽血后,将申请联号贴在容器上	手工操作麻烦	自动生成条形码标签,条形码回执单交给患者	操作简单
标本分送	按检验部门分送	手工登记交接信息	按检验部门分送	自动生成交接清单
分析前处理	标本按项目归类	费时	不用按项目归类	所有项目混在一起
	手工进行编号	费时	不用编号	系统自动生成编号
	离心	易出错	自动离心	标本的顺序是任意的
	样品杯需编号	费时、易出错	自动分配标本杯	无须编号
	需输入患者信息	患者信息易输错	不用输入患者信息	系统自动生成
	可能接触标本	可能造成感染	操作者不直接接触标本	安全
仪器检测	手工输入标本号	标本号易输错	自动读取条形码	快速、准确
	手工输入项目	项目易输错	自动读取项目信息	快速、准确
	手工放置标本杯	放错位置	放原始管	条形码识别与位置无关
结果审核	根据标本号确认	测定的项目与实际要求可能不对应	根据条形码确认	检测项目不符时能够自动提示
结果查询	按姓名等查询	操作费时,存在同名同姓等干扰	扫描回执单上的条形码	速度快,准确
标本保存	人工编号后存放	费时、易出错	按条形码标签存放标本	错误率极低

(四)双向通信技术在实验室信息系统的应用

双向通信有别于过去的单向通信,后者无法向检验仪器发出指令,需要人工在仪器端录入标本信息和检验任务,仪器完成检验后会将检验结果传输回实验室信息系统。而双向通信指的是信息在检验仪器与实验室信息系统之间进行双向交换,实验室信息系统可以向仪器发送检验指令,仪器阅读条形码信息获取工作列表,完成检验任务,再将检验结果传输回实验室信息系统。

在双向通信技术的支持下,医生工作站、护士工作站以及检验工作站均能够生成项目申请单,临时获取的标本也可以在临床实验室由检验技师手工录入,录入的信息一旦储存于实验室信息系统中,即可通过医院的局域网实现数据共享,在局域网内的任意一台包含工作站软件的计算机中,均能够查询到该标本的检验信息。双向通信技术支持实验室信息系统对自动化检验仪器发出检测指令,条形码技术为标本提供唯一性标识,仪器确认标识后,完成相应检验,并将检验结果通过实验室信息系统传递回数据库中。整个检验流程只需要录入一次临床信息即可,从而免去了在检验仪器上对信息的重复录入。实际上,双向通信技术的应用需要有条形码系统作为支持,否则难以实现实验室信息系统与检验仪器之间的双向通信。双向通信技术的应用将临床实验室的传统工作流程进行了改造,从根本上解决了临床信息的反复录入、标本错误以及信息输入错误等人为差错。

实验室信息系统与检验自动化仪器通过传输介质实现内部连接,连接的接口主要为 RS232 串口,所以在购置仪器前,应该全面评估仪器与实验室信息系统接口的兼容性,减少不必要的麻烦。实验室信息系统与仪器可以通过电缆进行连接,从而实现数据接收。接收的方式可分为硬件方式和软件方式两种。

1.硬件方式 使用硬件方式实现数据通信需要额外配置一台或数台数据采集器,通过数据采集器来实现系统网络与自动化仪器之间的连接。数据采集器相当于一个缓存设备,让仪器与系统之间的数据接收更加稳定。而配置硬件需要增加额外的投入,尽管一台数据采集器可以连接多台仪器,但临床实验室在仪器配置过程中不可能为数据采集器这一部件提供优先考量,实验仪器通常不会相对集中在同一个实验室区域内。因此,难以对数据采集器进行充分利用。鉴于存在这些不足,使用硬件方式实现通信功能在实验室信息系统中的应用较少。

2.软件方式 使用计算机编程语言(如 C 语言等)编写数据接口程序,将程序安装在实验室信息系统中,通过软件技术实现实验室信息系统和检验仪器的双向通信,当接口程序运行时,实验室信息系统能够随时接收自动化仪器发送过来的数据,技术人员几乎不需要进行任何操作,后台程序将自动完成数据接收工作。这种接收方式不需要额外配置数据采集器,安装方便且便于管理和优化,已经成为实验室信息系统实现数据接收的最主要的方式。

(林勇平 曹科)

第三节 实验室信息系统的运行与维护

实验室信息系统的建设是一项长期性的工作,为了保障实验室信息系统的稳定运行,需要不断进行更新和维护,根据实际工作情况,改进操作流程、优化信息流传输等,使之更好地满足临床实验室工作的需要。

一、实验室信息系统的安全防护措施

(一)实验室信息系统的系统安全

实验室信息系统是否能安全稳定地运行,将直接影响到临床工作的开展。系统安全的防护措施主要有如下几条:①医院投入使用的实验室信息系统软件必须具有合法的授权使用证书以及质量保证书,确保该系统能够安全、稳定地运行。②在实验室信息系统投入使用之前,必须做好软件的测试和评估工作,监测系统运行的实际效果,对系统的缺陷进行实时优化。③实验室管理者或技术主管应建立一套完整的实验室信息系统操作规程,实验室信息系统的使用者需按照要求进行操作。④制订应急保护方案,当火灾、地震等不可预知的情况发生时,技术人员能够及时采取有效措施,保护信息设备和计算机数据免受灾害的影响。⑤使用镜像还原软件,将计算机操作系统和相关应用软件进行备份,防止病毒或未授权的用户所造成的系统破坏和删改。⑥实验室信息系统的所有使用者必须接受充分的技术培训,对于不同职能的技术人员给予配置相应的使用权限,防止越权操作等情况的发生。⑦当实验室信息系统的数据被修改时,计算机系统能够自动记录修改的日期和时间、修改用户的 ID 号和客户端号等信息,从而做到全方位监控。

(二)实验室信息系统的网络安全

实验室信息系统投入使用后,临床实验室工作中所产生的数据信息会通过网络源源不断地传输到数据库中,当信息网络出现不稳定等情况时,数据信息的传输速度和准确性将受到影响,从而会造成难以预计的医疗事故。因此,实验室信息系统的网络安全是临床实验室正常运行的重要保

NOTE

障。网络安全的防护措施主要包括以下几点：①为关键性的仪器和设备（如服务器、大型分析仪器等）提供 UPS 电源，保障实验室信息系统和分析仪器供电的稳定性。②合理规划实验室信息系统的网络线路，适当增加具有保护作用的冗余线路，提高主干网络的抗毁性。③在不同功能的网段中设立路由器，以增加网络的安全性。④实验室工作人员只能在本人的操作权限内开展工作，各个计算机工作站不可以使用外来的移动存储设备（如 U 盘、移动硬盘和读卡器等），网络操作系统和相关的应用软件必须安装杀毒软件和防火墙，并定期对其进行升级和维护。⑤管理者必须重视网络的布线工作，在布线工作开展前，有必要进行全面的评估和计划，布线的设计规划要有预见性，建议聘请经验丰富、实力雄厚的网络技术公司来设计和实施布线工作，不可因过于节省成本而影响工程质量。

（三）实验室信息系统的数据安全

实验室信息系统中存储了大量的患者临床信息和实验室管理信息。患者临床信息涉及个人隐私，某些敏感的疾病情况会对该患者的家庭和个人生活造成严重影响；而实验室管理信息是医院和临床实验室的信息资产，这些数据描述了医院和临床实验室的工作细节，一旦泄露则会造成严重后果。因此，有必要采取有效的措施来保证实验室信息系统的数据安全：①对网络的配置信息进行详细记录，按照网络的管理要求来调整和配置各种网络参数和系统信息。②对各种数据字典和系统代码进行详细记录，按照上级的有关规定对字典和代码等进行更新和维护，对于临时生成的数据字典和代码要建立文档并详细记录。③定期分析系统的原始数据，将原始数据与患者的实际报告数据进行对比，防止数据传输错误等情况的发生。④实验室管理者应对检验报告的内容和格式进行规范，使临床的诊疗工作和实验室工作能够紧密结合起来。⑤工作人员输入的数据信息必须准确有效，通过相应程序的审核后，才能将数据进行存储，而对于即将发布的检验数据，需要按照其检验项目的标准进行审核，审核中出现不合理或不可信的数据时，应禁止发布报告并记录原因。⑥建立有效的监管机制，实验室信息系统能够自动追踪修改过数据信息的人员身份，防止未经授权的人员接触到其权限以外的数据信息。⑦实验室信息系统的服务器具有一定的使用年限，建议配置额外的服务器或存储设备，定期将实验室信息系统的数据信息进行备份，防止信息的丢失和损坏，备份数据的存储介质需正确标识并妥善保存。⑧定期对计算机的报警系统进行测试，以确保其正常运行。

二、实验室信息系统的升级与维护

实验室信息系统具有一定的生命周期，即实验室信息系统从建立到报废的全部时间段。在实验室信息系统的生命周期内，可包括问题定义、可行性分析、总体描述、系统设计、编码和调试、验收与运行、维护升级和报废等多个阶段。不同的系统具有不同长度的生命周期，常规的操作系统（如微软公司的 Windows 操作系统）生命周期为 5～8 年，而实验室信息系统的生命周期相对较长，有的可达 10 年以上。随着临床实验室业务的不断发展，实验室信息系统也在不断改进，并提供了更多新的功能。因此，实验室信息系统的更新和维护对临床实验室工作的正常开展至关重要。

（1）定期对数据库系统进行维护，减少冗余数据，提高系统运行的稳定性，使实验室信息系统能够长期、安全、快速地运转，发挥其应有的作用。

（2）实验室信息系统的更新需要实验室技术人员和系统研发人员共同参与。实验室信息系统的设计不能局限于开发人员，同时要考虑到技术人员的实际使用需求，过于简单或复杂的设计均会影响实验室信息系统的使用和维护。

（3）实验室信息系统的功能开发需要结合临床工作的需求。实验室信息系统的建设是一个长期的过程，通过在使用中发现问题、分析问题和解决问题等多个阶段进行优化和调试。在系统的维护和升级中，注重方案的整体性，分步实施、优化改进，从而降低工作难度并节省时间成本。

（4）实验室信息系统的功能扩展只限于对原始数据结构的扩展，而不得改变数据库的初始结构。因此，当新的功能加入系统中时，原始数据依然具有完整性。数据库结构的升级和扩展方案必须符合数据管理、系统管理和操作管理等规程要求。

NOTE

（5）尽量使用统一的软件开发平台编写数据库升级程序。开发平台的一致性能够使升级程序易于编写,升级后的产品稳定性更高。

（6）所有非程序性停机的原因和所采取的纠正措施都应记录到维护日志中并长期保存,以便于管理人员对计算机系统中的各种操作进行追踪。

随着检验医学的发展,先进的计算机技术、网络通信技术和管理理论将不断被引入临床实验室的工作中,这些技术和理论能够将临床实验室的工作流程进行优化和再造,减轻检验技术人员的劳动强度,提高临床实验室的工作效率,从而为患者带来更加优质和高效的诊疗服务。

三、实验室信息系统故障的预防与处理

（一）实验室信息系统故障的应急预案

为了保障医疗工作的顺利开展,针对实验室信息系统故障时应提供替代的工作流程。应急预案要求具有可行性和可靠性,兼顾工作的便利性。实验室信息系统发生故障时,检验科几乎所有的自动化检验工作均无法开展,此时应该临时关闭常规检验申请渠道,仅保留急诊和重病患者的检验申请。此时检验医嘱已经无法开具,可更换为传统手写检验单,要求字迹清晰、患者信息标识及申请的检验项目明确,将申请单与标本捆扎在一起由专人送检。由于实验室信息系统故障,双向通信功能失效,仪器无法接收检验指令,所有仪器仅能通过手工或半自动方式进行检验,同时,检验结果无法通过实验室信息系统进行审核和发布,因此,提前制定好急诊项目检验单的模板是必要的,待检验结果生成后,检验人员审核报告,并将结果数据填写到模板中,自行打印生成临时报告单。另外,对于特别紧急的结果回报,建议结合电话沟通和微信拍照等来传达临时检验结果,在实验室信息系统恢复后再发布官方的正式报告。总之,利用一切可以利用的通信工具,弥补因实验室信息系统故障带来的沟通障碍。

（二）实验室信息系统故障的应急演练

在做好实验室信息系统故障应急预案后,还需进行应急演练,这是由理论到实践的必经过程。应急演练需要医院多个部门的通力配合,包括院办、检验科、信息科、后勤服务办、临床各个科室等。由演练总指挥制定完整流程后,选择合适的时间进行演练。要详细记录在演练过程中发生的各种细节和事项,事后对演练结果进行评价,针对演练中出现的差错应进行反思和改进,避免在正式故障中此类错误的发生。

（曹科　林勇平）

本章小结

实验室信息系统是医院信息管理系统的重要组成部分,它在临床实验室的日常工作中扮演着重要角色。实验室信息系统负责支持和管理临床实验室的日常工作,对检验前、检验中和检验后等重要环节进行管理。实验室信息系统还需具有良好的查询功能,信息易于在医院局域网内进行分享,后端应具有高效的统计分析功能。同时,其还应具有一定的扩展功能,如检验人员、试剂和设备管理等。在实验室信息系统运行中应制订有效的预防和维护措施,应急预案需通过实际演练来评估,定期进行系统升级以不断满足临床实验室的需求。

第五章 临床实验室环境、布局与基础设施

 学习目标 ▌

通过本章学习,你应能回答下列问题:
1. 国内临床实验室对噪声、温度和湿度有什么要求?
2. 临床实验室布局原则有哪些要求?
3. 常见临床实验室布局有哪几种? 各有何特点?
4. 按工作流程和生物安全要求,临床实验室应该怎样分区? 各有何要求?
5. 实验室用水分哪几级? 各有何用途?
6. 实验室用水制备方法有哪些? 其原理各是什么?

第一节 临床实验室环境

临床实验室的环境对于保证生物样本、仪器设备、操作人员和检测结果不受影响至关重要。因此,必须对临床实验室的噪声、温度、湿度、灰尘、电磁干扰、辐射、光照、通风、供水、供电、废物处置等环境因素进行有效管理,使其能够满足实验室的基本需求,为检验结果的准确、可靠提供强有力的保障。

一、噪声

为保证临床实验室的仪器设备能在较为安静的环境下运行,并对操作人员提供有效的保护,应尽可能避免临床实验室室内及周围环境中产生噪声,禁止人员嘈杂、吵闹。对于纯水制备仪等运行过程中产生噪声较大的设备,应在条件允许的情况下放置于远离操作人员的场所;对于全自动生化分析仪、免疫分析仪等仪器设备集中的区域,应尽量减少操作人员和报告审核人员活动。国际实验室允许的噪声范围为 38~42 dB,国内实验室一般以在 40~50 dB 为宜。

二、温度与湿度

临床实验室的温度、湿度均会影响仪器设备的运行和检验的准确性。温度过高会加速仪器设备电子元器件老化,造成损坏,过高的温度还容易引起电解质结果漂移,导致检验结果错误;而温度过低则会导致部分常温试剂中结晶的析出,影响检验结果。湿度过高可能导致仪器设备金属部件生锈、霉变;而湿度过低则使实验室中的灰尘容易漂浮于空气中。为将临床实验室温度和湿度控制在理想的范围内(见表 5-1),需要在实验室中安装温度和湿度监控设备。

表 5-1 临床实验室的建议温度和湿度

实验室名称	季节	温度/℃	湿度/(%)
一般实验室	夏季	18~28	<70
	冬季	16~20	>30
精密仪器室	夏季	26	50
	冬季	20	50

NOTE

三、洁净度

临床实验室要保持洁净,灰尘微粒常会落在仪器设备内的光源、反应杯、光信号收集系统等元器件表面,可能会造成仪器设备光路及原始信号发生改变,最终影响检验结果。同时灰尘微粒也会影响元器件表面的散热,增加元器件表面的热电阻,甚至造成短路和其他潜在危险。此外,灰尘微粒还有可能影响某些检验方法如浊度法的准确性。为避免灰尘对临床实验室环境的影响,应制定规章制度定期对实验室进行清洁打扫,尤其在夏季和冬季使用中央空调初期,要对空调出风口进行必要的过滤和防尘。对于一些洁净度要求较高的特殊实验室还应对室内的墙面、顶棚等做特殊处理,必要时可通过改变室内空气的流动方向进行处理。

四、电磁场

仪器设备对电磁干扰特别敏感,电磁辐射会影响临床实验室内的仪器正常工作。因此,仪器设备要远离产生电磁辐射的电子设备,尽可能减少电磁污染。临床实验室内操作人员在使用手机时应远离仪器设备,尽量使用座机与外界联系。屏蔽与接地防护可以限制电磁场的泄漏,对于降低或消除电子设备的电磁辐射是一种有效的措施。

五、其他

临床实验室是工作的场所,有各种各样的仪器设备、试剂和器材,因此实验室的整体环境要做到简洁、明亮、美观和舒适,避免过于繁杂的色彩而导致视觉疲劳,给人造成杂乱无章的感觉。同时,在色彩搭配上要注意整体的协调性,尽量减少色彩的多种对比,以加强空间的整体感,注意色彩的连续性和统一性。尽可能绿化环境,室内仪器设备及物品摆设要合理,实验室周围及门窗整齐,下水道通畅,厕所要清洁。实验室光线柔和,通风良好,使工作人员感觉身心愉快。

(李鹏 庄锡伟)

第二节 临床实验室布局

一、临床实验室布局原则

随着临床实验室大型化和集约化的发展趋势,临床实验室的总体布局越来越受到重视,临床实验室总体布局应符合安全性、灵活性、可拓展性和经济性原则。

（一）安全性原则

临床实验室建设应严格遵循法律法规的要求,实验室设计和大小应以安全性为第一准则,有专用的标识清晰的安全疏散通道,针对各实验室具体情况配备相应安全设施及仪器设备。根据实验室生物安全的要求,临床实验室应保证对生物化学危害和物理辐射等危险源的防护水平控制在经过评估的可接受程度内,远离公用通道,并设有门禁或专用的自动开关门系统。各实验室出口及与患者可直接接触的地方均应安装洗手池(感应式或脚踏式)或在指定位置安放免洗手消毒凝胶,以备实验室人员能随时洗手或消毒。实验室操作区域 30 m 内应设有紧急洗眼和紧急喷淋装置。实验室还应根据仪器设备、工作性质和所需危险品的种类装备不同的生物安全设备(如生物安全防护服、负压系统、空气消毒机等),同时装备不同的消防设施及相应的防盗措施。

（二）灵活性原则

临床实验室的灵活性包含实验室框架主体及各管路通信设施的灵活运用及对接,可使用灵活性强的可移动工作台以适应实验室未来的拓展发展需要;相同工作原理或相同流程的仪器设备及其附属设施和耗材可自由合并及拆分。灵活性还应包含电路、水路和气路以及通信等输入输出能灵活对接及断开等特点。灵活性还体现在各种机械设备及管路上,如实验室空气处理系统的类型、泵的使用和各种输送管路易拆卸、维修和重建等。

(三)可拓展性原则

临床实验室可拓展性不仅体现在工作和仪器设备对空间需求的合理化分配,还应考虑到临床医疗发展、日新月异的实验技术更新,以长远发展的眼光确定实验室空间大小,以便在较长时间内能容纳新添置的仪器设备,充分为临床医疗工作保驾护航。

(四)经济性原则

临床实验室要充分考虑实验室当前和未来发展需求,合理规划使用有限的资金发挥最大限度的作用,包括基础设施的费用,以及仪器、试剂、耗材和实验室相关的其他费用等。要充分保证基础设施的费用充足,因为基础设施是未来实验室拓展的基础,一般不能频繁更换或更新。仪器、试剂要符合国家规定,有效帮助临床,可用同一台仪器的检验项目要选择同一台仪器,避免仪器冗繁,因不同仪器所需试剂、耗材不同而造成不必要的浪费。

二、临床实验室布局形式

临床实验室布局形式分为分隔式和开放式,而今大型临床实验室多采用开放式与分隔式结合的原则。

(一)分隔式

分隔式实验室具有其独特的应用形式。以前的临床实验室都叫作分隔式实验室,是一种广义的叫法,即每个专业组局限在一个单独房间内,比如临床常规检验的血常规、尿常规和大便常规就在一个房间,叫作临检组;生化检验有自己的房间,叫作生化组。各组在工作时间基本不交流,遇到检验问题需要各组老师支持和帮助时才相互沟通交流。现在分隔式实验室多是指其狭义的一面,如 PCR 实验室、结核培养鉴定实验室和细胞培养实验室等特殊实验室才如此称呼,指一些对人员、噪声、温湿度、电磁、内外压力和(或)送风排风等有特殊要求的临床实验室。

(二)开放式

开放式实验室是现今普通实验室广泛应用的形式,是检验现代化发展的产物。随着自动化仪器、新型实验项目、实验室信息化和工作量的增加和增强,尤其是条形码应用和前处理、后处理技术的成熟引发的实验室自动化流水线的高度发展,各种生化项目和免疫项目均可通过流水线的组合来完成,临床免疫学检验和临床生物化学检验一体化开放实验室应运而生,见图 5-1。开放式实验室具有可以优化工作流程、人员集中调度、信息化高度集中、问题解决方便、减少人间误差及实验室未来拓展更便利等优点;但开放式实验室也容易产生噪声、温度、湿度不易控制和电磁干扰等诸多不利。

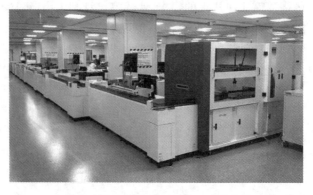

图 5-1　临床免疫学检验和临床生物化学检验开放实验室

NOTE

(三)开放式与分隔式结合

由于分隔式实验室和开放式实验室有各自的特殊要求和优缺点,现代化大型临床实验室多是两种实验室形式的完美结合体,各取所需,既满足实验室各部分的特殊需求,又可以减少各种不利因素的相互影响,使得实验室运行更加顺畅,人员调度更加合理,工作效率显著提高,而且生物安全可控性也得到显著提升。

三、临床实验室分区

临床实验室可简单划分为办公区、辅助工作区和防护区,但此种分区方式不够精细。随着实验室功能区的扩大化和发展需求的增加,越来越多的临床实验室采用精细化分区方式,即分为清洁区、缓冲区和污染区。具体分区方式可参见《临床实验室设计总则》(GB/T 20469—2006)、《全国临床检验操作规程》(第4版)。

(一)按工作性质分区

1. 办公区 办公区主要指办公室和会议室等日常学习和处理问题的工作区域。包括更衣间、办公室、教室、休息室、清洁通道和卫生间等。

2. 辅助工作区 包括办公区与防护区之间的通道、实验室内二次更衣区、实验试剂储存区等辅助实验室工作的区域。

3. 防护区 包括实验室检测工作区、各类功能操作间、菌毒种库、标本储存区、污物高压和清洗间、污物通道等。此区域需要隔离,避免日常工作的危险因子流入实验室区域以外的地方。

(二)按工作流程和生物安全要求分区

1. 清洁区 清洁区是指正常情况下没有致病因子污染风险的安全区域,如办公室、会议室、学习室、休息室等日常生活的区域。

2. 缓冲区 缓冲区是指相对洁净的区域,用于分隔实验室内部工作间的人员通道,以及实验室与实验室间的物品储存、供给等。此区域因实验室各部分功能性质不同而设置,可缓冲实验室间的各种影响因素,避免导致实验失败。

3. 污染区 污染区是指有极高风险被致病因子污染的区域,如各实验室内、开放式实验室大厅、样本储存区、垃圾高压灭菌区和洗涤区等。

四、特殊实验室

随着医学检验技术的发展和临床对实验室新技术、新项目的需求,一些需要严格生物安全管理及特定要求的特殊实验室逐渐进入医院,如临床基因扩增实验室、人类免疫缺陷病毒(HIV)检测实验室、结核培养实验室和细胞培养实验室等,下面简单介绍最常见的临床基因扩增实验室和HIV检测实验室。

(一)临床基因扩增实验室

依据《临床基因扩增检验实验室工作规范》和《医疗机构临床基因扩增检验实验室管理办法》(2010年修订)的规定,临床基因扩增检验实验室分为试剂准备室、样品制备室、扩增及检测室和扩增分析室,各实验室内都要配备缓冲通道或缓冲间,实验室总面积不宜小于 60 m²。随着基因检测技术的发展,基因扩增及检测室和扩增分析室可以合并为一个室;空气流通方向为从试剂准备室到样品制备室到扩增及检测室到扩增分析室,不可反流污染前面的实验室;人员亦顺次行进不可倒走。由于基因扩增仪器的更新进步,出现了基因扩增分析一体机,实验室布局亦可发生改变,但基本要求不会改变。

(二)HIV 检测实验室

依据原卫生部印发的《全国艾滋病检测工作管理办法》和中国疾病预防控制中心(CDC)关于《全国艾滋病检测技术规范》(2015年修订版)的规定,各大型医疗机构可建立 HIV 初筛实验室,初

NOTE

筛实验室的布局要求具有缓冲间、样品制备间和检测实验室,要设有洗手池、洗眼器及喷淋装置,检测技术人员需经过上岗培训和在岗持续培训,并经考核合格,持证上岗。

五、临床实验室布局考虑的其他因素

(一)实验室面积要求

依据国家原卫生计生委发布的《医学检验实验室基本标准(试行)》《医学检验实验室管理规范(试行)》规定,设置 1 个临床检验专业的,实验室建筑面积不少于 500 m²;设置 2 个以上临床检验专业的,每增设 1 个专业实验室建筑面积增加 300 m²。

(二)实验室通道设计要求

实验室通道包括样品流通道、人员流向通道、物流通道和安全通道(包括清洁、污物和消防)等。样品流通道应从样品采集区进入实验室的缓冲区,再进入实验室的污染区;人员流向通道应从清洁区进入缓冲区,再进入污染区;物流通道应从非人员和样品流通道的清洁区进入缓冲区,再进入库房;清洁通道是用来保证实验室人员和外来人员生物安全的独特通道;污物通道是实验室医疗垃圾的运输通道,不可以通向库房和辅助区域的缓冲区及清洁区,走独立通道进入医院垃圾处理站;消防通道应贯穿实验室全部区域以随时保证消防安全。

(王清　龚道元)

第三节　临床实验室基础设施

一、临床实验室给排水系统

临床实验室的日常工作生活离不开水,如仪器及器皿的洗涤,日常工作人员的手卫生,试剂复溶、样本稀释、试剂配制、特殊仪器的运行等。随着实验室技术的发展,水的质量与实验室检验质量密切相关,水的质量成为实验室重中之重。

(一)临床实验室用水

1. 水源要求　日常水的来源有江河水、湖沼水、地下水和自来水,其中自来水是理想的水源,实验室一般多选用自来水。实验室用水要有独立的管网,避免其他科室和部门用水造成实验室水源污染或供水不足。

2. 纯水等级及用途　根据 GB/T 6682—2008《分析实验室用水规格和试验方法》的规定,分析实验室用水的原水应为饮用水或适当纯度的水。其将实验室用水分为三个级别:一级水、二级水和三级水。见表 5-2。不同等级纯水的选用,应根据检测目的、方法、仪器和一些特殊要求进行,对不同级别纯水的适用范围总结见表 5-3。

表 5-2　实验室分析用纯水国家标准(GB/T 6682—2008)

名称	一级	二级	三级
pH 范围(25 ℃)	—	—	5.0~7.5
电导率(25 ℃)/(mS/m)	≤0.01	≤0.1	≤0.5
可氧化物质(以 O 计)/(mg/L)	—	≤0.08	≤0.4
吸光度(254 nm,1 cm 光程)	≤0.001	≤0.01	—
蒸发残渣((105°±2)℃)/(mg/L)	—	≤1.0	≤2.0
可溶性硅(以 SiO₂ 计)/(mg/L)	≤0.01	≤0.02	

注:—表示难以测定和(或)不做规定。

表 5-3 不同级别纯水在临床实验室中的应用范围

纯水级别	应用范围
超纯水及特殊处理纯水	高灵敏度高效液相色谱技术,细胞培养,染色体分析,痕量检测和电泳分析等
一级	常用于高效液相色谱、气相色谱、原子吸收、电感耦合等离子体光谱、电感耦合等离子体质谱等高精度分析技术,还用于缓冲液、哺乳动物培养基制备及试管婴儿、分子生物学试剂制备(DNA 测序、PCR 扩增等)和电泳及杂交实验溶液配制等
二级	常规的临床生化、细菌培养,普通试剂、标准品、质控品的配制等
三级	常用于冲洗玻璃器皿、水浴用水、高压蒸汽灭菌锅用水以及超纯水系统的进水

3.临床实验室纯水质量评价常用指标

(1)电阻率(electrical resistivity):衡量实验室用水导电性能的指标,在规定温度下(通常为 25 ℃),1 cm³(正立方体)水溶液两相对面之间测得的电阻值。通常用符号 ρ 表示,单位为 $\Omega \cdot cm$(25 ℃)。

(2)电导率(conductivity):表征物体导电能力的物理量,电导率和电阻率互为倒数。电导率常用单位为 mS/m 或 μS/cm。

(3)总有机碳(total organic carbon,TOC):水中碳的总量,可反映水中氧化的有机化合物的含量,单位为 mg/g 或 ng/g。

(4)内毒素(endotoxin):是革兰阴性菌的脂多糖细胞壁碎片,又称之为热原,其数量值单位为 CUF/mL。

4.试剂用纯水的要求 用于临床实验室一般实验的试剂配制、校准品和质控品复溶等用途的纯水。根据 WS/T 574—2018《临床实验室试剂用纯化水》的规定,试剂用纯化水的要求如下。

(1)电阻率:电阻率应≥10 MΩ·cm(25 ℃),或者电导率≤0.1 μS/cm(25 ℃)。

(2)TOC:TOC<500 ng/g。

(3)微生物总数:微生物总数<10 CFU/mL。

(4)微粒数:直径 0.22 μm 以上的微粒数<1 个(不可检出)。

5.特殊试剂用纯水的要求 对于绝大多数特殊试剂用纯水,如无相关标准和特定要求,可以参照如下要求。

(1)电阻率≥18 MΩ·cm(25 ℃)。

(2)TOC<10 ng/g。

(3)微生物总数<10 CFU/mL。

(4)直径 0.22 μm 以上的微粒数<1 个(不可检出)。

6.纯水制备方法 实验用纯水制备的常用方法可分为蒸馏法、离子交换法、逆渗透法、炭吸附法等。不同方法各有利弊,最好的方式是将不同的方法进行不同的组合,以达到临床实验室的要求。

(1)蒸馏法:将自来水(或天然水)在蒸馏器中加热汽化,然后冷凝水蒸气即得到蒸馏水。蒸馏水是实验室中常用的较为纯净的洗涤剂和溶剂。蒸馏水在 25 ℃时电阻率为 1×10^5 Ω/cm 左右。蒸馏法虽然普遍使用,但并不是理想的纯化方法,因为蒸馏法只能去除非挥发性的物质。许多挥发性的物质仍会通过蒸馏管进入蒸馏水中(如二氧化碳);与水的沸点相同的液体杂质也会一起蒸发、凝结出来。蒸馏法制水耗能大,冷凝水的消耗也多。若蒸馏进水为硬水,应经常清洁管道防止堵塞。

(2)离子交换法:将自来水通过离子交换柱(内装阴、阳离子交换树脂)除去水中杂质离子的方法。离子交换树脂是一种人工合成的带有交换活性基团的多孔网状结构的高分子化合物,在网状结构的骨架上,含有许多可与溶液中的离子起交换作用的活性基团。根据树脂可交换活性基团的不同,离子交换树脂被分为阳离子交换树脂和阴离子交换树脂两大类。当水通过阳离子交换树脂时,水中的 Na^+、Ca^{2+} 等阳离子与树脂中的活性基团 H^+ 发生交换;当水通过阴离子交换树脂时,水中的 Cl^-、SO_4^{2-} 等阴离子与树脂中的活性基团 OH^- 发生交换。离子交换法制备纯水是水中的杂质离子先通过扩散进入树脂颗粒内部,再与树脂的活性基团中的 H^+ 或 OH^- 发生交换的过程。

树脂是多孔网状结构,具有很强的吸附能力,可以除去电中性杂质;同时交换柱本身是一个良好的过滤器,颗粒杂质可以一同除去。本法得到的去离子水纯度较高,25 ℃时电阻率达 $5×10^6$ $Ω/cm$ 以上,树脂的效能越高,电阻率也越大。一旦发现电阻率减小,表示已失去功效,应更换新的树脂。通过离子交换树脂柱的纯水应定期检查是否有细菌污染及电阻率是否符合标准,确保树脂柱的功能正常。当树脂交换效率降低时,阳离子和阴离子交换树脂可分别用盐酸和氢氧化钠使其再生。

(3)逆渗透法:通过加压使水渗透过极微小的渗透膜,由于水中 $95\%~99\%$ 的其他溶解和(或)非溶解物质无法通过渗透膜,从而达到纯化水的目的。逆渗透膜的孔径仅为 0.0001 $μm$ 左右(细菌大小为 $0.4~1.0$ $μm$,病毒大小为 $0.02~0.4$ $μm$),水经过时能除去大量的不纯物质,如无机离子和多数有机化合物、微生物和病毒等,但仍有少量残留,一些更微小的离子,如硝酸根及溶解氯还是不能有效地除掉。

(4)炭吸附法:炭吸附法是采用活性炭柱处理自来水,除去水中有机化合物的方法。该法可作为各种制备纯水配套的一种措施。

(5)电渗透法:电渗透法是将自来水通过电渗析器,除去水中阴、阳离子,实现净化的方法。电渗析器主要由离子交换膜、隔板、电极等组成。离子交换膜是整个电渗析器的关键部分,是由具有离子交换性能的高分子材料制成的薄膜。阳离子交换膜(阳膜)只允许阳离子通过,阴离子交换膜(阴膜)只允许阴离子通过。电渗透法所制纯水的电阻率一般为 $1×10^4~1×10^5$ $Ω/cm$。

(6)混合纯化系统:混合纯化系统是目前应用最广泛的纯水制备方法,其基本原理是采用滤膜预处理系统供水、结合炭吸附和离子交换处理,最后以孔径 0.22 $μm$ 的滤膜除去微生物。通常在系统中加装一个回流装置,以监测水的纯度。好的纯水系统制造出来的纯化水可达到或超过国内一级水标准。

7. 纯水储存 一般选用聚乙烯或聚丙烯桶(瓶)储存,储存时间不宜太长,使用时应避免一切可能的污染,切勿用手接触纯水或容器内壁。

8. 临床实验室给水系统设计 在实验室设计和布局时要考虑给水和排水系统,其中实验室用水要求包括水质、水量和水压等方面。

(1)水的分类:按用途分为供各种实验器皿洗涤、洗手、淋浴等使用的生活用水,供仪器设备或配制试剂使用的实验用水,供消防栓使用的消防用水。

(2)给水系统:实验室给水主要从室外给水管网引入进水管道,将水直接输送到各种配套水龙头和消防用水终端。对于高楼层实验室上层用水,当室外管网压力不能满足要求时,可设置局部加压设备。对于检验仪器设备用水,须根据它们对水质的具体要求,将管网的水经过集中处理后方可使用。

(二)临床实验室排水系统

临床实验室排水系统是指处理实验室相关污水的系统,一般包括生活废水和实验室废液。生活废水较为简单,随着医院生活废水管道处理就可以,但是实验室废液是实验室仪器设备等所产生的废液,含有各种污染物,必须经过处理才能排放到外界。

1. 实验室污水处理 实验室污水排入地面水体或城市排水系统时,必须达到《综合医院建筑设计规范》《污水综合排放标准》和《医院污水处理设计规范》等国家标准中的规定及有关排放要求。实验室废液成分复杂,如实验过程中所用的原料、化学试剂,受多种因素影响,如用水水质、水量、放射性核素种类及使用后的化学组成等。一般废液可分为含有机化合物的废液、含无机化合物的废液和混合废液三类。废液处理方法一般有物理法、化学法、生物法等。物理法主要是利用物理作用分离废液中的悬浮物,化学法主要是利用化学反应处理废液中的溶解物质或胶体物质,生物法利用微

NOTE

生物分解废液中的胶体和有机物质。

2.实验室污水排放 实验室污水按污水性质、成分和污染程度可设置不同的排水系统。无害或经稀释后无害的污水可直接排入医院的污水管网集中处理；对含有有害有毒物质的污水应设置独立的排水管道，经处理后才能排入室外排水管网。总之，实验室要根据污水的可能来源进行排水管道和净化装置的设计和预留，上、下水管道一定要通畅，要选用管径粗、耐腐蚀的水管，水池壁应选用耐酸耐碱的材料，并选用塑料质的落水管，洗涤水池应装配脚踏式水龙头开关，最好装配自动感应式水龙头，洗涤室地面应有泄水口，以免污水积存。实验室污水必须经过污水净化装置的净化，达到环保部门的要求后才能排放到医院外。

二、临床实验室电力系统

临床实验室电力系统是临床实验室重要的基础设施之一。电力系统设计要科学计算负载及相匹配的网管、电线、开关、插座，否则有严重的用电安全隐患。总的安全原则：要有合理的用电回路；要设置切断电源的总开关和电源安全保护；要满足设备对电源电压的要求；要配备应急电源系统；要有防雷及接地系统。实验室电力系统分为动力用电、设备用电、照明用电和弱电系统。

实验室的用电设备较多，为了保护仪器设备以及确保用电安全，在建设和装修过程中，对实验室用电的布线、供电方式、仪器设备功率大小及摆放位置、电线容量、用电安全及防静电措施等都要进行总设计，使实验室有一套功能完备、运作良好的电力系统。

(一)动力用电

动力用电也叫三相用电，为三条火线和一条零线，零线和每条火线之间的电压为 220 V，而每两条火线之间的电压为 380 V。要把一些带电机启动的设备如离心机、冰箱、空调、抽风机、空压机、生物安全柜等并入动力用电网，以避免因这些设备启动运行产生不同程度的干扰电流，影响检验仪器；设备电力网络要采用不间断电源(uninterruptible power supply，UPS)与市电双回路设计，确保仪器运行不受停电或 UPS 故障的影响。

(二)照明用电

照明用电也叫单项用电，为一条火线和一条零线，其间电压为 220 V。实验室的照明设备一般以日光灯为宜，它不但使用寿命长、电源面积大、光效高，而且发热量低。在实验室用目视法判断容量滴定指示剂变色终点时，可在操作处安设荧光灯；电磁干扰要求严格的实验室，不宜采用气体放电灯；在暗室、电镜室等应设单色(红色或黄色)照明，入口处宜设工作状态标识灯。放射性实验室、传染性微生物实验室以及从事致癌物或毒物操作的实验室，应采用嵌装式洁净灯具，电线管路要力求暗装，电灯开关应装在室外走廊上；无菌室需要安装紫外灭菌灯或空气消毒机，控制开关应设在门外并与一般照明灯具的控制开关分开设置；潮湿、有腐蚀性气体和蒸气、火灾危险和爆炸危险等场所，应选用具有相应防护性能的灯具；在安全出口、疏散通道等处设置安装疏散指示灯，使疏散的人员能在紧急事故的情况下得以迅速疏散；管道技术层内应设照明并由单独支路或专用配电箱(盘)供电。

(三)弱电

弱电一般指直流电，主要有音频及视频线路、网络线路、电话线路等，直流电压一般在 32 V 以下。临床实验室的弱电系统是医院智能化系统的重要组成部分，主要包括远程医疗系统、医疗示教系统、屏幕显示系统、通信与网络管理系统、办公自动化系统、信息管理系统及 IC 卡系统等。临床实验室的弱电系统的设计是反映实验室自动化程度高低的重要标志。

三、临床实验室通风系统

在常规实验室要尽可能使用太阳光、自然风，有足够新风流入，保证工作环境空气通畅。实验过程中，经常会产生各种具有毒性、腐蚀性、刺激性的物质或具有生物危害的气溶胶，如不及时排除

NOTE

出,会造成室内空气污染、危及实验人员健康和安全,以及可能影响仪器设备的精确度和寿命。因此,临床实验室通风系统的设计非常重要。

所谓通风,就是把室内的污浊空气直接或经净化后排至室外,并把新鲜空气补充进来,从而保持室内的空气条件,以达到卫生标准及满足生产工艺的要求,我们把前者称为排风,后者称为送风。按照动力不同,通风系统可以分为自然通风和机械通风,机械通风又可以分为全面通风和局部通风。全面通风是指在房间内整体进行通风换气的一种方式,局部通风是指将通风的范围控制在有害物质形成比较集中的地方,或是工作人员经常活动的局部区域的通风方式,例如实验室通风柜、万向排烟罩、原子吸收罩等。

(一)送风系统

临床实验室送风系统一般带多个实验室或房间。临床实验室通风系统最大风量的确定应根据所带实验室数量及实验室运行模式,考虑适当的通风柜同时运行。临床实验室送风系统风量既要满足实验室最大运行风量要求,也不要盲目扩大风量,避免造成送风系统及相关冷热源设备选型过大。

(二)排风系统

临床实验室排风设施要达到以下几点要求:①四周区域需呈现一定的相对负压,即空气从清洁区流到非清洁区。②有人时,与外界空气更换频率不少于 10 次/时,无人时不少于 4 次/时。③将空气直接排出窗外。常用的排风设备主要有排气扇、通风柜、生物安全柜和实验室全室通风系统。临床实验室排风系统使用的排风机宜采取调频控制,保持排风系统干管最远点静压恒定,使排风机风量与系统排风量相一致。减少排风机耗电量,维持排风系统风管压力恒定,提高排风机风量控制阀精度。同时,临床实验室送风系统空调机组的送风机也宜采取调频控制,送风量应与临床实验室排风系统排风量相一致。

(三)气流设计

洁净实验室的建设过程中,气流控制的效果直接关系到实验室的安全标准能否实现。根据大楼的结构特点,就近开设风井,划分排风和补风系统,减小系统阻力,降低系统噪声。排风和送风系统达到风量平衡,保持室内 $-10\sim-5$ Pa 的负压,以防止有害气体的散溢,并保证实验人员的身心健康。空气从清洁区流到非清洁区、从人员密集区到人员稀疏区排出室内。

(四)通风系统设计考虑的其他要求

为了确保临床实验室的安全,有条件的临床实验室必须装备中央空气处理系统,避免因电风扇鼓风导致临床实验室传染性疾病的传播,特别是生物医学和微生物实验室应严禁使用电风扇。在设计中要充分考虑噪声、臭味等不良因素,以防止二次污染的产生,避免对周围环境造成新的污染。

四、临床实验室自动控制系统

临床实验室自动控制系统是为实验室节能和调节工作环境等所设计的自动化控制系统,可以更精准、更有效地控制实验室的日常状态和环境,包含种类很多,如门禁系统、空调控制系统、压力控制系统和风速控制系统等。

五、临床实验室窗口和工作台

临床实验室窗口和工作台是实验室必备的基础设施,窗口是面向患者的交流服务通路,工作台则是开展日常工作必不可少的重要场所。随着临床实验室的发展,对窗口和工作台的要求也逐渐发生改变。

(一)窗口设计

随着临床实验室建设的发展,实验室窗口的设计越来越重要,应保证采血人员和体液标本接收人员与患者之间充分交流,避免出现交流障碍。现代临床实验室多采用大窗口半开放式设计,即用钢化玻璃在采血平台与体液标本接收平台做间隔,将患者与实验室相隔离,然后采集的标本通过小窗口(门)或轨道输送进实验室,既方便医患之间的信息交流,体现医患之间平等与互相尊重、和谐医患关系,又能较好地预防院内感染,保证生物安全。

(二)工作台设计

实验室工作台是开展各种实验的平台,是对实验工作起到辅助作用的一种实验室器具。为适应不同类型实验室的实验工作,实验室工作台具有多种不同的材质,在结构上除了普通的工作台结构外,一般还应具有放置实验器具的架子、实验用电源及用来进行清洗的水槽等,对保证实验工作的顺利有序进行起到辅助作用。拥有一个好的实验室工作台能够使在工作中的实验人员更加得心应手,缩短找寻各种器材、实验物品和其他辅助设备的时间,有效提高工作效率。

六、临床实验室标识与警示系统

临床实验室可以有多个功能不同的房间,特殊的房间需要进一步限制非授权人员的进入;此外,在某些实验的特殊工作状态期间,需要临时限制人员的进入。实验室应根据需求和风险评估,采取适当的警示和禁止措施,如设置警示牌、警示灯、警示线、门禁等。实验室内工作间入口应有工作状态的文字或灯光信号警示。生物安全实验室应设紧急发光疏散指示标识,实验室的所有疏散出口都应有消防疏散指示标识和应急照明措施。

(王清 龚道元)

📖 本章小结

本章介绍了临床实验室环境、布局与基础设施,主要内容有临床实验室环境、临床实验室布局、临床实验室基础设施。临床实验室的环境对于保证样本、仪器设备、操作人员和检验结果不受影响至关重要。必须对临床实验室的噪声、温度和湿度、灰尘、电磁干扰、辐射、光照、通风等环境因素进行有效管理,使其能够满足临床实验室的基本需求,为检验结果的准确、可靠提供强有力的保障。临床实验室总体布局应符合安全性、灵活性、可拓展性和经济性原则。临床实验室布局形式分为开放式和分隔式,而今大型实验室多采用开放式与分隔式结合的原则。临床实验室可简单分为办公区、辅助工作区和防护区,按工作流程和生物安全要求各区分别为清洁区、缓冲区、半污染区和污染区。临床实验室基础设施包括给排水系统、电力系统、通风系统、自动控制系统、实验室标识与警示系统等。

NOTE

第六章 临床实验室人员管理

学习目标

通过本章学习,你应能回答下列问题:

1. 临床实验室人员管理主要包括哪些内容?
2. 临床实验室人员资质的概念是什么? 主要包含哪些内容?
3. 临床实验室专业技术职称分几类? 如何分级?
4. 岗位的概念是什么? 临床实验室岗位主要分哪几类?
5. 岗位描述包括哪些内容?
6. 临床实验室新上岗人员的培训包括哪些层次? 如何进行培训和授权?
7. 临床实验室能力评估的主要内容和方法有哪些?
8. 临床实验室能力评估后的授权是如何进行的?

人员管理是临床实验室根据自身的规模、功能、区域定位等因素,为保障实验室具有相应技术能力并能提供正确的检验结果,按人员数量、学历、职称结构,以及领导职数等进行合理配置,以提高检验质量和人员能力为导向而进行的过程管理。人员管理是质量管理体系的关键要素之一,CNAS CL02:2012(ISO15189:2012)明确要求实验室应制定程序文件,对人员进行管理并保持所有的人员记录,以证明满足要求。

临床实验室必须建立层次清晰,岗位职责、权限和任务明确的组织结构,发挥每一位员工的主动性、积极性,按照一定的要求、标准、规范、程序进行相互协作,以组织的形式有条不紊地开展能力和技术管理,并从人员资质、岗位管理、人员培训与考核,以及能力评估与授权等方面进行管理,建立人员技术档案,最终形成全面的人员管理体系,确保实验室检测科学、公正、准确、有序、高效。

第一节 临床实验室人员的基本要求

一、临床实验室人员资质

临床实验室人员的资质(competence),也称任职资格,是指为了保证组织工作目标的实现,任职者必须具备的知识、技能、能力和个性等方面的要求。它常以胜任职位所需的学历、专业、工作经历、工作技能、能力等加以表现,如学历证书、学位证书、执业证书、专业技术职称(简称职称)证书、特殊培训证书(如压力容器操作证书,分子诊断实验室上岗证、HIV 初筛试验上岗证)等。

(一)临床实验室负责人资质要求

临床实验室负责人或主任(laboratory director):对临床实验室负有责任并拥有权力的一人或多人。临床实验室主任、副主任一般由医疗机构法人(院长)或独立实验室法人任命。实验室质量负责人、技术负责人、专业组长、要素组长、技术组长、质量监督员、试剂管理员、安全管理员及其他关键岗位管理员,由实验室管理层集体讨论,科主任予以任命。

目前,我国尚无针对临床实验室人员任职资格要求的专门文件,但在《医学实验室质量和能力认可准则》《医疗机构临床实验室管理办法》《医学检验实验室基本标准和管理规范(试行)》等文件中,

NOTE

80

均提到临床实验室主任、专业岗位人员的资质要求,主要包括以下几点。①教育背景:学历、学位证书。②执业资格:医师执业证书、特殊岗位上岗证书。③工作经历:从事某专业领域工作的年限。④专业技术职称:专业技术职称证书。⑤继续教育、进修、培训经历。⑥个人工作业绩:研究课题、论文、论著、专利和社会兼职等。

如果临床实验室需要通过认证认可,以及二级及以上医院等级评审,其医学实验室主任或医学检验科主任通常需要符合以下要求:①执业医师(副主任医师以上),医学实验室工作或培训2年以上。②临床实验室相关专业高级职称。③医学检验或相关专业博士,医学实验室工作或培训2年以上。④医学检验或相关专业硕士,医学实验室工作或培训4年以上。⑤医学检验或相关专业学士,医学实验室工作或培训8年以上。⑥卫生行政主管部门岗前培训合格。

(二)质量负责人、技术负责人资质要求

1. 质量负责人资质要求　①具有医学或医学检验专业本科以上学历,副高及以上职称。②具有较强的组织管理能力。③具有5年以上相关工作经验。④熟悉质量管理有关知识。⑤熟悉本实验室质量管理体系文件和相关法律、法规。

2. 技术负责人资质要求　①具有医学或医学检验专业本科以上学历,中级及以上职称。②具有较强的专业技术知识和组织管理能力。③具有5年以上相关工作经验。④有丰富的临床检验领域管理工作经历。⑤熟悉临床实验室质量管理体系文件和相关法律、法规。⑥由有能力对本实验室专业技术进行指导和培训的技术人员担任。

(三)各亚专业负责人(组长)资质要求

1. 临床体液学实验室负责人　应具有中级及以上职称,从事体液学检验工作至少3年。

2. 临床血液学实验室负责人　应具有中级及以上职称,从事血液学检验工作至少3年。

3. 临床生物化学实验室负责人　至少应具备中级职称,医学检验专业背景,或相关专业背景经过医学检验培训,2年及以上临床生物化学工作经验。

4. 临床免疫学实验室负责人　至少应具有中级职称,医学检验专业背景,或相关专业背景经过医学检验培训,2年及以上临床免疫工作经验。从事特殊检验项目的实验室负责人还应符合相关规范的要求(HIV初筛、确认培训合格上岗证)。

5. 临床微生物学实验室负责人　至少应具有中级职称,临床医学、医学检验专业背景,或相关专业背景经过医学检验培训,3年及以上临床微生物工作经验。

6. 临床分子生物学实验室负责人　至少应具有中级职称,从事分子诊断工作至少3年,持有分子生物学培训合格上岗证。

7. 输血科(专业)负责人　具有中级及以上职称,从事输血学检验工作至少3年。

8. 病理科(专业)负责人　具有副高及以上职称的病理医师,从事临床病理诊断工作至少10年。

(四)各专业技术岗位及特殊岗位人员资质要求

1. 临床体液学实验室人员　认可的授权签字人应具有中级及以上职称,从事申请授权签字领域专业技术工作至少3年。有颜色视觉障碍的人员不应从事涉及辨色的体液学检验工作。

2. 临床血液学实验室人员　认可的授权签字人应具有中级及以上职称,从事申请授权签字领域专业技术工作至少3年。有颜色视觉障碍的人员不应从事涉及辨色的血液学检验工作。

3. 临床生物化学实验室人员　认可的授权签字人应至少具有中级职称,从事相应授权签字领域临床生物化学工作2年以上。

4. 临床免疫学实验室特殊岗位人员　认可的授权签字人应具有中级及以上职称,从事申请授权签字领域专业技术工作至少3年。特殊岗位如抗HIV初筛、产前筛查、新生儿疾病筛查等,应取得相应上岗证。

5. 临床微生物学实验室人员　认可的授权签字人应具有中级及以上职称,从事申请授权签字

NOTE

领域专业技术工作至少3年。有颜色视觉障碍者不应从事涉及辨色的微生物学检验,高压蒸汽灭菌器操作者需持有压力容器培训合格上岗证。

6.临床分子生物学实验室人员 认可的授权签字人应至少具有中级职称,从事申请授权签字领域专业技术工作至少3年。经过有资质的培训机构培训合格取得上岗证后方可上岗。

7.输血科(专业)实验室人员 认可的授权签字人应具有中级及以上职称,从事申请授权签字领域专业技术工作至少3年。负责对疑难血型血清学检验结果进行审核和专业判断的人员应至少具有5年本岗位工作经验和中级及以上职称。有颜色视觉障碍的人员不应从事涉及辨色的输血相容性检验。

8.病理科(专业)实验室人员 认可的授权签字人应为具有中级及以上职称的病理医师,从事申请授权签字领域专业的病理诊断工作至少5年。独立出具组织病理报告的医师应当具有中级及以上病理学专业职称,并有5年及以上病理诊断经历。

二、检验专业技术职称

医疗卫生行业专业技术职称是指经当地卫生行政主管部门或所属单位职称评审委员会评审的专业技术职称,一般分为初级、中级和高级职称,临床实验室从业人员的专业技术职称常见以下几类。

(一)检验技师系列

检验技术类人员是临床实验室中从事检验工作的主体,也是实验室员工组成的主体。其职责主要包括仪器的保养与维护、定期开展室内质控与室间质评、完成日常标本检验、检验报告的审核与发布,以及危急值报告等临床工作,并提供适当的临床咨询服务。我国检验专业技术职称分初级、中级和高级三个级别,其对应的专业技术岗位共分13个等级,具体分级及晋升要求见表6-1。

表6-1 临床实验室检验技术类人员职称分级及某省职称晋升要求

职称级别	职称名称	对应岗位级别	晋升资格基本要求
初级	技师	第11~13级	专科及以下学历,从事本专业技术工作满1年,工作期间单位考评合格,参加全国统一专业课考试成绩合格,获得检验技士资格。专科及以下学历,聘任检验技士满5年;本科及以上学历,从事本专业技术工作满1年,工作期间单位考评合格,参加全国统一专业课考试成绩合格,获得技师资格
中级	主管技师	第8~10级	博士毕业当年;硕士聘任技师满2年;本科学历聘任技师满4年;专科及以下学历,聘任技师满7年,工作期间单位考评合格,参加全国统一专业课考试成绩合格,获得主管技师资格
高级	副主任技师	第5~7级	博士聘任主管技师满2年;硕士聘任主管技师满4年;本科学历聘任主管技师满5年;专科及以下学历,工作满20年,聘任主管技师满7年。工作期间单位考评合格;专业课和(或)专业实践能力、职称英语及计算机考试合格;科研、论文、答辩符合要求,经过所在省(市)专业评审委员会评审通过,获得副主任技师资格
高级	主任技师	第1~4级	本科及以上学历,聘任副主任技师满5年;大专及以下学历,工作满25年,聘任副主任技师满5年。工作期间单位考评合格;专业课、职称英语、计算机考试合格;科研、论文符合要求,经过所在省(市)专业评审委员会评审通过,获得主任技师资格

注:以上仅供参考,不同省(市)晋升要求不完全一致。

(二)检验医师系列

具有执业医师资格证,并注册于检验与病理学领域,在实验室从事临床检验工作的医师,称为检验医师。其主要职责为参与部分日常检验工作,检验报告的审核与发布,重点负责日常检验工作中诊断性报告和（或）检验结果解释性注释报告的签发,参与临床多学科会诊和查房,提供临床沟通与咨询服务工作。从职称上分为助理医师、医师、主治医师、副主任医师和主任医师。各级医师职称晋升标准与技师晋升标准类同。现行的《住院医师规范化培训内容与标准（试行）》要求,执业医师需取得住院医师规范化培训的合格证,方可获检验医师资格。

(陈孝红　闵迅)

第二节　临床实验室岗位管理

岗位是一个组织为实现组织目标,给予员工职责、权限和任务的统一体。临床实验室负责人对每个岗位职责、权限和任务的设定都应该围绕着实验室的总体工作目标,以确保实验室的能力满足实验室服务对象的要求。

一、临床实验室岗位分类

临床实验室岗位通常可以分为以下几类:①管理岗位:质量负责人、技术负责人、各专业组长,以及各综合组组长及组员,如内审组、质量监督组、仪器与试剂管理组、安全管理组、LIS组、咨询组、培训组等,一般可以兼任。②临床检验技术岗位:各专业领域从事检验工作的岗位,如血常规检验复检岗位、血红蛋白电泳检测岗等。③检验辅助岗位:标本采集、运送、接收、转运岗。④特种设备操作岗位:高压蒸汽灭菌消毒岗。⑤保障岗位:库房管理岗、器具清洁岗、保洁岗等。

二、岗位描述要点

临床实验室应对所有人员的岗位进行描述,包括职责、权限和任务,描述要点包括以下内容。

1. 岗位名称和标识　岗位所从事的工作、所属部门、岗位编号等。

2. 岗位所需职位人数　某定岗所需要的人数,即定员。

3. 岗位活动的内容和程序　包括工作职责、工作任务、完成工作所需要的资源,如工作资料文件(标准操作程序等)、仪器设备与耗材、工作流程、工作中与其他人员的联系以及上下级关系等。

4. 岗位任职资格　岗位所需学历、专业技术职称、专业背景、工作经历及年限、培训证书,以及任职者必备的知识、经验和技能。

5. 执业条件　执业条件说明了工作的各方面特点,如工作时间安排、工作量、绩效考核、培训与考核要求等。

6. 岗位与相关部门的联系　本岗位与本专业组,以及与其他专业组岗位的相关性(需要密切联系和配合的岗位和部门)。

7. 岗位安全风险　包括安全应急事件的处置、个人安全防护措施、人员免疫状态、受孕等。

8. 岗位授权的要求　依据本岗位能力评估的内容、标准进行评估,能力评估结论为合格者。

三、临床实验室岗位设置范例

临床实验室可根据实验室规模、开展项目、工作量、工作类别、环境条件等实际情况和需求设置岗位,常见岗位设置可参照表6-2。

表6-2　临床实验室常见岗位设置表

岗位类别	岗位编号	岗位名称
管理岗位	GL-LAB-01,02...	①主任。②副主任。③质量负责人。④技术负责人。⑤专业组长。⑥要素组长(多个)。⑦技术组长。⑧科室秘书(教学、科研)。⑨安全管理员。⑩库房管理员

NOTE

岗位类别	岗位编号	岗位名称
技术岗位		
临床生物化学实验室	JS-SH-01,02…	①常规生化检验岗。②电泳项目检验岗。③肿瘤标志物检验岗。④甲状腺激素、性激素检验岗。⑤特殊蛋白检验岗。⑥报告总审核岗
临床免疫学实验室	JS-MY-01,02…	①自身抗体检验岗。②乙肝病毒定量检验岗。③丙肝病毒、HIV初筛、梅毒检验岗
临床体液学实验室	JS-TY-01,02…	①门诊尿常规岗。②住院尿常规岗。③门诊大便、白带检验岗。④住院大便、白带检验岗。⑤手工镜检岗
临床血液学实验室	JS-XY-01,02…	①门诊血常规岗。②住院血常规岗。③骨髓细胞学岗。④血液流变学岗。⑤凝血检验岗
临床微生物学实验室	JS-WSW-01,02…	①标本接种岗。②染色镜检岗。③鉴定与药敏试验岗。④质谱岗
临床分子诊断学实验室	JS-FZ-01,02…	①HBV DNA检验岗。②HCV RNA检验岗。③药物基因组学岗。④遗传性疾病检验岗
急诊实验室	JS-JZ-01,02…	①急诊生化检验岗。②急诊三大常规检验岗。③急诊凝血检验岗
标本前处理组	JS-QCL-01,02…	①标本接收岗。②标本预处理岗。③标本归档岗。④标本室内转运岗
辅助岗位	FZ-LAB-01,02	①器皿清洁岗。②保洁岗
特种设备操作	TZ-LAB-01	高压蒸汽灭菌消毒岗
保障岗位	BZ-LAB-01,02	①库房管理岗。②物质配送岗

（陈孝红　闵迅）

第三节　临床实验室人员培训与考核

临床实验室应对所有人员进行培训，而对不同层次人员进行有针对性的培训是保证检验质量和安全的有效方法，其中对新进人员、脱岗时间过长（超6个月，如产假、新轮岗）人员的培训尤为重要。考核是检验培训效果的方法之一，考核的方式多种多样，如试卷考试、现场提问、操作考试、临床样本比对等。

一、人员培训计划和要求

（一）临床实验室组织的年度培训计划

由临床实验室管理层（多为技术负责人）负责制订下一年度培训计划并经实验室主任批准。该计划应包含法律、法规、行业标准、实验室安全、体系文件以及临床实验室所提供服务相关的质量保证和质量管理等方面的培训：①根据人员岗位描述要求制订年度的基础理论培训计划和指定教师，内容包括生物安全、消防安全、质量管理体系、服务协议评审、临床基础知识；SOP依从性、认知性审

NOTE

核、伦理学知识、实验室保密条例等。②继续教育培训计划：临床实验室应积极创造条件让员工有机会提升学业、到国内外进修或短期学习、交流和培训。③根据临床实验室质量体系运行监督评审中存在的问题，提出培训需求，制订培训计划，检查培训效果（作为年度预防和纠正措施的一部分）。

（二）专业组组织的专业技能培训计划

按科室培训计划总要求，由各专业组组长制订本专业组各岗位的培训计划。内容应包括岗位职责、生物安全风险评估、专业基础知识、岗位技能培训、室内质量控制、室间质量评价、仪器正确使用与维护、LIS 系统使用与维护等。

二、人员培训的方式

1.一般方式 专题讲座、示范练习、模拟演练、影像宣传、图片观摩、组织讨论、自学等多种形式。

2.针对岗位 按人员不同岗位、不同职称和经历，考核未通过或薄弱领域等，有针对性地进行培训。

3.特殊岗位专项培训 部分特殊岗位在岗位描述中说明需持证上岗，如压力容器操作证书、分子诊断实验室上岗证（含二代基因测序、遗传相关基因检测）、HIV 初筛上岗证、产前筛查、产前诊断上岗证等专项培训。

三、人员培训计划的执行

（一）临床实验室人员内部培训计划的执行

临床实验室人员培训应做到分工明确、责任到人。其中实验室主任负责临床实验室人员培训计划的批准；质量负责人主要就科室质量管理体系运行情况和改进需求，提出培训建议；技术负责人负责科室培训计划的制订及组织实施；专业组组长负责本专业组培训计划的制订及组织实施。

（二）临床实验室人员外部培训计划的执行

临床实验室在有条件的情况下，应尽可能组织参加由国家卫生健康委临床检验中心、中华医学会检验医学分会、中国医师协会检验医师分会等国家正规医疗机构或协会组织的各种全国性学术会议；以及由各省市卫生健康委临床检验中心、疾控中心、产前诊断中心等机构或组织，针对特殊岗位组织专门培训并颁发特殊上岗证，如 PCR、大型分析仪器、HIV 初筛、产前筛查、新生儿疾病筛查等培训活动。参加培训人员的选派应遵循公开、公平、公正原则。

四、不同岗位人员的分级培训

临床实验室应对所有人员进行培训，尤其应重视对不同岗位人员、不同职称和经历人员、新进人员、轮岗或离岗 6 个月以上人员、能力评估未通过人员等实行分级培训。

（一）新进人员的岗前培训

1.医院层面组织的培训 由医院人事部门、医务部门等统一组织开展新进人员培训，其内容主要包括医院发展历程、医院文化、国家法律法规、医院规章制度、信息系统、业务体系、服务体系等的培训和考核工作。

2.实验室层面的培训 应向新员工介绍科室整体情况及其将要工作的部门或区域、聘用的条件和期限、员工设施、健康和安全要求（包括火灾和应急事件）以及职业卫生保健服务等。其主要包括科室文化、科室质量管理、生物安全、消防安全、一般规则（包括职业卫生保健服务）、记录填写、精密度训练、SOP 训练、操作培训、准入等。

（二）轮岗、离岗 6 个月以上及能力评估未通过人员再培训

上述人员的培训应具有针对性，尤其是对能力评估未通过人员，首先进行原因分析：不合格是个别现象，还是本岗位的集体现象？如果是集体现象，可能说明培训方法、时间不到位或考核评估

方式存在问题,找到主要原因,制订培训计划并进行再培训。

(三)进修人员、规范化培训及实习人员岗前培训

由科室指派专人负责制订以上人员的培训计划,其培训内容主要为科室文化、实验室规章制度、生物安全和应急处理、LIS操作、实验室组织的学术授课、基础知识、基本技能、室内质控、室间质评、专业组的业务能力培训等。

五、考核

考核不是目的,而是验证培训效果的方式之一。实验室人员经过培训后,应定期评估培训效果,评估方式包括试卷考试、现场提问、操作考试、盲样标本比对、留样再测等。考核后应明确指出被考人员存在的不足或需要提高的内容,考核的有关原始资料及考核的成绩存入员工工作档案中。

(闵迅　孙晓春)

第四节　临床实验室人员能力评估与授权

能力是完成一项目标或者任务所体现出来的素质。人员能力评估是指通过对个人承担岗位所需的资质条件、岗位知识和技能水平、职业道德素养、行为特征等进行系统而客观的评价,以确定人员的履职能力状况。临床实验室应根据所建立的能力评估的内容、方法、频次和评估标准,评审每一位员工在适当的培训后,执行所指派的管理或技术工作的能力。

一、人员能力评估

临床实验室人员的教育背景(学历、学位)、职称、工作经历、个人业绩、技术系列等各不相同,为调动各级人员的工作积极性,人员能力评估常采用具体岗位、不同层次、差别对待原则。

(一)人员能力评估内容

由于不同岗位所要求的能力不同,在人员能力评估时应以岗位描述内容为基础,不同岗位制定相应的能力评估表,经能力评估后表明其能力是否满足所承担岗位要求,并做出合格或不合格的评价,为下一步的授权提供依据。主要评估内容:①专业资质;②岗位培训、考核情况;③岗位经历;④岗位职责的熟悉和执行情况;⑤基本知识;⑥基本操作;⑦检验结果的准确性;⑧检验报告质量;⑨质量缺陷或投诉记录等。

(二)人员能力评估方法

基本原则是以岗位描述内容为准则,以岗位能力评估内容(能力评估表)为基础,以专业能力为重点,对人员能力评估表的内容逐一查对。

1. 查验人员资质证明　学历、学位证,职称证,工作经历,特殊岗位上岗证等。

2. 专业岗位培训、考核情况　专业培训后的考核应合格。

3. 专业能力评估　专业能力评估可采用以下全部或任意方法组合,在与日常工作环境相同的条件下,对实验室员工的能力进行评估。①直接观察常规工作过程和程序,包括所有适用的安全操作。②直接观察设备维护和功能检查。③监控检验结果的记录和报告过程。④核查工作记录。⑤评估解决问题的技能。⑥检验特定样品,如先前已检验的样品、实验室间比对的物质或分割样品。

4. 评估结果　能力评估表中的每一项评估内容,依据表述方式可以采用等级制、计分制,每一项评估内容的结果依据权重,得到最终的评估结果。

5. 评估结论　每一份能力评估表最终应有明确的评估结论,合格、不合格,以及是否推荐授权。

（三）人员能力评估频次

人员能力评估频次依据专业及岗位不同可以有差异，一般固定岗位评估间隔以不超过 1 年为宜；新进人员在最初 6 个月内应至少接受 2 次能力评估；当职责变更时，或离岗 6 个月以上再上岗时，或政策、程序、技术有变更时，员工应接受再培训和再评估，合格后方可继续上岗。

（四）人员能力评估标准

实验室管理层应针对岗位的每项评估内容需要达到的要求制定相应标准，依据评估内容的重要性给出权重系数或等级（如 A、B、C、D），可规定一票否决的项目等，给出最终的评估结论（见表6-3）。

表 6-3 ××医院医学检验科岗位能力评估表

姓名	杨××	评估时间	2018.01.02
所在部门/专业组	医学检验科	岗位	质量负责人
项目	岗位要求	满足要求（分 A、B、C、D 共 4 个等级）	有待提高内容
知识与技能要求			
培训经历	知识渊博、经历丰富	A	
工作经验及技术职称要求	副高及以上职称，熟悉临床与检验的有效沟通	A	
专业技能情况	对本学科与检验学科间的结合具有指导作用	A	
质量管理和质量保证知识情况	熟悉影响检验结果的各种因素	A	
管理能力	具有担任科主任、副主任的工作经历	A	
咨询服务能力	能经常提供咨询服务	A	
素质要求			
项目	岗位要求	满足要求（分 A、B、C、D 共 4 个等级）	有待提高内容
工作态度	爱岗敬业、热情奉献	A	
教育背景	本科及以上学历	A	
担当精神	敢做事、想做事、能够做成事	A	
医德医风	院级层面考核	A	

综合评价：

通过综合评估，杨××同志满足质量负责人岗位要求，能很好地胜任本岗位，可继续授权本岗位。

评估人：王××

时间：2018 年 1 月 7 日

注：一级为很好胜任本岗位（A 级占总评项目的比例≥90%）；二级为胜任本岗位（A 级占总评项目的比例为 80%～89%）；三级为基本胜任本岗位（A＋B 级占总评项目的比例≥90%）；四级为不胜任本岗位（A＋B 级占总评项目的比例＜90%）。违反医德医风为一票否决评估项。

除人员能力评估外，实验室管理层还应关注员工个人表现的评价以及继续教育和专业发展。这对于提高人员专业素质和综合能力，保证检验质量和安全具有十分重要的意义。

二、能力评估后的授权

授权是组织管理运作中常用形式，即上级机构、组织、管理者将完成某项工作所必需的权力授

NOTE

权给其他机构/组织或人员,体现为权力和任务的转移。

(一)授权形式

临床实验室授权管理一般采用分级授权,医院院长将实验室的管理授权给实验室主任,实验室主任是实验室质量与安全管理的第一责任人,其对技术负责人、质量负责人、专业组长、技术组长、质量监督员、秘书等进行授权。各技术岗位可以由技术负责人和质量负责人授权。

(二)授权范围、权限和频次

人员授权的范围和权限通常按岗位进行,其中各种职称人员每年至少进行一次能力评估和授权。新进人员入岗前培训和考核合格后授权"限制用户"权限;新进人员经 2 次能力评估合格,并具有专业资格证书后,授予"普通用户"权限。夜班、轮转及离岗≥6 个月人员需重新评估合格后才能进行岗位授权。无专业资格证书人员不能授予检验报告审核资格。而特殊岗位(如 HIV 筛查、PCR、染色体核型分析、新生儿筛查等特殊岗位)人员需要上岗合格证才能授权。对进修生、规培生及实习人员,原则上不予以授权。具体见表 6-4、表 6-5。

表 6-4 授权书 1

授权书
为了确保医学检验科质量工作和技术工作有效运行,特授权如下。
1.任命王××为医学检验科主任,全面负责科室管理工作,全权负责医学实验室质量管理体系的建立、运行等事项工作。
2.除医院按规定对医学检验科的领导干部任免、组织机构进行管理外,医学检验科管理层全权负责医学检验科的日常管理和业务工作。
3.医学检验科管理层有权对实验室的资产进行配置和使用,有权对实验室人员进行调配。
4.医院为医学检验科配置所需的各种资源,使医学检验科公正、准确地履行职责,不受任何来自行政、财务及其他方面不正当压力的影响。
5.医学检验科行政管理层由罗××、张××、林××、杨××组成。
授权人签字:××× 授权人职务:××医院院长、法人代表 签字日期:2018 年 1 月 10 日

表 6-5 授权书 2

授权书
为了确保医学检验科质量工作和技术工作按照 ISO 15189:2012 质量体系有效运行和持续改进,经医学检验科管理层讨论决定:由 杨××任质量负责人,分管质量管理工作;由 陈××任技术负责人,分管技术管理工作。
授权人签字:王×× 授权人职务:医学检验科主任 签字日期:2018 年 1 月 16 日

(三)临床实验室人员授权的动态管理

当实验室人员岗位发生变更时应及时给予相应的考核评估和授权;当员工在授权时间段内考核评估不合格,或发生重大差错经能力评估不合格时应及时取消授权;当员工离岗≥6 个月时,应重新考核后授权;LIS 授权应与实际承担岗位保持一致。

案例分析

实验室未能提供人员分级培训计划及记录

【不符合事实描述】受中国合格评定国家认可委员会(CNAS)委派,专家组一行对某医院进行 ISO 15189:2012 初次现场评审,专家组在现场检查中发现临床微生物学实验室未能提供对各级工作人员分级制订的培训计划,及其相应的培训记录。其不符合性质为实施性不符合。

【原因调查】临床微生物学实验室组长陈××已按 CNAS-CL42:2012 的要求制定了《临床微生物学实验室人员的培训和考核程序》,文件中对不同职称人员的培训进行了详细规定,但在制订培训计划时,没有严格按照文件的规定执行,没有充分分析不同层次人员培训的需求,导致对所有工作人员制订完全相同的培训计划,未对各级工作人员分级制订培训计划。

【纠正措施】①专业组组长已组织本专业组人员学习《临床微生物学实验室人员的培训和考核程序》,加深对文件的理解;②依据组内人员的不同工作年限及专业技术职称,分析培训需求,制定《临床微生物学实验室人员培训需求分析报告一览表》,见表 6-6。

【跟踪验证】经科室管理层组织人员督查,该组组长已按照《临床微生物学实验室人员的培训和考核程序》的规定,对临床微生物学实验室现有人员的培训需求进行了分析,并制定《临床微生物学实验室人员分级培训计划》(表 6-7)。

表 6-6 临床微生物学实验室人员培训需求分析报告一览表

基本状况:2016 年临床微生物学实验室人员结构为高级职称 4 人、中级职称 2 人、初级职称 5 人、新进人员 1 人,无轮转及离岗≥6 个月人员。根据 2016 年度的培训工作进行评估及内外部审核,证实临床微生物学实验室未按 CNAS-CL02 文件条款"应每年对各级工作人员制订培训计划"实施,现对我室人员工作性质及职称特点等进行分析,制定以下分级培训内容

全体人员	培训内容为各岗位记录表格的填写、项目 SOP、室内质控、室间质评、失控纠正处理、危急值处理、菌株管理、仪器维护、仪器检定报告相关参数
初级职称	培训内容为基本技术(标本的接种、染色、药敏试验)、院感标本的检测、毒素(细菌、真菌)检测
中级职称	培训内容为基本技术——药敏试验、毒素(细菌、真菌)检测、药敏报告分析、临床咨询、仪器性能验证(血培养仪、细菌鉴定仪)
高级职称	培训内容为药敏试验报告分析、临床咨询、仪器性能验证(血培养仪、细菌鉴定仪)、微生物领域新进展(新知识、新技术、新项目)
新进人员	生物安全、消防安全、质量管理、基本技术(标本的接种、染色、药敏试验)、院感标本的检测、毒素(细菌、真菌)检测、记录填写、SOP 训练、操作培训、准入等
夜班人员	培训内容为危急值处理流程、血培养上机操作流程、报阳标本细菌形态的识别、结果报告、多重耐药菌的复查

表 6-7 临床微生物学实验室人员分级培训计划

日期	培训内容(题目)	参加培训人员	拟培训教师(是否授权)	拟培训时间与地点	培训学时	考核方式	培训目标
1.21	常规记录表格填写	全体人员	张×× 教师授权: ☑是 □否	16:30～17:30 临床微生物学实验室	1	现场考试☑ 笔试□ 口试□	☑掌握 □熟悉 □了解
2.18	基本技术——标本处理、接种	新进人员、初级职称	王×× 教师授权: ☑是 □否	15:30～16:30 临床微生物学实验室	1	现场考试☑ 笔试□ 口试□	☑掌握 □熟悉 □了解
2.18	基本技术——染色	新进人员、初级职称	李×× 教师授权: ☑是 □否	16:30～17:30 临床微生物学实验室	1	现场考试☑ 笔试□ 口试□	☑掌握 □熟悉 □了解

NOTE

续表

日期	培训内容(题目)	参加培训人员	拟培训教师(是否授权)	拟培训时间与地点	培训学时	考核方式	培训目标
2.27	危急值处理流程、血培养上机操作流程、报阳标本细菌形态的识别	夜班人员	唐×× 教师授权： ☑是 □否	16:30～17:30 临床微生物学实验室	1	现场考试☑ 笔试□ 口试□	☑掌握 □熟悉 □了解
2.28	结果报告、多重耐药菌的复查	夜班人员	陈×× 教师授权： ☑是 □否	16:30～17:30 临床微生物学实验室	1	现场考试☑ 笔试□ 口试□	☑掌握 □熟悉 □了解
3.12	基本技术——药敏试验	初级、中级职称	唐×× 教师授权： ☑是 □否	15:30～17:30 临床微生物学实验室	2	现场考试☑ 笔试□ 口试□	☑掌握 □熟悉 □了解
3.19	项目SOP(一)	全体人员	张×× 教师授权： ☑是 □否	19:30～21:30 医学检验科会议室	2	现场考试☑ 笔试□ 口试□	☑掌握 □熟悉 □了解
3.26	项目SOP(二)	全体人员	陈×× 教师授权： ☑是 □否	19:30～21:30 医学检验科会议室	2	现场考试☑ 笔试□ 口试□	☑掌握 □熟悉 □了解
4.1	项目SOP(三)	全体人员	李×× 教师授权： ☑是 □否	19:30～21:30 医学检验科会议室	2	现场考试□ 笔试☑ 口试□	☑掌握 □熟悉 □了解
4.9	室间质评管理	全体人员	王×× 教师授权： ☑是 □否	19:30～20:30 医学检验科会议室	1	现场考试☑ 笔试□ 口试□	☑掌握 □熟悉 □了解
4.9	室内质控管理、失控处理	全体人员	张×× 教师授权： ☑是 □否	20:30～21:30 医学检验科会议室	1	现场考试☑ 笔试□ 口试□	☑掌握 □熟悉 □了解
5.6	多重耐药菌、危急值报告程序	全体人员	李×× 教师授权： ☑是 □否	15:30～16:30 临床微生物学实验室	1	现场考试☑ 笔试□ 口试□	☑掌握 □熟悉 □了解
…	…	…	…	…	…	…	…

第五节　临床实验室人员技术档案的建立

医院人力资源部为全院医务人员建立人事档案,记录人员进入医院后的人事关系、晋升等人事事项。临床实验室管理层为规范人员的管理,应为每位员工建立技术档案,保持全体人员相关教育、专业资质、培训、工作经历和能力评估的记录,这些记录应随时可供相关人员利用,包括(但不限于)以下内容:①教育和专业资质;②证书或执照的复件;③以前的工作经历;④岗位描述;⑤新员工入岗前介绍;⑥当前岗位的培训;⑦能力评估;⑧继续教育和成果记录;⑨员工表现评估;⑩事故报告和职业危险暴露记录以及免疫状态(与指派的工作相关时)。

临床实验室应指定专人对技术档案进行管理,制定管理制度,定期整理档案,及时补充材料,保证技术档案的完整性和连续性。规范技术档案的借阅,保证技术档案的私密性,管理人员需签订保密协议,保证不泄漏个人技术档案。科室管理层在岗位授权、职称晋升、评优评先、专业人员配置等工作需要时,有权查阅科室人员的技术档案。个人技术档案不得私自带出档案保管室。因工作需要复印、使用个人技术档案中的内容时,需征得本人同意。

(闵迅 李云慧)

本章小结

人员管理是临床实验室质量管理体系的核心要素之一,是保证检验质量和服务能力的关键环节。要做好临床实验室人员管理,首先必须依据实验室实际情况,建立层次清晰,岗位职责、权限和任务明确的组织结构,制定实验室和各专业人员管理的程序和流程,以提高检验质量和人员能力为导向,整合人力资源,用PDCA的方法,持续改进人员管理体系,以保证人员管理能够满足实验室的质量管理和技术活动的要求。

临床实验室人员管理主要包括人员资质、岗位描述、培训与考核、能力评估、继续教育、员工表现评估共6个方面。对实验室不同岗位人员的资质管理是实验室规范化管理的基础和必然要求。因此,实验室管理层应按岗位描述的要求,明确各个工作岗位的人员资质、职责、权限、任务。特殊岗位还应包括上岗证、一定的免疫状态和辨色能力等。

临床实验室通过培训考核、能力评估等不断提高人员的能力,是保证检验质量和安全的重要措施,应特别重视新上岗人员和离岗时间≥6个月人员的培训。经培训后的人员是否具有执行所指派(岗位)的管理或技术工作的能力,必须根据所建立的能力评估内容、方法、标准进行评估,能力评估合格,经授权人授权后才能上岗。同时根据所建立的程序定期对实验室工作人员进行能力评估与授权,以保证"人适其位,位得其人"。

NOTE

第七章 临床实验室仪器设备、试剂与耗材管理

 学习目标

通过本章学习,你应能回答下列问题:
1. 临床实验室仪器设备经销商必须具有哪"三证"?
2. 仪器设备档案的基本内容有哪些?
3. 为什么仪器设备、试剂盒在使用前要进行性能验证?
4. 仪器设备使用授权有哪些相关要求?
5. 列表比较仪器设备检定与校准的区别,分析仪器在什么情况下要进行校准。
6. 临床实验室仪器设备维护保养的主要内容有哪些?
7. 化学试剂按纯度分为哪些级别?各有何用途?

第一节 临床实验室仪器设备管理

各种各样的仪器设备已在临床实验室广泛应用,随着医学检验技术的不断发展,临床实验室已经或正在实现检验技术现代化、分析自动化和实验室信息化。大量具有数据和图像处理等多功能、多参数分析的自动化仪器已经进入各级医疗机构的临床实验室。仪器设备管理必须符合《医疗机构临床实验室管理办法》《医学实验室质量和能力认可准则》以及中华人民共和国卫生行业标准WS/T 347—2011、WS/T 490—2016、WS/T 505—2017等的具体要求。为保证临床实验室设备能正常、有效运行,其性能符合相关检验的要求,确保检验结果的正确可靠,提高临床实验室仪器设备的使用效率和延长使用寿命,必须加强临床实验室仪器设备的计划、预算、采购、安装、调试、建档、使用、保养和维护等各个环节的规范管理。

一、仪器设备配置与采购

(一)临床实验室仪器设备的分类

临床实验室仪器设备主要分为两大类,即基础设备和专用设备,在临床实际工作中,要高度重视仪器设备管理。常用仪器设备的管理要点见表7-1。

表 7-1 临床实验室常用仪器设备及管理要点

分类		常用仪器设备	管理要点
基础设备	离心机	低速离心机(转速<6000 r/min)、高速离心机(转速<25000 r/min)、超速离心机(转速>30000 r/min)	①离心机应定期用专门测速仪对转速进行检测。②离心机安放必须选择坚固的台面,放置平稳。③定期检查离心机管套,及时发现和排除管套内异物和污垢。④严格按照SOP规范使用
	温控设备	普通冰箱、低温冰箱、恒温电热培养箱、电热恒温水浴锅	定期或24 h监控温控范围
	显微镜	普通生物显微镜、荧光显微镜、激光扫描共聚焦显微镜、相差显微镜、电子显微镜和倒置显微镜等	①严格按照操作规程使用。②及时清洁目镜、物镜等光学部件。③防震、防尘

NOTE

92

续表

分类		常用仪器设备	管理要点
基础设备	分光光度计	紫外-可见分光光度计、荧光光度计等	①更换光源、重新安装、移动位置、震动或检修后必须进行波长、杂光及线性检查。②工作不正常时,还应进行稳定性、重复性、灵敏度、比色皿等配套检查。③防震、防潮
专用设备	临床体液学实验室	尿液分析仪、尿液有形成分分析仪等	①建立仪器资料档案。②规定仪器使用权限。③根据仪器特点制定相应的定期维护内容。④定期进行性能验证及校准
专用设备	临床血液学实验室	血细胞分析仪、血液凝固分析仪、自动血型分析仪、血小板聚集分析仪、红细胞沉降率分析仪等	
专用设备	临床生物化学实验室	自动生化分析仪、干式化学分析仪、电解质分析仪、血气分析仪、电泳仪、糖化血红蛋白分析仪等	
专用设备	临床免疫学实验室	酶标仪、流式细胞分析仪、发光免疫分析仪、放射免疫分析仪、免疫比浊分析仪、时间分辨荧光免疫分析仪等	
专用设备	临床微生物学实验室	自动血培养系统、微生物自动鉴定及药敏分析系统、生物安全柜等	
专用设备	临床分子生物学实验室	培养箱、基因扩增仪、DNA测序仪、核酸提取仪、核酸杂交仪、超净工作台等	①定期擦洗、消毒。②定期检修、检测运行性能

(二)仪器设备配置计划与预算

临床实验室应根据所属医院的规模、性质、工作量、学科发展等方面的需求,由实验室经反复调研,提出仪器设备配置需求及预算,同时还需考虑实验室内部仪器所组成检测系统的一致性、结果的可比性等。需求和预算上报医院后,由主管部门会同有关业务部门全面了解、审核论证、全院性审核平衡并列入所属医院年度采购计划,提请医院领导批准后执行。制订计划时既要考虑实际需要和财力的可能性,也要考虑仪器设备发展的前瞻性,要精打细算、慎重考虑,尽量避免因计划不周而造成产品档次落后或积压浪费。

(三)仪器设备选购原则

目前,市售的临床实验室仪器设备种类和品牌繁多、档次不一。因此,购置仪器设备前对采购的仪器设备进行多方位评价显得尤为重要,选购仪器设备应遵循以下原则。

1. 可行性 根据所属医院的级别、财力、开展检验项目的需求、工作量大小等选购适宜的仪器设备品牌和档次。在向医院提交报告时,大型仪器设备应同时提交其购买论证报告,主要内容包括仪器设备的质量、仪器设备安装条件和是否具备相应的实验室技术人员等。

2. 合法性 购置临床实验室仪器设备要查验各种证件和批文。进口仪器设备应具备生产厂家对国内经销商的授权书、经销商的营业执照、医疗器械经营许可证、国家食品药品监督管理总局颁发的该仪器设备的医疗器械注册证以及海关报关单等。国产仪器设备应具备国家或省、自治区、直辖市食品药品监督管理局颁发的该仪器设备的医疗器械注册证、医疗器械生产许可证、生产厂家对

NOTE

经销商的授权书以及经销商的营业执照等。

3.适用性 服从和服务于所属医院总体医疗服务的特点和状况,事先进行充分的论证,在选择仪器设备的类型和档次时,既不能过分超越现实,盲目追求高精尖仪器设备,造成浪费,又要有一定的前瞻性。

4.效用性和可靠性 选购仪器设备的关键是仪器设备的质量性能,必须详细了解仪器设备的性能特点。可让仪器设备厂家提供用户名单,并组织到用户单位进行实地考察,详细了解仪器设备的操作、工作原理、硬件软件功能等是否满足实验室信息化要求。

5.售后服务 要求销售公司具有相应的资质,信誉度好,响应时间短,在当地或一定区域范围内有较强的技术力量,专门负责售后维修服务。

6.经济性 选购可维修性强、保存性能好的仪器设备,如装配合理、材料先进、采用标准件及同类产品通用零部件的程度高,有国内生产的配套试剂盒供应的仪器设备。

7.场地和环境 仪器设备安装的场地和环境直接影响仪器设备能否尽快投入使用,购置仪器设备前,最好选择三种同类产品进行反复比较,根据欲购仪器设备对场地设施和环境(安装空间、楼面承重、水、电等)的要求,结合场地和环境对仪器设备进行评估,看其是否满足。

(四)仪器设备招标与采购

所有国有卫生事业单位,按国家有关规定,超过一定单价的医疗仪器设备应实行招标采购,医疗仪器设备和器材的购买符合《中华人民共和国招标投标法》规定的范围。因此,医疗仪器设备和器材的购买要求医院采购人员、实验室主任及仪器设备管理人员必须掌握招投标方面的相关知识。

1.招标原则 招标时应遵循公开、公平、公正原则和诚实信用原则。招标、投标程序要公开、透明,招标信息应公之于众。投标人在招投标过程中机会均等、权利平等、一视同仁。招标人必须按照事先公布的条件和标准,客观对待每一位投标人。招投标当事人必须具备良好心态,遵循诚实守信的竞争原则。

2.招标方式 临床实验室仪器设备和器材的采购采用公开招标或邀请招标的方式。

(1)公开招标:也称无限竞争性招标。招标人以公告的方式邀请不特定的法人或者其他组织投标。公开招标可为所有的投标人提供一个平等竞争的机会,招标人有较大的选择余地,有利于开展真正意义上的竞争,充分体现公开、公平、公正竞争的原则,防止和克服垄断。此方式主要适合较大规模、无特殊要求的仪器设备招标。

(2)邀请招标:又称有限竞争性选择招标。招标人以投标邀请书的方式,邀请特定的法人或者其他组织投标。邀请招标一般不使用公开的广告形式,只有收到邀请书的单位才是合格的投标人,缩短了投标有效期,能降低投标风险和价格。此方式主要适合较小规模、有特殊要求的仪器设备招标。

3.招标程序 招标采购需经过招标、投标、开标、评标、定标和签订合同等程序。

(1)公开招标:应当通过相应媒体发布招标公告。采用邀请招标时,招标人一般应向三家及以上有兴趣投标并通过资格预审的法人或其他组织发出投标邀请书。

(2)资格预审:招标人或招投标中介机构可以对有兴趣投标的法人或者其他组织进行资格预审,一般应有三家及以上的投标人。

(3)投标:投标人通过资格预审后,在规定的截止日期内向招标人或招投标中介机构购买和递交招标文件。

(4)开标:也称揭标,招标单位或招投标中介机构在规定时间和地点,在投标人出席的情况下,以公开方式进行。开标时间与投标截止时间为同一时间。

(5)评标:即按照规定的评标标准和方法,根据流程临时抽取相应专家组成的评标委员会对各投标人的投标文件进行评价比较和分析,从中选出最佳投标人的过程。专家成员名单在中标结果确定前应当保密,确保评标结论的科学性、合理性和公平性。

(6)中标:评标委员会应当按照招标文件的规定对所有投标文件进行评审和比较,拟确定中标人,并在相应媒体上进行公示。在规定的公示时间内,如无质疑,招标单位或招投标中介机构应向中标人发出中标通知书。

(7)签订合同:自中标通知书发出之日起三十日内,招标人与中标人根据招标文件的规定和中标结果以及招标人和中标人之间的权利和义务,签订招标采购合同。

二、仪器设备验收、安装及调试

(一)仪器设备验收

新仪器设备到货后,验收、安装和调试是保证仪器设备质量和正常运转的关键,仪器设备验收包括到货验收、开箱验收和技术验收。

到货验收是指仪器设备安装前验收,重点是以所签订的合同为依据,核对实物与标书、装箱单是否相符,仪器设备外包装有无破损等。开箱验收要求仪器设备管理员、医学装备部工程师、仪器设备厂商三方按仪器设备合同清单对新进仪器设备进行开箱验收,主要看仪器设备配置与附件是否齐全,表面有无划痕、有无碰撞痕迹,并填写《仪器设备接收登记表》。技术验收是对仪器设备的功能配置验收和技术性能指标检测。功能配置验收应根据招标文件和合同技术配置单中提供的各项功能(包括软件版本),逐项核对并进行操作演示,检查是否有缺少或有与合同不符的内容,仪器设备是否能正常工作,并做记录,这项工作也可与仪器设备调试同时进行。技术性能指标检测应根据招标文件或合同技术配置各项可测技术性能指标,按厂方提供的测试条件,对仪器设备逐项进行测试,对检验结果应做出合格或不合格的结论,并做好记录,填写验收报告并由参加验收各方共同签字。

验收不合格的仪器设备由医学检验科主任、医学装备部部长与供方协商解决,并在验收栏记录处理结果。

(二)仪器设备安装与调试

按合同规定,仪器设备供应商应在规定时间内派专门的技术人员到现场进行安装、调试,同时使用部门也应派相应的实验技术人员和仪器设备管理人员陪同。在安装、调试过程中应按说明书对仪器设备的各项技术功能逐一调试,使用和维护人员应尽快熟悉和掌握仪器设备操作使用的关键技术。安装、调试完成后,仪器设备应多次连续开机运行以验证仪器设备的可靠性,并做好相关记录,同时制定使用操作规程及管理制度。操作规程及管理制度至少应包括以下内容:使用人员应具备的技术条件、开机前注意事项及程序、安全措施、操作步骤、日志文档、仪器设备发生意外时的处理措施、维修维护保养的注意事项等。

三、仪器设备性能验证

新购仪器设备使用前或旧仪器设备使用一定周期后均应进行相关性能验证,以确保仪器设备的性能指标在相应仪器设备厂家所规定的参考范围内,保证仪器设备处于正常的工作状态,保证标本检测结果的准确性。值得注意的是,不同厂家、不同类型仪器设备的性能验证指标和所规定的参考范围有差异。应严格按照厂家出厂时的性能指标要求,参照中华人民共和国相关仪器设备的医药行业标准、《临床实验室质量和能力认可准则》和《医疗机构临床实验室管理办法》等文件,结合自身实验室实际情况进行验证工作。

(一)通用仪器设备验证

1. 普通离心机 主要验证指标有离心力和转速,常用频闪仪或经校准的测速表来验证每分钟转速,用校准的电子计时器来验证离心时间,验证周期通常为半年。

2. 冰箱、冷冻箱和孵育箱 应当验证门垫片是否有裂缝或损害、安装是否水平,用参考温度计核查仪器设备温度是否在要求范围内。

3. 温度计 验证温度计的温度,观察温度计有无分离、气泡或破碎。

NOTE

(二)主要检验仪器设备验证

1.血细胞分析仪 根据《临床血液学检验常规项目分析质量要求》(WS/T 406—2012)规定,主要对 Hb、RBC、WBC 和 PLT 等项目进行精密度、正确度、可报告范围、细胞空白计数、携带污染率等指标进行验证,看是否达到出厂时的要求。

2.血液凝固分析仪 用高、中、低不同水平的质控血浆或新鲜患者血浆对仪器设备检测的精密度、正确度、线性、携带污染率、抗干扰性等指标进行验证,看是否符合出厂时仪器设备的性能指标要求。

3.尿液分析仪 根据《尿液化学分析仪通用技术条件》(YY/T 0475—2004)和《干化学尿液分析试纸条通用技术条件》(YY/T 0478—2004)的行业标准,对仪器设备的精密度、试纸条的精密度、仪器设备携带污染率、各检测项目不同量级等进行验证。白细胞酯酶、隐血检测项目要与显微镜检测结果进行对比验证,相对密度、pH 项目要与折射计和酸度计进行对比验证。

4.尿液有形成分分析仪 根据 CLSI 颁布的 EP15-A2《精密度和真实度性能的用户验证》,对全自动尿液有形成分分析仪的精密度和正确度进行验证。另外,以 CLSI 颁布的 EP6-A《定量测量方法的线性评价》为方案验证尿液有形成分分析仪测定尿液白细胞(WBC)、红细胞(RBC)、管型(CAST)、细菌(BACT)的批内不精密度和总不精密度是否能达到厂家的要求。

5.全自动生化分析仪 该类仪器设备主要为定量分析仪器设备,安装后应当确认仪器设备上所用各种方法的性能,同时应满足相应的行业标准,具体内容因不同仪器设备类型、不同仪器设备厂家而不同。其性能验证内容主要包括仪器设备工作环境(电压、环境温度、相对湿度等)是否满足要求,杂散光大小,吸光度的线性范围、吸光度准确度、吸光度的重复性、吸光度的稳定性,温度的准确度与波动度、样品携带污染率、加样准确度与重复性,临床项目检测的正确度、精密度、可报告范围、参考区间等主要指标是否符合仪器设备出厂时和行业标准的要求。

6.酶免疫分析仪 主要性能验证指标包括滤光片波长精度、灵敏度和准确度、通道差与孔间差、零点漂移、线性范围等。

7.发光免疫分析仪 参照我国针对发光免疫分析仪的医药行业标准(YY/T 1155—2009)的要求,对发光免疫分析仪的反应区温度波动度,发光稳定性,项目检测的线性、精密度、正确度等指标进行验证。

8.PCR 核酸扩增仪 主要验证指标包括温度的准确性、温度的均匀性、升降温的速度、不同模式下的相同温度特性和热盖温度等。

9.流式细胞分析仪 主要验证指标包括荧光检测的灵敏度、前向角散射光检测灵敏度、分辨率、分析速度、分选纯度等。

10.微生物鉴定和药敏分析系统 根据《医学实验室质量和能力认可准则在临床微生物学检验领域的应用说明》(CNAS-CL02-A005:2018)的要求,对大肠埃希菌、铜绿假单胞菌和金黄色葡萄球菌三种标准菌株,以及嗜麦芽假单胞菌、黏质沙雷菌、屎肠球菌、阴沟肠杆菌、鲍曼不动杆菌、肺炎克雷伯菌共 6 种临床分离菌株进行细菌鉴定符合性监测,同时每天使用大肠埃希菌、铜绿假单胞菌和金黄色葡萄球菌质控菌株进行药敏质控监测,每天每种标准菌株重复测定 3 次,每次单独制备接种物,连续监测 5 天,验证细菌鉴定与药敏分析系统是否达到出厂时厂家提供的要求,以确保患者检测结果准确、可靠。

四、仪器设备检定与校准

为了减少仪器设备的超差风险和稳定性漂移,使仪器设备始终处于良好的检测状态并达到量值溯源,临床实验室应对仪器设备进行检定和校准,确保检验结果准确可靠。因此,仪器设备的检定与校准是保证检验结果准确的前提。

(一)检定与校准的概念

1.检定(verification) 查明和确认计量器具是否符合法定要求的程序,包括检查、加标记和出具检定证书。将国家计量基准所复现的单位量值,通过检定传递给下一等级的计量标准,依次逐级传递到工作计量器具以保证被计量的对象量值准确一致(称为量值传递)。因此检定是一种被动的实现单位量值统一的活动,由具有资质的计量机构负责强制实施。

检定的目的是查明和确认计量器具是否符合有关法定要求。检定具有强制性,属计量管理范畴的执法行为。

2. 校准(calibration) 在规定条件下,为确定测量仪器设备、系统所指示的量值以及实物量具、参考物质所代表量值与对应的由测量标准所复现量值间关系的一组操作。其用来确定被校准仪器设备的量值及其不确定度,确定测量仪器设备示值误差的大小。

通过测量标准将测量仪器设备的量值与整个量值溯源体系相联系,使测量仪器设备具有溯源性。

校准不具法制性,校准报告不具有法律效力,它属于实验室管理的技术性文件,是临床实验室的自愿溯源行为,是临床实验室 ISO 15189:2012 认可的基本要求。非强制检定的计量器具可以进行校准,不具强制性,可根据需要自行确定。

(二)检测仪器设备检定/校准的主要要素

1. 检定/校准对象 检定具有法制性。我国计量相关法律法规明确规定,凡是《中华人民共和国依法管理的计量器具目录》中所涉及的计量器具,包括计量标准器具和工作计量器具,可以是实物量具、测量仪器设备和测量系统,主要包括天平、分光光度计、温度计、加样器、移液管、离心机、酶标仪等,均需要检定。凡是未被列入目录的仪器设备,若该仪器设备对检测准确性有影响,即使是辅助仪器设备,也应进行校准,如生化分析仪温控系统、加样系统、光学系统等的校准,见表 7-2。

表 7-2 临床实验室常用仪器设备校准的关键部件或参数

仪器设备类别	校准周期	校准关键部件或参数
尿液干化学分析仪	一年	检测重复性(标准灰度条或尿试纸条测试稳定性)、分析仪与随机尿试纸条适配的准确度和检测稳定性(标准灰度条或尿试纸条测试稳定性)等
尿液有形成分分析仪	一年	检测的准确度、重复性、线性误差、携带污染率等
血细胞分析仪	半年	空白计数、线性范围、线性误差、仪器设备可比性、检测重复性、携带污染率、直方图分辨性能、白细胞分类准确度(针对五分类分析仪)等
红细胞沉降率测定仪	一年	可比性(与手工魏氏法的比较)、检测重复性、准确度、检测速度等
全自动凝血分析仪	一年	检测准确度、检测重复性、通道的一致性、线性范围、携带污染率、检测速度等
自动血型分析仪	一年	室温保持区温度控制的准确度、恒温区温度控制的准确度和稳定性、离心机转速误差、ABO/Rh 血型系统检测的准确度、抗人球蛋白检测的准确度等
半自动生化分析仪	一年	波长性能(准确度偏倚、半宽度和重复性)、吸光度(线性偏倚、稳定性、重复性)、温控系统(准确度、稳定性)、交叉污染率等
全自动生化分析仪	一年	光路系统(杂散光、吸光度线性范围、准确度、稳定性、重复性)、温控系统(温度准确度与波动度)、加样系统(加样的准确度、重复性与样品携带污染率)等
干式生化分析仪	一年	检测的准确度、批内精密度、线性、稳定性等
电解质分析仪	一年	准确度、精密度、线性、携带污染率等
血气分析仪	一年	电极性能(稳定性、精密度、重复性等)、检测准确度、检测重复性等
快速血糖仪	3 个月	血糖仪和血糖试纸条的检测重复性和准确度、血糖试纸条批间差、质控物与血糖试纸条的质控范围一致性等
糖化血红蛋白分析仪	一年	目前暂无国家和行业标准,校准时主要依据生产厂家的标准,主要校准检测的准确度、重复性、稳定性和线性等

NOTE

仪器设备类别	校准周期	校准关键部件或参数
流式细胞仪	一年	光路系统(荧光灵敏度、线性、前向角散射光检测灵敏度、前向角散射光和侧向角散射光分辨率)、检测性能(检测分辨率、稳定性、倍体分析线性、表面标志物检测准确率、表面标志物检测重复性、携带污染率)等
电泳仪	一年	电源性能(源电压效应、负载效应、时间漂移、温度系数、纹波系数、电源的连续工作时间、短路保护和报警功能、开路报警和保护功能、稳定状态和指示能力、定时装置准确性)、槽体性能(缓冲液池和冷却装置渗漏性、散热性)等
酶标仪	一年	波长(范围、准确度、重复性)、吸光度(准确度、重复性、通道间一致性)、光谱带宽、杂散光、T-A 转换误差等
全自动酶标仪	一年	加样的准确度和重复性、机械臂加样速度、温度准确度和温度梯度等
全自动化学发光免疫分析仪	一年	反应区温度控制的准确度和稳定性,检测稳定性、重复性、线性和携带污染率等
自动化血培养系统	一年	孔位校准、温度校准(准确度和一致性)、检测系统校准等
自动微生物鉴定与药敏分析仪	一年	温度控制的准确度、微生物鉴定的准确度、细菌药物敏感试验的准确度及系统检测的重复性等
免疫比浊仪	一年	加样系统(准确度、重复性)、温控系统(准确度、一致性)、光学检测系统(准确度、重复性、线性)等

2. 检定/校准机构 分为外部检定/校准和内部检定/校准,外部检定/校准是仪器设备量值溯源首选,外部检定/校准服务机构需要满足以下条件:①有资质;②计量授权范围、认可校准能力以及保证其测量不确定度能满足测量仪器设备使用要求。一般检定由计量检定部门或授权的单位进行,地点可以在实验室,也可在检定服务机构。校准采取自校、外校或自校加外校结合,由有资质的服务机构、制造商以及经过实验室培训、经授权或有资质的实验室人员进行。

3. 检定/校准周期 检定按国家法律规定的强制检定周期执行,检定周期至少每年一次。校准周期分为定期校准和必要时校准,定期校准周期要依据仪器设备性能特点来制定,一般应根据相关行业标准规定或制造商的说明书,通过制造商协助进行仪器设备校准,通常情况下为 6 个月或 12 个月校准一次。一般在下列情况下,要进行必要校准:①仪器设备投入使用前(新安装或旧仪器设备重新启用)。②仪器设备更换部件进行维修后,可能对检测结果的准确度有影响时。③仪器设备搬动后,需要确认检测结果的可靠性时。④室内质控显示系统的检测结果有漂移时(排除仪器设备故障和试剂的影响因素后)。⑤比对结果超出允许范围。⑥改变试剂种类和批号(如实验室能说明改变试剂批号并不影响检测结果,则可以不进行校准)。⑦调整项目参数后。⑧实验室认为需进行校准的其他情况。

4. 检定/校准技术指标 对于需要检定的仪器设备,其检定项目(参数)、检定方法以及标准在国家计量检定规程中有明确规定,临床实验室只需提出执行计量检定规程的要求即可。对于校准的仪器设备根据检测工作需要确定技术指标,包括量程、准确度等级等。临床实验室常用仪器设备校准关键部件及参数见表 7-2。

5. 检定/校准方法 检定以国家计量检定规程为依据,按国家计量检定规程中规定方法进行。校准以国家计量技术规范为依据,首选国家计量检定规程或国家校准规范,其次也可选用国家或行业标准中相应检验和校准规范。当没有实施的校准标准方法时,可使用知名技术组织、测量仪器设备制造商推荐方法进行。

6. 检定/校准结果的确认及处理 对实施检定的仪器设备,应出具检定合格或不合格报告。检定合格标识应粘贴在被检定的仪器设备或器具上,做到清晰可辨。对实施校准的仪器设备,校准完成后应出具仪器设备校准报告,该报告中应提供完整的实验数据。校准的全部实验资料和校准报告应记录在案,由所在临床实验室保存。如检定/校准合格,实验室可直接使用。如测量仪器设备检定/校准时产生校准因子,应确认在该仪器设备使用过程中加以考虑。如发现检定/校准仪器设备技术参数出现漂移,要引起重视。

(三)检测系统的校准

检测系统与检测仪器设备的校准有很大差异,检测仪器设备的校准仅仅指用于检测仪器设备的某个关键部位或某些参数校准,检测系统的校准可以将患者的检测结果与检测标准联系起来,溯源至有关国际计量组织规定的(或国际上约定的)参考测量程序和(或)参考物质,甚至是 SI 单位。

对于检测系统而言,根据检测项目的方法和试剂的稳定性不同而确定不同的校准周期。例如对于那些不太稳定的检测系统,可以每天都进行校准。检测系统不同,其所需要的仪器设备会有区别,相应的校准程序的具体步骤和要求也有所不同。但总的来说,临床实验室涉及的校准程序主要分为以下两步。

1. 检测系统校准前准备工作

(1)实施校准的人员准备:临床实验室负责人应重视校准工作,对相应人员进行授权,建立适合本实验室使用的校准相关程序和标准操作规程。其内容应包括校准物质的来源、名称、溯源性及其保存方法,校准的时间、负责实施人以及具体方法和步骤等。如果同一台检测仪有不同模块或不同加样方式,应分别进行校准。工作人员在工作现场应能顺利获取相应程序文件和 SOP 并认真执行。操作技术人员应定期接受培训及考核,获得相应授权,并按照实验室的程序文件、SOP 等要求执行校准程序。

(2)检测系统校准的环境要求:实验室应规定对环境(如电源电压、温度、相对湿度等)的要求,应配备不间断电源(uninterruptible power supply,UPS)和(或)双路电源以保证关键仪器设备的正常工作。在环境条件达不到要求时应立即采取措施并保存记录。

(3)校准品的选择:可用于检测系统/检测项目校准的物质类型分为一级参考物质、二级参考物质、制造商工作校准品、制造商产品校准品。校准品应能溯源至参考测量程序和(或)参考物质,有良好的均匀性与稳定性,无明显基质效应,最好是以人血清为基质的校准品。医学实验室宜选用与检测系统相配套的制造商产品校准品。制造商产品校准品应声明其校准品所适用的检测系统及在该检测系统下的量值溯源性及测量不确定度。更换校准品制造商或批号时应有比对措施和记录。

(4)校准方法的选择与确认:不同检测系统/检测项目因其检测原理不同,所适用的校准方法也不尽相同,应该根据检测系统/检测项目的具体情况选择合适的校准方法。例如针对生化分析仪的校准,如能证实检测项目的标准曲线呈直线且通过原点,在线性范围内用单个浓度的校准品即可;若校准曲线呈直线但不通过原点,至少需要用 2 个浓度的校准品做两点校准;对于非线性校准曲线,应在测量范围内做多点校准,一般选择 4~6 个浓度,并按其线性选择不同的曲线方程拟合,如样条函数(spline)、指数函数、对数函数(logit-log 3P、logit-log 4P、logit-log 5P 方程)等。多数生化分析仪已设置有数种曲线方程,可将多点校准的结果自动进行数据处理,得到曲线拟合方程。样品的测量吸光度可通过此方程计算测量结果。

2. 检测系统校准的步骤

(1)基础准备工作:了解仪器设备的基本性能,按照仪器设备制造商的说明进行清洗保养,确保仪器设备处于最佳状态。校准所用器材如移液器、奥氏吸管等均应经过计量检定部门检定通过后才可使用;所用试剂应符合国家法律、法规要求,测量程序的方法学性能应满足国家标准或制造商的要求。

(2)校准品、质控品及试剂的处理:按仪器设备制造商的相关要求选择和处理校准品、质控品及试剂时,应注意制造商在校准不同检测项目时对校准品的种类选取和复溶的不同要求。根据制造商说明书提供的相关参数进行设置。

(3)校准品检测及数据处理:按制造商要求检测校准品并进行数据处理。将所得的结果与该项目相应的校准判断标准进行比较,判断其校准效果。

NOTE

（4）校准验证：校准完成后应进行校准验证，校准验证的方法主要有室内质控、反测校准品、与其他仪器设备检测结果比对以及留样再测等，以验证其是否达到预期的质量结果。

3.检测系统校准的注意事项

（1）检测系统及检测项目校准的文件处理：临床实验室应建立和保持一个文件体系，所有文件应经实验室管理者批准且便于实验室人员获得。校准文件应单独标识，按计划定期检查，必要时进行修订，确保所有相关人员之间的有效沟通。对校准工作应有详尽的记录，如校准日期、校准项目、校准品制造商、校准品批号、试剂制造商、试剂批号、校准品示值、校准结果（如吸光度、K 值等）、校准人员、校准前仪器设备的状态、环境条件等。校准工作的记录应当可持久保存、可检索，由操作者签字或以操作者的名字、编号加以鉴别。

（2）校准失败的处理：校准后，若出现校准验证超出既定标准或校准 K 值超出允许范围，则校准失败。首先分析、确认，并记录失败原因，排除以下异常情况后再校准。①试剂：试剂状态（颜色、是否有沉淀物等）、批号、保存有效期、开瓶有效期、保存条件等。②室内质控品：复溶状态、保存时间、保存条件及有效期等。③校准品：复溶状态、保存时间、保存条件及有效期等。④仪器设备：光路（灯泡寿命）、比色杯、水浴池以及保养情况，必要时联系制造商进行仪器设备维护保养。⑤实验室用水：水质是否符合要求。

五、仪器设备建档与管理

（一）仪器设备档案管理的特点

仪器设备档案是各种仪器设备的正常使用、维护和进行技术性能验证不可缺少的材料，其管理具有以下特点：①系统性：仪器设备档案应进行科学系统的整理、分类、编目、建档等。②完整性：仪器设备的购买申请、采购、安装调试、验收、运行、维修维护、报废等过程中，具有保存利用价值的文字、图表、声像载体材料、磁盘以及随机材料均要保存、归档，确保仪器设备档案的完整、准确。③及时性：仪器设备一旦到货，应当及时归档；仪器设备使用过程中，运行、维修等记录应当及时更新。

（二）仪器设备档案的基本内容

仪器设备档案的内容和形式可根据临床实验室的具体情况及医院的规定确定，仪器设备档案主要包括以下内容。

1.仪器设备信息表 包括仪器设备的名称、型号、产地、价格、编号、到货日期、投入运行日期、当前的放置位置、用途、主要性能、保修期、供货方维修等相关承诺、责任人、试剂价格及厂方、经销商和工程师联系方式等。

2.购置资料 包括可行性论证报告、仪器设备的购买申请、预算、审批文件、协议、合同等。

3.技术资料 说明书存放处、出厂合格证书、技术手册、使用维护手册、安装手册、参数手册、备用件明细表、计算机软硬件的文件材料、培训材料等。

4.操作说明书 进口仪器以英文操作说明书为主，同时配中文操作说明书。

5.验收调试报告 精度检查记录、安装验收单、调试报告、验收报告等。

6.使用资料 包括仪器设备的正常运行记录、保养记录、校准记录、故障维修记录及检定记录等。

（三）仪器设备档案管理办法

仪器设备档案的管理必须坚持集中统一管理的原则，确保仪器设备档案完整、准确、系统和安全。①所有仪器设备档案由医院档案室集中保管一套，其他交由使用单位保管。②对于只有一套的医院仪器设备档案，一律交由医院档案室保管，使用部门可借阅或自行复印。③专用仪器设备档案由专人负责管理。

（四）临床实验室内仪器设备管理

为保障仪器设备的正常使用和检测结果的准确性，临床实验室内应按照《医疗机构临床实验室管理办法》《医学实验室质量和能力认可准则》等要求,结合实验室具体情况,编写完整的实验室内仪器设备管理程序,包括程序编号、版本、执行时间、管理目的、术语、适用范围,明确科主任、技术负责人、设备管理员、专业组长和一般职工等各级人员的工作职责和工作流程等。

六、仪器设备使用与保养维修

仪器设备使用过程中应做到"三好四会四定","三好"即管好、用好、维护好,"四会"即会操作、会保养、会检查、会简易维修,"四定"即定人保管、定人维护、定室存放、定期检验。仪器设备管理人员队伍应力求稳定,如果因工作需要调离时,必须办理好账、物移交手续。如果手续不全或账目不清,接收人可拒绝接收。双方签字认可后如果出现问题则由接收人负责。每件仪器设备要明确维护保养内容并做好相关记录,如每日维护、每周维护、每月维护等。

(一)仪器设备使用

仪器设备投入使用前,应当确认仪器设备能正常运行并能确保检验质量。因此,仪器设备至少应具备以下要求方可投入使用。

1.仪器设备 SOP 文件　仪器设备 SOP 文件是一种受控管理的技术文件,临床实验室指定专人根据不同仪器的使用指南,结合实验室具体情况建立作业指导书(SOP 文件)并经实验室审核批准后执行。仪器设备 SOP 文件的基本内容包括操作规程的名称、目的、适用范围及职责,仪器的技术特性、操作方法、运行检查程序、仪器设备维护保养内容及方法、使用注意事项等。

2.仪器设备人员培训　仪器设备使用人员应经过严格培训,考核合格并由科主任授权后方可使用。培训包括应用和维修培训。维修培训主要针对设备科维修人员或实验室的工程人员。应用培训由仪器设备生产厂家或经销商负责。培训方式:①到外地参观学习或集体培训;②在实验室进行现场培训,这是最常用的做法。培训内容包括仪器设备的工作原理、日常操作程序、质控或校准的实施、维护保养方法、常见故障排除、仪器设备使用安全、检测结果分析等。培训对象主要为使用该仪器设备的实验室技术人员。

3.仪器设备使用授权　临床实验室主任应根据仪器设备管理要求对不同人员进行授权,规定仪器设备的使用权限,主要包括日常使用权限、校准或参数设置权限、特殊保养和简单故障排除权限和维修权限。

4.仪器设备有效性确认　在使用仪器设备时,应先检查确认仪器设备是否经过校准或检定后处于正常功能状态并确认仪器设备的安全工作状态。如果仪器设备脱离了临床实验室的直接控制或已被修理、维护过,则必须对其进行校准、验证,符合要求后方可使用。

5.仪器设备试剂及耗材　仪器设备所用的试剂及耗材应符合国家有关部门的规定,建议使用仪器设备制造商配套的试剂和耗材,并进行有效性验证。如果使用非仪器设备制造商配套的试剂和耗材,则必须进行有效性评价,并出具有效性评价报告以保存备查。

6.仪器设备使用标识

(1)仪器设备唯一性标识:每件仪器设备均应有唯一性标识并张贴在仪器设备的醒目位置。标签上的内容包括仪器设备统一编号、仪器设备名称、规格型号、使用部门、启用日期等。

(2)仪器设备状态性标识:仪器设备应有明显标识表明仪器设备状态,如正常使用、故障待修和停用报废三种状态标识。

(二)仪器设备维护、维修与保养

正确的仪器设备维护与保养是保证仪器设备正常运行的前提,临床实验室必须根据制造商建议或行业规范要求来进行仪器设备的维护与保养。

1.仪器设备的维护与保养　由专人负责,做到日常化、制度化和责任化,包括每日维护、每周维护、每月维护、每季维护、必要时维护和预防性维护等,确保仪器设备处于完好状态。

(1)每日维护:仪器设备外部的清洁、开机前的检测与管道冲洗、工作结束后的清洗、断开电源、清理废液等。

NOTE

（2）每周维护：对仪器设备管路的清洗、接触血样部件的擦洗、仪器设备机械部件运行情况的检查等。

（3）每月维护：对机械部件的润滑、试剂残留物及灰尘的擦洗、通风滤网的清洗等。

（4）每季维护：主要是对检验结果起关键作用部件的特殊维护，如血气分析仪电极膜的更换等。

（5）必要时维护：指仪器设备在任何时候出现检验结果不准确或不能运行时，有必要对某一部件进行保养。

（6）预防性维护：周期性地对仪器设备进行一系列科学的维护工作，以确保仪器设备安全并处于最佳工作状态，从而减少故障次数及维修工作量，起到防患于未然之效。临床实验室应根据仪器设备构造、故障特点、每天工作量大小等具体情况来制定详细的预防性维护保养内容。主要内容：检查仪器设备各按钮、开关、接头插座、电源线、散热排风及管道连接等情况；对仪器设备内部管道部分、机械部分进行清洗，防止接触不良；对必要机械部件加油润滑；对已达到使用寿命或性能下降等不符合要求的部件或说明书中规定定期更换的配件等要及时更换；通过各种模拟测试，检查仪器设备各项报警功能是否正常。

临床实验室应根据各自实验室仪器设备的特点制定相应的维护措施，详尽地记录维护的日期、内容、方法、执行人和维护效果等。

2. 仪器设备维修 当仪器设备出现故障时应停止运行，及时报告临床实验室相关负责人并申请报修，同时应立即更换仪器设备状态标识，清楚标记后妥善存放至其被修复，然后启用替用或备用仪器设备。借用其他部门仪器设备时，应当核实仪器设备的性能和使用状态。在维修之前应对仪器设备进行去污染处理并提示告知工程师采取必要的预防措施，确保维修工程师的安全。仪器设备维修后应出具维修报告，在经校准、验证或检测表明其达到规定的可接受标准后方可再次投入使用，同时要检查上述故障对之前检验结果的影响。

（三）仪器设备转移与报废

仪器设备转移与报废是指仪器设备的内部转移或调拨借出、报废、毁损、丢失等内容。这些变动必须按仪器设备管理要求逐项填写翔实的专项报表并征得实验室主任甚至医院领导同意，经仪器设备管理部门办理登记审批手续后，方可进行处理。仪器设备的报废、报损参照有关仪器设备使用期限的规定，即对使用期满、确认已丧失效能的仪器设备按报废处理；由于人为或自然灾害等原因造成毁损的仪器设备按报损处理。报废、毁损的仪器设备必须经仪器设备管理部门会同有关单位及专业技术人员进行认真的技术鉴定，经鉴定后确实无法修复使用或无修复价值，方可办理报废、报损手续。

在仪器设备转移、报废过程中，对仪器设备应按国家或医院规定进行无害化处理后方可搬离实验室。无害化处理包括危险品和感染性物品的去除、仪器设备去污染处理和仪器设备内有关患者或其他机密信息的去除等。

（陶华林　李云慧）

第二节　临床实验室试剂与耗材管理

临床实验室应根据自身情况制定试剂和耗材的文件化管理程序，包括试剂和耗材的申购、接收、储存、验收、报废和库存管理等。各专业组长负责制订本专业试剂和耗材的申购计划，科室试剂管理员负责试剂和耗材的申购、接受、验收、保存和出入库管理，单位采购部按试剂和耗材的购买流程负责向合格供应商采购。

一、常用试剂与耗材种类

随着医学检验技术的不断发展和检验项目的不断增加，所涉及的试剂和耗材品种繁多、来源复杂、使用随机性强,甚至部分试剂对人体有害,这给试剂和耗材的管理带来了较大的难度。

（一）化学试剂的级别

化学试剂是在各种化学实验中使用的各种纯度的化合物或单质,根据纯度和用途主要分为以下四个等级,见表 7-3。

表 7-3 常见化学试剂的分级

试剂品质	英文缩写	试剂级别	标签颜色	试剂纯度	用途
优质纯	GR	一级	绿色	纯度高,达 99.8%	精确分析、研究,可作为基础物质或标准物质
分析纯	AR	二级	红色	纯度略低,达 99.7%	科研、定量分析
化学纯	CP	三级	蓝色	质量低于分析纯,纯度达 99.5%	化学实验、定性分析
实验纯	LR	四级	黄色	纯度相对较低,杂质含量较高	用于一般的化学实验

此外,随着科学的发展,实验中还出现了许多特殊用途的专用试剂,如基准试剂、色谱纯试剂、光谱纯试剂、指示剂和生物染色剂等。其中基准试剂的纯度相当于或者高于优质纯试剂,可直接用于配制标准液;色谱纯试剂一般是指色谱专用溶剂或者试剂,在低波长处透光率比较好;光谱纯试剂是指经发射光谱法分析过的纯度较高的试剂,光谱纯表示光谱纯度,并不是高纯物质;指示剂主要用于配制指示溶液;生物染色剂主要用于配制微生物标本染色液。

（二）商品试剂盒

目前临床实验室使用的生物试剂基本都是由试剂公司生产的商品化试剂盒。其特点是根据临床实验室检测项目的需要制成成套试剂盒,包括标准物质、反应试剂、缓冲液、稀释液、洗涤液等成分。商品试剂盒不但给临床实验室的工作带来了极大的方便,也使生物试剂更加标准化,让不同实验室间检测结果更具有可比性,提高了检测结果的准确性。但试剂盒的质量会严重影响检测结果的准确性。因此,选择符合实验室检测系统要求的试剂盒是提高检测结果质量的关键,所选试剂盒应符合原卫生部颁布的《临床化学体外诊断试剂盒质量检验总则》(WS/T 124—1999)的要求。

1.参考或标准物质 一种或多种具有足够的均一性且已经充分确定可用于一种仪器的校准、一种测定方法的评估或对另一些物质进行定值的物质,它必须具有溯源性。商品试剂盒中的参考或标准物质一般计量学级别较低,配制于适宜的基质中,组成单一校准品,又称为产品校准品。通过对照原级校准品运用参考方法定值而得,在实验中用于作为临床待测样本的对照。

2.质控物 用于揭示检测条件改变引起的检测结果的波动,以揭示检测结果的可接受范围。一旦超过可接受范围,应立即停止实验并对实验条件、实验方法及实验仪器进行检查及校准。确认纠正后,方可继续检测临床标本。质控物有定值和非定值之分,根据不同项目具体选择。质控物有液体型和冻干粉型,液体型质控物使用方便但稳定性差,有效期短;冻干粉型稳定性好,需要复溶后使用。

3.反应试剂 包括所有参与反应的体系成分,如底物、酶、催化剂、稀释液、缓冲液、清洗液等,必须按照试剂盒的组成配套使用。

4.试剂盒的保存及有效期 试剂盒应根据不同的条件按要求保存,在有效期前使用完毕。试剂开启后,稳定性下降,不能再用封闭时的有效期衡量,应尽快使用,避免暴露于空气或存放于仪器内的时间过长。

（三）自配试剂

配制试剂是临床实验室一项重要的基础工作。自配试剂的品种包括两大类:①商品试剂盒中需要配制应用液的部分;②由于部分检验项目没有可用的商品试剂盒,因此需要临床实验室自建检测方法来配制各类反应液。为了达到检测的准确性,试剂的配制与管理必须建立相应的制度和操作文件,其内容如下。

1.建立操作手册 明确所用试剂种类、浓度、配制方法(包括加入量和顺序等)、配制总量,明确试剂保存及废弃方法。

2.建立操作记录 详细记录试剂配制日期、品种、总量、用途及操作者姓名。

3.称量 称量固体时使用万分之一分析天平并保证置于规定的使用环境。称量液体使用的量筒、烧杯、三角烧瓶、玻璃棒、吸管等玻璃容器要保证洁净、无菌、无划痕。

4.溶剂 配制试剂需根据使用需要来选择溶剂,一般为蒸馏水,有时用去离子水,特殊溶剂或非水溶剂应注明。

5.标签 配制好的试剂必须在容器表面贴好标签,注明试剂名称、浓度、配制时间、有效时间、配制人等必要信息。

6.验证 实验室自配试剂使用前一定要进行验证,未经验证的试剂不能使用,最简单的验证方法就是与前一批试剂进行比对,实验室应建立不同自配试剂的验证程序。

7.储存 配制好的试剂必须马上按照储存要求,放入相应条件下储存,一般为室温、室温避光、冷藏等条件。

8.废弃 废弃的试剂不能直接倒入下水道,特别是易挥发、有毒的有机化学试剂更要按照废物处理程序倒入专用的废液桶内,定期妥善处理。

(四)危险化学品试剂

根据国家标准《危险货物分类与品名编号》和《常用危险化学品分类及标志》,将危险化学品分为八大类。其中临床实验室常见的有剧毒类、易燃液体类、易爆类、强氧化类和强腐蚀类等五大类。危险化学品应储存于专室或专柜中,实行双人双锁管理。建立严格的账目管理制度,入库时登记台账,出库领用时必须出具完整的审批和领用手续。

(五)耗材

临床实验室需要使用的非永久性的物品称为耗材,主要为玻璃器材和一次性塑料材料,具体包括注射器、离心管、试管、样品杯、反应杯、吸样头等物品,现用的多为一次性塑料材料。

二、试剂与耗材采购

(一)试剂与耗材申购计划

临床实验室需成立试剂及耗材管理小组,组长由实验室负责人担任,组员包括各专业组长、各专业组试剂及耗材管理员、科室库房出入库管理员等。管理小组负责实验室试剂及耗材相关的全部管理工作,包括品种选择、性能验证、库存管理、申报采购计划等。根据工作的组织特点,采购计划的制订以专业组为单位,一般每月上报一次采购计划。

1.各专业组清点数量 在每月上报采购计划前一天,各专业组试剂及耗材管理员首先彻底清点组内剩余试剂和耗材的品种及数量,然后再清点科室库房内的品种及数量,形成本专业组剩余数量报表。

2.计算月消耗量 调取上一月本组试剂及耗材剩余数量报表,计算出每个品种本月消耗量。

3.各专业组统计上月工作量 各专业组统计上月该组所有检测项目的检测数量。

4.估计下月采购数量 根据本月与上月工作量的对比、消耗试剂及耗材的对比,估计出本组下月全部试剂及耗材的采购数量,并形成报表。

5.制订实验室采购计划 科室出库管理员汇总各专业组采购计划报表,形成科室采购申请,经科主任签字后报单位采购部门,按规定流程执行采购计划。

(二)试剂与耗材选购原则

试剂与耗材的选购要在综合考虑以下几方面条件的基础上由管理小组集体决定。

1.符合实验室检验质量要求 试剂必须具有国家规定的生产和销售的全部资质。一次性耗材应按照用途不同,满足相应条件。

采购试剂和耗材时,应选择满足检验质量所需、有能力稳定供应的服务商和供方,考虑供应商的生产规模、交付进度、履约能力、货源、供货质量、包装、运输质量要求、按时按量交货情况、售后服务、技术和生产工艺、管理理念、生产和经营范围、生产许可证和注册证等情况。将满足要求的供应商列入《合格供应商名录》。

所用的试剂和耗材必须符合质量要求,供应商必须提供试剂生产许可证、产品注册证和经营许可证,不得使用过期、劣质试剂和耗材,试剂和耗材最好要有评价报告。

2. 反映当前检验技术发展的水平 试剂和耗材的选择应适应实验室精密度的要求,采用当前先进的检测方法。必要时应采访、调研本地区规模水平相当的临床实验室使用的品种情况。

3. 价格适用于本实验室成本控制的目标 在满足质量要求的前提下,应重点考虑价格和节约的因素。如果有上级采购机构或其他地区采购中标价格,应予以参考。

4. 符合环境保护及实验室排污的要求 应尽量选择具备无害化处理功能和成分的试剂。

三、试剂与耗材验收

试剂和耗材验收应指定专人负责,对试剂和关键性耗材进行验收时应用相应的文件来指导验收工作。在使用新批号或新货号的试剂盒之前,应进行性能验证,对明确影响检验质量的耗材,也应在使用前进行性能验证,以证明试剂和耗材的可靠性和可用性。①验收检测其正确度、精密度、线性范围、灵敏度、特异度、试剂的稳定性、试剂的均匀性等指标是否符合实验室质量管理要求。②验收终点法试剂盒空白试剂的吸光度是否符合规定标准,反应能否在规定时间内达到平衡,平衡后吸光度是否为最大且保持不变。③验收连续监测法试剂盒的试剂空白值是否符合规定,反应速度下降型的试剂空白吸光度应在 1.5 左右,反应速度上升型的试剂空白吸光度越低越好,试剂空白的酶促反应时间曲线应平坦,吸光度变化每分钟应小于或等于 0.001,延迟期、线性反应期与设定的实验参数应相符。在验收过程中严格按照实验室程序文件要求执行并保留原始实验数据,符合要求才可继续使用,如不符合要求,则应积极查找原因。如果找不到原因或查到问题但不能解决时,应根据评价程序文件引进新品种。此外,在验收过程中还要考虑对试剂和耗材的品种、数量、生产日期、有效期,外包装是否完整牢固、封口严密、标签清晰,用户使用说明书上的基本信息是否完整等。未经验收或验收不合格的试剂、耗材不得入库,验收合格的才能入库并建立台账。

四、试剂与耗材入库保存

(一)试剂与耗材入库

临床实验室应设有专用库房,分别存放试剂和耗材,试剂库房应分为室温库房和冷藏库房。冷冻冰箱可置于室温库房内,以便于统一管理。库房实行分级管理,科室库房应设置至少 2 名管理员分别管理入库及出库货品和数据。各专业组至少设置 1 名试剂管理员,管理各专业组试剂的领取、保存、使用、清点和采购申请等工作。试剂与耗材库房管理流程基本一致。

1. 科室库房入库 如果由上级管理部门负责日常采购工作,则科室库房即为上级管理部门下设的二级库房。一般医院的一级库房为采购办或医学工程科,临床实验室的二级库房要从一级库房办理入库手续。

2. 清点品种核对票据 货品入库时需要上级库房出库管理员、科室库房入库管理员以及其他管理人员同时在场,清点核对验收当次所有试剂和耗材品种。验收内容主要包括名称、外观、数量、批号、有效期、发票等。

3. 办理入库记录 明细账目记录内容,包括试剂名称、批号、数量、生产商、接收日期、有效期等,并由库房入库和出库管理员根据不同品种保存条件,分类放置全部试剂及耗材,做出明确标识以便清点和查找。

(二)试剂与耗材保存

1. 冷藏保存 大部分生物试剂需要冷藏保存,一般温度为 4~8 ℃。临床实验室的生物化学试

NOTE

剂、免疫学试剂、微生物学试剂、分子生物学试剂都属于这一类,可以使用大型冷藏柜或建立冷藏库保存。如果将要求冷藏的生物试剂冷冻保存,则会导致试剂失效不能继续使用。

2.冷冻保存 某些标准物质和质控物需要冷冻保存,需要冷冻保存的试剂应注意避免反复冻融,否则会直接影响试剂质量。

3.室温保存 血细胞分析仪试剂、尿液分析仪试纸及其他各类胶体金方法试纸一般都需要室温保存。室温一般指 15～30 ℃,在夏季和冬季相差较大,应注意监测。如果室温超出范围,应使用空调控制温度。同时应注意室内湿度,应将试剂放置于干燥处,必要时可使用除湿机。

4.有效期管理 生物试剂具有一定的有效期,未开启的试剂需按照要求保存才能保证在有效期内质量可靠。试剂开启后有效期缩短,有些生物试剂即使在有效期内,也不能完全保证质量可靠,应在使用过程中进行验证,如果试剂失效,则坚决丢弃不用。

五、试剂与耗材领用

(一)试剂的领用与管理

试剂的领用即为科室二级库房的出库,由科室库房出库管理员负责组织。一般根据工作需要,每周安排 1～2 次出库。

1.确定领用量 各专业组试剂管理员根据本组工作及试剂消耗情况来确定本组全部试剂品种的领用数量,尽量在满足工作需要的前提下减少每次的领用量。

2.领取试剂 各专业组试剂管理员向科室库房出库管理员提交领用数量并办理移出库房手续,同时将此批试剂移入专业组。应当注意,在同一项目的试剂出库时要仔细查对批号和数量,保证较早批号先使用,尽量使用同一批号,用完一个批号再开始使用下一批号。

3.试剂在组内的保存 各专业组应具备暂存少量现用试剂的条件,包括冷藏、冷冻和室温环境,保证领回的试剂在使用前质量不变。

4.使用试剂 试剂在开始使用前应当办理科室库房的出库手续,可以是人工表格账册的形式,也可以通过实验室信息系统实现。

5.月报表制度 每月月底,库房管理员要对库存量、消耗量、即将失效过期的临界试剂、同时期内各项目的工作量等进行彻底清查,形成月报表留存,以便实验室主任掌握和分析试剂使用情况。

(二)耗材的领用与管理

临床实验室常用的耗材品种较多,主要有玻璃器材和一次性塑料耗材。对材料领用的管理不仅影响检验质量、成本消耗,还会直接关系到感染性标本的生物安全风险防范和院内感染管理。

1.玻璃器材

(1)清洗:玻璃器材清洗是否干净直接影响检验结果的准确性。新购置的玻璃器材应先置于 1%～2% 稀盐酸中浸泡 2～6 h,去除游离碱,再用流水冲洗干净。使用过的玻璃器材应先去除各类污渍,再用流水冲洗干净,然后用蒸馏水冲洗 3 次,根据不同使用需求烤干或高压蒸汽灭菌。

(2)储存:清洗及灭菌后的玻璃器材储存前应用纸包好放入专用柜子,以防碰碎。

(3)放置:玻璃试剂瓶应整齐排放在操作台面上,试管放入钢丝篓内,吸管放入专用分格抽屉,量杯、量筒、锥形瓶等可倾斜放置于专用壁挂式插板上。

(4)账目管理:日常使用和储存的玻璃器材应建立账目明细,定期专人核对,便于明确数量及时补充。

2.真空采血管

(1)采血针:包括静脉穿刺针和管塞针,中间通过连接管连接形成采血系统。一次静脉穿刺可采集多管标本。

(2)采血管:由真空管、塞子和标签组成,根据用途和抗凝剂的不同分为无抗凝剂管、EDTA 盐抗凝管、草酸盐抗凝管、肝素抗凝管、枸橼酸钠抗凝管等。真空采血管要求抗凝剂加入准确、真空负压稳定、封闭无菌、标识醒目、刻度清晰。

（3）持针器：起到连接针头与采血管的作用，便于采样时快速更换真空管，保护采血护士避免针刺事件的发生，降低医源性职业暴露风险。

3. 一次性塑料耗材的管理 临床实验室使用的一次性塑料耗材主要有注射器、试管、离心管、吸样管、吸样头、滴管、样品杯、反应杯、培养皿等。一次性注射器在使用后必须毁形，所有一次性塑料耗材使用完必须经无害化处理后方可作为医疗废物回收。

（1）第一次消毒：一次性塑料耗材使用后，立即浸泡于 2000 mg/L 含氯消毒液中 24 h 以上。

（2）第二次消毒：根据一次性塑料耗材的污染情况，可在 24 h 后更换消毒液进行二次浸泡消毒。

（3）毁形及高压蒸汽灭菌：消毒后的一次性塑料耗材应尽量高压蒸汽灭菌，不适于高压蒸汽灭菌的器具必须用刀具或专用毁形机粉碎。

（4）无害化处理：经消毒灭菌毁形的一次性耗材应交由当地卫生主管部门许可的专业机构回收处理，严禁将未经无害化处理的一次性医疗耗材混入生活垃圾。

六、试剂与耗材信息化管理

信息化管理已经成为临床实验室日常运行不可缺少的管理手段。通过实验室信息系统，可以采集保存客观直接的数据，便于分析统计和整理，尤其有利于管理者依据数据采取各类有效的控制、改进和完善的措施。

1. 试剂和耗材保存环境的信息化管理 临床实验室的试剂和耗材保存量非常大，如果出现保存条件不稳定或者保存条件发生变化而没有被及时发现等情况，都会严重影响检测结果并带来巨大经济损失。比如试剂分散在冰箱保存，监控点较多，条件不一致，即使建立冷藏库房，一旦库房温度失控又无监控时也会造成巨大损失。如果应用远程冷链监控系统可以彻底解决这些问题。在冷藏、冷冻和室温环境均安装环境监测系统终端，根据需要设置测温时间。一般可设为每小时测温一次，依靠移动互联网向服务器发送检测的温湿度数据，提前设置报警控制限。当发生超限情况时，系统会根据预先设定的路径向指定的移动电话、固定电话或电脑发送报警信息，便于实时远程监控试剂及耗材保存环境的数据。

2. 试剂和耗材库存数据的信息化管理 试剂和耗材办理入库登记时，应当详细记录每个品种的各项信息，包括注册名称、生产企业名称、规格、型号、入库日期、入库数量、批号、生产日期、有效期、经销商企业名称、价格等。可实行唯一条形码化管理，即给每个品种的最小包装贴一个唯一条形码，条形码信息包含上述全部入库信息。试剂及耗材在实验室内部的移动始终伴随条形码信息直至使用时办理出库手续。可以保证每一个品种的最小包装从进入科室到使用结束，始终在信息系统管理之下，便于数据的统计整理和分析。

3. 试剂和耗材采购计划申请的信息化管理 在试剂和耗材的使用过程中，通过信息系统管理，可以实时监控实验室每个品种的消耗和库存情况，有利于提高试剂及耗材的使用效率，最大限度地避免浪费。在申报采购计划时，依据更加客观、操作更加便捷、管理更加高效。

（李云慧　陶华林）

📠 本章小结

仪器设备与试剂、耗材是临床实验室检测系统的重要要素，也是开展正常检测工作的必要保障。在仪器设备配置、试剂和耗材计划与采购方面，应遵循可行性、合法性、适用性、效用性、可靠性和经济性等原则，严格按照仪器设备管理要求对仪器设备进行验收、安装和调试，定期对仪器设备进行检定、校准及维护保养，对仪器设备使用人员应当严格授权并进行动态管理。完善仪器设备档案管理资料，根据试剂、耗材管理要求，不断规范试剂、耗材的申购、招标、验收、入库、保存与领用等流程。

NOTE

案例分析

【案例经过】某医院实验室为了进一步提高检测结果的准确性,尽量减少标本稀释检测,生化室检验人员在取得科室主任同意的情况下,将血糖检测试剂盒由原来的氧化酶法更换为己糖激酶法,经校准验证后进行临床标本的检测。第二天检验人员在做血糖质控的同时也开展临床标本的检测。当天下午有不少临床医生电话咨询表示怀疑实验室的血糖检测结果,此事件引起实验室高度重视。经查看发现血糖室内质控失控,重新设参数保存、校准验证在控后开始检测临床标本。之后询问前一天上班人员得知,由于当天下午4点突发停电,5点恢复供电后重新开机检测临床标本,并无检验人员发现设备异常情况。

【案例解析】①该实验室没有严格的试剂和仪器设备使用管理流程,更换试剂参数重设后没有及时保存,设备界面更换或停电后开机导致血糖检测系列参数又回到以前氧化酶法检测的参数,但试剂已采用己糖激酶法试剂,由此导致室内质控失控。②该实验室在检测临床标本前未确定室内质控是否在控,违背实验室标本检测流程。③该实验室血糖检测实际上在设备界面更换或停电恢复后已失控,在此情况下还检测了不少临床标本,且第二天发现后也并未对失控情况下所检测的临床标本进行追踪,只是重新输入参数、校准验证后做临床标本,违背了仪器设备、试剂相关管理规定。

第八章 检验项目临床效能评价

学习目标

通过本章学习,你应能回答下列问题:

1. 筛检试验和确证试验有何区别? 检验项目临床效能评价的原则有哪些?

2. 进行临床效能评价时,如何估算样本量?

3. 如何选择检验项目临床效能评价的研究对象?

4. 在检验项目临床效能评价的指标中,真实性的评价指标有哪些?

5. 似然比与预测值有何区别? 何为诊断分界点? 如何确定?

6. 如何计算灵敏度、特异度、尤登指数、似然比、预测值?

7. 什么是 ROC 曲线? 如何绘制 ROC 曲线? ROC 曲线的临床应用有哪些?

8. 什么情况下应采用并联或串联试验?

9. 提高检验项目临床效能的方法有哪些?

正确诊断是一切诊疗工作的基础,诊断试验对正确诊断具有十分重要的作用。对于诊断试验不仅要通过方法学评价了解其技术性能,保证诊断试验准确可靠,更重要的是必须了解其临床应用效能,从而了解诊断试验方法对疾病的诊断与治疗的影响和价值。随着检验医学的发展,新的检验项目层出不穷。临床实验室在应用一个新的检验项目前,除了对其进行方法学评价外,还需进行临床应用价值(效能)的评价,这样对该检验项目的评价才比较全面。

第一节 概 述

一、基本概念

1. 定性试验和定量试验 定性试验(qualitative test)仅给出阳性或阴性(是或非)的试验结果,特点是使用简便、成本低、操作过程规范或能满足用户特殊要求。定量试验(quantitative test)是试验获得的结果有确定的数值和量值。

2. 筛检试验(screening test) 又称为过筛试验或初筛试验,是应用简便快速的实验或其他检测方法,从整个人群或特定人群中查出某种疾病可疑患者的试验方法。筛检试验的主要目的是早期发现处于临床前期或临床早期的患者,以便用更完善的诊断试验进行确诊,最后对确诊患者进行治疗。如检查尿糖筛选糖尿病,对阳性者再做血糖等检查进行确诊,然后对确诊患者及时治疗。筛检试验还用于发现某病的高危人群,以进行适当的干预或预防性治疗,减缓发病。筛检试验一般应具有较高的灵敏度,以保证不漏掉真阳性结果,但筛检试验可能产生假阳性,对筛检阳性结果进行确证试验,可排除假阳性,提高诊断的特异度。

3. 诊断试验与确证试验 诊断(diagnosis)是指临床医务人员根据症状、病史或各种检查结果等资料对就诊者的生理或精神疾病及其病理原因所做的判断。对疾病进行诊断的一切检查方法,统称为诊断试验(diagnostic test),包括各种影像学检查、实验室检查、仪器检查等。诊断试验的目的是把就诊者区分为患某病的患者和非患者,并对确诊的患者给予相应的治疗。不少检验项目属于某种疾病的诊断试验,对其临床效能进行评价即为诊断试验的临床效能评价,后者属于循证检验医学的研究范畴。

确证试验(confirmatory test)又称为确诊试验或确认试验,一般在筛检试验和诊断试验后进行,对已经做出的检验结果进行验证和确认,以协助临床医生对就诊者做出正确的临床诊断。确证试验的实质是更完善的诊断试验。确证试验一般应有较好的特异度和较高的阳性预测值,如 HIV 抗体检查,初筛实验是 ELISA,确认实验是免疫印迹法(Western blotting)。

4. 排除试验(excluding test) 某些检验项目对某种疾病的阴性预测值或灵敏度比较高,则这些检验项目可作为排除诊断,当试验阴性时可排除该疾病。如 D-二聚体的检查,阴性时可排除深部静脉血栓和肺栓塞。

5. "金标准"(gold standard) 目前公认的,诊断某种疾病最准确、最可靠的方法。如病理诊断常常作为肿瘤诊断的"金标准"。"金标准"一般应是特异的诊断,可以区分"有病"和"无病"。如果没有特异性诊断,也可用医学专家共同制定的公认的综合诊断作为"金标准"。但就检验方法而言,即使是公认的参考方法,在临床效能评价时,也不要简单地都看作"金标准"。

二、检验项目临床效能评价内容

检验项目的临床效能一般从三个方面进行评价,即真实性(validity)、可靠性(reliability)、实用性(practicality)。评价真实性的指标主要有灵敏度、特异度、似然比、预测值等,其中灵敏度、特异度是评价真实性的两个最基本指标。可靠性的评价指标有很多,其中较好和常用的有一致性相关系数(concordance correlation coefficient,CCC)和 Kappa 指数。评价检验项目实用性可以从试验的可行性、该项目带来的收益、成本效益分析等方面进行评价。

三、检验项目临床效能评价的研究设计

要评价某项新的检验项目对某种疾病的临床应用价值、临床意义,最基本的方法是选择合适的研究对象,将该项目与诊断该疾病的"金标准"进行同步、盲法比较。因此检验项目临床效能评价的设计要点包括以下方面。

1. 确定研究目标 检验项目临床效能评价必须明确其研究目标,主要包括评价的试验、观察的内容、临床意义、新应用或已应用的成熟试验、已有类似或可与之竞争的试验等。

2. 确立"金标准" "金标准"通常指的是病原学检查、细胞学检查、活体组织检查、尸检、特殊影像学检查、长期随访结果、临床专家共同制定的且被公认的最新的诊断标准等。应当根据临床的实际情况选择"金标准"。如诊断冠心病的"金标准"是冠状动脉造影(CAG),诊断肾炎的"金标准"是肾组织活检,诊断胆结石的"金标准"是手术所见,诊断肿瘤的"金标准"一般是病理学检查,诊断心肌病的"金标准"是心内膜下活检等。

3. 选择研究对象 检验项目临床效能评价选择的研究对象要能代表目标人群,即受试对象的总体,所以受试对象的选择需要考虑人口统计学、病理学、合并症等因素。检验项目临床效能评价的研究对象应包括两组,即病例组和对照组。

病例组必须是标准诊断法明确诊断的,同时包括各型病例,如:早期、中期、晚期病例;治疗前、治疗后的病例;典型及不典型的病例。如选择偏倚,必然产生不正确的结论,如肿瘤标志物的检测仅选用住院晚期患者,诊断敏感度必定估计偏高。

对照组一定要选经标准诊断法诊断为无该病的患者。应选择无目标疾病的病例,尤其要选与目标疾病易混淆的病例,同时性别、年龄应与病例组相近,这样对该试验的评价才比较客观。

4. 估算样本量和同步盲法测试 正确确定样本是检验项目临床效能评价设计的一个重要组成部分,样本的含量要合适。在设计时,需要通过预实验或查阅相关文献资料,了解样本推断总体的一些信息,才能估算样本量。在初步了解检验项目灵敏度和特异度后,病例组样本含量 n_1 和对照组样本含量 n_2 的估计可通过下列公式计算:

$$n_1 = \frac{Z_a^2 \, \mathrm{Sen}(1 - \mathrm{Sen})}{\Delta^2}$$

$$n_2 = \frac{Z_\beta^2 \, \mathrm{Spe}(1 - \mathrm{Spe})}{\Delta^2}$$

上式中，Δ 表示允许误差；Z_a、Z_β 表示正态分布中累积概率为 $\alpha/2$ 和 $\beta/2$ 时的 Z 值，当采用95%置信区间时，$\alpha = \beta = 0.05$，$Z = 1.96$；Sen、Spe 分别为待测项目的灵敏度和特异度，可以通过文献或预实验估算。

经"金标准"确定的所有研究对象（病例组和对照组）均应同步盲法接受待测检验项目的测定，以避免信息偏倚，同时应注意正确使用统计学方法。

例：检测 AFP 诊断原发性肝癌的灵敏度为 60%，特异度为 80%，试问应研究多少患者，结果才能具有统计学意义？

设 $\alpha = 0.05$，$Z_a = 1.96$（双侧），Sen $= 0.60$，Spe $= 0.80$，假定 $\Delta = 0.10$：

$$n_1 = (1.96)^2 (0.60)(1 - 0.60)/(0.10)^2 = 92$$
$$n_2 = (1.96)^2 (0.80)(1 - 0.80)/(0.10)^2 = 61$$

结论：病例组应有 92 例，对照组应有 61 例。

5. 获取检验数据 使用选定的方法对收集的标本进行测定，以获得数据，或使用以往的测定结果进行回顾性分析。为了便于统计分析，可以对各种资料进行数字化处理。如阴性和阳性、男性和女性分别用"0"和"1"代替；等级资料"＋""＋＋""＋＋＋"等可以用数字分别取代。

6. 确定诊断分界点 可以使用正态分布法、百分位数法或 ROC 曲线法确定诊断分界点，也可以根据设定的灵敏度或特异度取值，或通过患病率、花费和收益来选定诊断分界点。一般而言，所确定的分界点，应当符合临床实际情况和专业要求，使漏诊率和误诊率尽可能低。

7. 临床效能评价 检验项目临床效能评价主要是对真实性、可靠性和实用性的评价。

四、检验项目临床效能评价原则

1. 遵循循证医学的原则 检验项目临床效能评价属于循证检验医学的范畴。循证检验医学的目标就是在大量临床实践的基础上，提供最佳的检验项目及其结果协助临床做出正确的诊疗决策。因此检验项目临床效能评价的设计、研究应当符合循证医学的原则。运用循证医学的原理制定评价检验医学文献的原则，并以此对各种检验项目临床应用价值进行科学评估。

2. 待测项目与"金标准"进行对比研究 "金标准"是公认的诊断某种疾病最可靠的方法。"金标准"一般应是特异性诊断，如果没有特异性诊断方法，也可用医学专家制定的公认的综合标准，如糖尿病的诊断。对某些检验项目，尽管有决定性方法或参考方法，但往往并非是临床上诊断某病的"金标准"。若"金标准"选择不妥，可造成错误分类，影响对检验项目临床价值的正确评价。

3. 研究对象选取合适 病例组和对照组均需经"金标准"确定，并有明确的纳入标准。病例组应包括各型病例，如轻、中、重病病例，早、中、晚期病例，典型和不典型病例等。对照组可以是健康群体，也可以是其他疾病的患者，尤其应包括与所研究的疾病容易混淆、需要鉴别的病例。样本的含量要合适，一般应在 30 例以上。

4. 避免偏倚 是否采用了同步盲法检测。同步多指相同条件下的检测，如同时间、同地点、同人群等。采用盲法，尤其是双盲法是保证检测结果可靠的关键，即检测者和受试者均不知道哪些为"金标准"确定的病例组或对照组，避免人为偏倚。应当确保样本除检测指标外的均衡性，即是否采用科学的抽样、分组方法，以避免年龄、性别、体重等混杂因素对检验结果的影响。

5. 诊断分界点的确定合理、可靠 诊断分界点的选取直接影响灵敏度、特异度等指标的计算，从而影响检验项目的真实性及其应用价值的评价，因而必须考虑参考范围建立的方法和诊断阈值的确定是否合理和可靠。

6. 评价指标选择合适并正确计算与解释 检验项目真实性评价是否提供了灵敏度、特异度、似然比等指标的计算，可靠性评价是否提供了一致性相关系数或 Kappa 指数等指标的计算，评价指标计算是否正确,对评价指标的解释是否合理。

7.其他 联合试验的评价是否得当,检验项目实用性评价是否实事求是。

五、检验项目临床效能评价意义

检验项目提供的信息对临床诊疗决策具有重要意义。临床实验室不仅要对检验项目进行方法学的选择和评价,保证检验结果质量,还应对检验项目的临床效能与应用价值做出科学评估,从而有利于合理选择检验项目及其组合,正确理解和使用检验结果,推广新的检验项目,更好地开展临床咨询服务。

(代洪　林东红)

第二节　检验项目临床效能评价指标

一、真实性评价

真实性又称准确性,是指检验结果与真实情况的符合程度,即检验项目能正确区分患者与非患者的能力。评价真实性的指标主要有灵敏度、特异度,以及其他一些指标,如尤登指数、似然比、预测值等。这些指标的计算需要将待测项目与"金标准"测定的结果整理成四格表(表8-1)。

表 8-1　评价某项检验项目的四格表

待测项目	"金标准"		
	患者	非患者	合计
阳性	真阳性(a)	假阳性(b)	$a+b$
阴性	假阴性(c)	真阴性(d)	$c+d$
合计	$a+c$	$b+d$	$a+b+c+d=N$

从表8-1可见,待测项目与"金标准"相联系的结果有4种情况:a是指经"金标准"确诊的患者中,待测项目判为阳性的例数,称为真阳性(true positive,TP);b是指经"金标准"确定的非患者中,待测项目判为阳性的例数,称为假阳性(false positive,FP);c是指经"金标准"确诊的患者中,待测项目判为阴性的例数,称为假阴性(false negative,FN);d是指经"金标准"确定的非患者中,待测项目判为阴性的例数,称为真阴性(true negative,TN)。$a+b+c+d$为全部受试对象例数(N)。

(一)灵敏度与特异度

1.灵敏度(sensitivity,Sen) 又称敏感性、真阳性率(true positive rate,TPR),是指检验项目能将"金标准"诊断为"有病"的人正确地判为患者的能力,即患者被判为阳性的百分率。其反映项目检出患者的能力,该值越大,漏诊病例(漏诊率)越少。其计算公式为

$$Sen = a/(a+c)$$

理想检验项目的灵敏度为100%。灵敏度高的检验项目通常用于以下诊断:①拟诊为严重但疗效好的疾病,以防漏诊。②拟诊为有一定治疗效果的恶性肿瘤,以便早期确诊和及时治疗。③普查或定期体检,能筛选某一疾病,以防漏诊。④假阳性结果不会引起患者心理上的损伤或经济损失。

2.特异度(specificity,Spe) 又称特异性、真阴性率(true negative rate,TNR),是指检验项目能将"金标准"诊断为"无病"的人正确地判为非患者的能力,即无病受试者被判为阴性的百分率。其反映检验项目正确地鉴别非患者的能力,该值越大,误诊率病例(误诊率)越少。其计算公式为

$$Spe = d/(b+d)$$

理想检验项目的特异度为100%。特异度高的检验项目常用于以下诊断:①拟诊患有某病的概

NOTE

率较大时,以便确诊。②拟诊疾病严重但疗效与预后均不好的疾病,以防误诊,尽早解除患者的压力。③拟诊疾病严重且根治方法具有较大损害时,需确诊,以免造成患者不必要的损害。

灵敏度和特异度是评价真实性最重要的两个指标,它们基本上能反映真实性的情况。一项理想的检验项目的灵敏度和特异度均为100%,即漏诊率与误诊率均为0。实际上灵敏度和特异度是一对矛盾的统一体,如图8-1所示,它们随着诊断分界点的变化而变化。

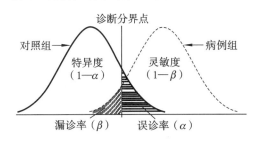

图 8-1　灵敏度和特异度的关系

3. 诊断分界点　诊断分界点(cut-off value)又称临界值、阈值、鉴别值、指定值等,是指划分检验结果正常与异常、区分患者和非患者的界值,或检验结果处于(阴性、阳性)分界点时的样品中分析物浓度值,低于此值,定性试验结果为阴性,高于此值,定性试验结果为阳性。当检验项目用于诊断、治疗效果监测等时,单一的参考值不能满足不同的要求。为了提高检验项目的临床使用效果,不仅要研究健康个体的参考值,也要研究其他无关疾病患者的参考值及有关疾病在不同病情中的测定数据,即研究健康(或称非病理的)与病理的分界水平。

理想的检验项目,健康人和患者检测数据的分布没有重叠,如图8-2所示,可以取中间一点(D点)为临界值,这时假阳性率和假阴性率均为0。实际上许多检验项目健康人和患者观测值的分布有交叉,如图8-3所示。无论临界值定在哪里,都会出现漏诊和(或)误诊。如果D点向右移动,假阳性减少,假阴性增加,灵敏度降低,特异度增高;反之,当D点向左移动时,假阳性增加,假阴性减少,灵敏度增高,特异度降低。对同一疾病应用不同的临界值进行诊断会得到不同的结果。因而,应当结合临床实际选择符合专业要求、漏诊率和误诊率最低的临界值。确定临界值的主要方法如下所示。

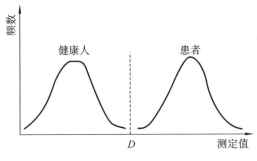

图 8-2　理想的检验项目

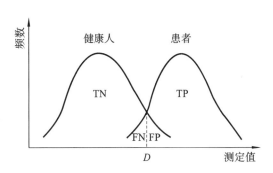

图 8-3　实际的检验项目

(1)正态分布法:适用于正态分布资料,一般以均数±2SD(标准差)为临界值。

(2)百分位数法:适用于偏态分布资料,通常以95%或99%的数值为临界值。

(3)ROC曲线法:ROC曲线即受试者工作特征曲线,是确定临界值较为理想的一种方法。ROC曲线可以直观地确定临界值,一般选择最靠近左上方的一点为临界点(值)。此处灵敏度与特异度均较高,漏诊率和误诊率最低。推荐使用ROC曲线确定临界值。

4. 尤登指数　尤登指数(Youden index,YI)又称正确指数,表示检验项目发现真正的患者和非患者的总能力,其计算公式为

$$YI = (Sen + Spe) - 1$$

尤登指数是综合评价真实性的指标,理想的检验项目该值应为1。

(二)漏诊率和误诊率

漏诊率(β)又称为假阴性率(false negative rate,FNR),反映将患者诊断错误的概率,该值越低越好。其计算公式为

$$FNR = c/(a+c) = 1 - Sen$$

误诊率(α)又称为假阳性率(false positive rate,FPR),反映将非患者诊断错误的概率,该值越低越好。其计算公式为

$$FPR = b/(b+d) = 1 - Spe$$

(三)准确度

准确度(accuracy,Acc)又称总符合率、诊断效率(diagnostic efficiency,DE),是指在所有受试对象中,用检验项目能准确划分患者和非患者的百分比。其计算公式为

$$Acc = (a+d)/(a+b+c+d)$$

(四)似然比

似然比(likelihood ratio,LR)是指患病人群中试验结果的概率与非患病人群中试验结果概率之比,有阳性和阴性之分。

1.阳性似然比　检验项目真阳性率(TPR)与假阳性率(FPR)的比值即为阳性似然比(+LR),用以描述检验结果阳性时正确诊断患者的概率与错误诊断患者的概率之比。+LR的取值范围为$[0,\infty)$。该比值越大,受试者患病的概率也越高,该检验项目确诊疾病的能力越强。其计算公式为

$$+LR = TPR / FPR = Sen / (1 - Spe)$$

2.阴性似然比　检验项目假阴性率(FNR)与真阴性率(TNR)的比值即为阴性似然比(−LR),用以描述检验结果阴性时错误诊断非患者的概率与正确诊断非患者的概率之比。−LR的取值范围为$[0,\infty)$。该比值越小,受试者患病的概率也越低,该检验项目排除疾病的能力越好。其计算公式为

$$-LR = FNR / TNR = (1 - Sen)/Spe$$

(五)预测值

预测值(predictive value,PV)也称预告值,是表示检验能做出正确判断的概率,包括阳性预测值和阴性预测值。

1.阳性预测值　阳性预测值(positive predictive value,PPV 或 +PV)表示在检验结果为阳性的人数中,真阳性人数所占的百分比,即检验结果阳性者属于真病例的概率。其计算公式为

$$PPV = a/(a+b)$$

2.阴性预测值　阴性预测值(negative predictive value,NPV 或 −PV)表示在检验结果为阴性的人数中,真阴性人数所占的百分比,即检验结果阴性者属于非病例的概率。其计算公式为

$$NPV = d/(c+d)$$

预测值不但与待测项目的灵敏度、特异度有关,还受所研究疾病患病率(prevalence,Prev)的影响。在患病率不变的情况下,特异度越高,阳性预测值越高;灵敏度越高,阴性预测值越高。

当样本的患病率 Prev$=(a+c)/N$ 与总体人群患病率(流行率)差别太大时,预测值应当按照 Bayes 理论公式分别计算:

$$阳性预测值 = \frac{流行率×灵敏度}{流行率×灵敏度+(1-流行率)×(1-特异度)} × 100\%$$

$$阴性预测值 = \frac{(1-流行率)×特异度}{(1-流行率)×特异度+流行率×(1-灵敏度)} × 100\%$$

(六)ROC 曲线

受试者工作特征曲线(receiver operating characteristic curve,ROC 曲线),也称为相对操作特性曲线(relative operating characteristic curve)。ROC 曲线最初应用于雷达性能的评估,目前已经

成为广泛应用于临床科研和人群筛检研究的统计学方法。

1.ROC曲线的基本原理 ROC曲线以构图法显示了灵敏度与特异度的相互关系。通过改变临界值,获得多对真阳性率(TPR,即灵敏度)与假阳性率(FPR,即1—特异度)数值。以灵敏度为纵坐标、1—特异度为横坐标,绘制ROC曲线,可以动态、客观地反映检测系统的效能。

临界值的选择影响灵敏度和特异度。对于大多数诊断来说,疾病的概率分布和正常分布是重叠的,任何临界值或阈值都会导致将一些患有疾病的患者错分为正常,或将一些没有疾病的个体错分为患者,或两种情况都有。这样,在灵敏度和特异度之间成互交的关系,一个高的灵敏度常伴有低特异度,而一个低的灵敏度则伴有高特异度。用所有可能的阈值计算ROC曲线显示灵敏度和特异度之间的相互关系。图的纵轴表示灵敏度或真阳性率,横轴表示假阳性率。在ROC曲线上的各个作业点表示在给定的一个阈值下灵敏度和特异度的组合。ROC曲线越凸向左上角,表示诊断价值越大,越准确。

2.ROC曲线构建 根据专业知识,对病例组和对照组测定结果进行分析,确定测定值的上下限、组距以及切点(即临界值),按选择的组距,列出累积频数分布表,分别计算出所有切点的灵敏度、特异度和假阳性率(1—特异度)。以灵敏度为纵坐标、1—特异度为横坐标,作图绘成ROC曲线。一般要求至少有5组连续分组测定数据用以制图。

(1)手工绘制ROC曲线:首先将测定结果分层,计算其灵敏度和特异度,然后以真阳性率(灵敏度)为纵坐标,假阳性率(1—特异度)为横坐标,将各层结果绘图,连接各点使成曲线,其中离左上角最近的一点,即其临界值。

(2)统计软件绘制ROC曲线:可用MedCalc、SPSS、SAS等统计软件绘制ROC曲线。

3.ROC曲线的意义 灵敏度、特异度、一致率等属于诊断试验的基本评价指标,还有尤登指数、阳性似然比、阴性似然比、ROC曲线等综合指标。除ROC曲线外,其他指标均受诊断临界值的影响,当诊断临界值改变时,将得到不同的指标值,不便于比较诊断准确度。而ROC曲线综合了灵敏度和特异度两个指标,以每一个检测结果作为可能的诊断临界值。目前,ROC曲线分析被公认为衡量诊断信息和诊断决策的最佳方法。

4.ROC曲线临床应用

(1)ROC曲线能提供任一临界值时对疾病识别能力的数据:ROC曲线上的每一点代表特定临界值时的灵敏度和特异度,由此结合患病率等数据,还可计算出似然比、预测值等指标。ROC曲线提供了任一可能临界值时灵敏度和特异度的组合,也就提供了任一临界值时对疾病识别能力的数据,并为临床上选择最佳临界值提供了可能性。

(2)选择最佳的诊断临界值:如前所述,ROC曲线包含了在所有可能临界值时灵敏度和特异度的组合,一般选择曲线最靠近左上方的拐点为最佳临界值,此处灵敏度与特异度均较高,漏诊率和误诊率最低。如图8-4所示,临界值为5.5%时所代表的点(箭头所指之处)最靠近左上方,可选为诊断临界值。

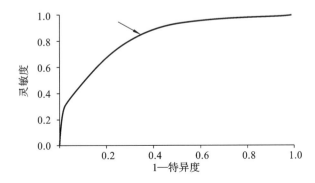

图8-4 糖化血红蛋白GHbA$_{1c}$诊断糖尿病的ROC曲线

(3)诊断效能的分析:一般用曲线下面积(area under curve,AUC)评价检验项目诊断某种疾病

的效能(价值)。AUC 取值范围为 0.5～1,越接近 1,说明诊断效能越高。一般认为 AUC 为 0.5～
0.7 时,表示诊断准确度较低;0.7～0.9(不包括 0.7)时,表示诊断准确度为中等;0.9 以上时表示诊
断准确度较高。在图 8-5 中,可以认为 A 法的诊断价值高于 B 法。

5. sROC 曲线 诊断试验中,若有多个独立的同类诊断试验结果,可将其合并成 sROC
(summary ROC,sROC)曲线。该法与 Meta 分析方法的原理相同,故又称诊断试验的 Meta 分析。
Meta 分析的目的是对多个同类独立研究的结果进行汇总和合并分析,以达到增大样本含量、提高
检验效能的目的,尤其是当多个研究结果不一致或都无统计学意义时,用 Meta 分析可得到更接近
真实情况的统计分析结果。

sROC 曲线可以比较不同检验项目的临床应用价值。如图 8-6 所示,果糖胺(FTA)、空腹血糖
(FPG)、糖化血红蛋白(GHbA$_{1c}$)三条 ROC 曲线的 AUC 分别为 0.974、0.950 和 0.820,则 FTA 诊
断糖尿病的效能最高,FPG 次之,GHbA$_{1c}$最低。

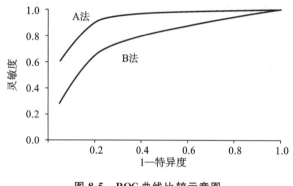 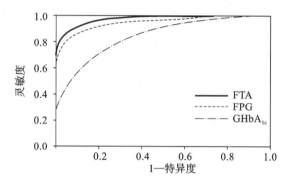

图 8-5 ROC 曲线比较示意图　　　　图 8-6 FTA、FPG、GHbA$_{1c}$诊断糖尿病的 ROC 曲线

(七)验前概率与验后概率

1. 验前概率 验前概率(pre-test probability)是指在做某项检验或检查前受检者可能患某病
的概率。当医生根据患者的病史、体征、症状和疾病流行病学特点,对患者做出初步诊断时,此时验
前概率为拟诊率。当进行流行病学调查时,验前概率为流行率(患病率),而且验前概率的大小在总
体上必须符合该病的流行率(患病率)。在评价检验结果的诊断价值时,需要考虑患病率的水平。
当患病率比较低时,即使是特异度很高的检验也会出现相当多的假阳性结果。

2. 验后概率 验后概率(post-test probability)是拟得到的某一事件的概率。当用于诊断时,验
后概率主要为诊断概率,即当某一检验的结果为阳性时,诊断为某病的概率。此时验后概率的计算
可参照 Bayes 理论公式:

$$验后概率 = \frac{验前概率 \times 灵敏度}{验前概率 \times 灵敏度 + (1-验前概率) \times (1-特异度)} \times 100\%$$

(八)真实性评价指标的综合分析

1. 灵敏度和特异度 评价检验项目真实性最重要的两个指标,它们基本上能反映真实性的情
况,尤登指数、准确度、似然比等其他评价指标都是由它们推算或派生出来的。

尤登指数、准确度虽然综合了灵敏度和特异度这两个指标,但只要灵敏度和特异度之和相等,
则尤登指数、准确度的数值是一样的。灵敏度高的检验项目一般用于筛查,特异度高的检验项目用
于确诊更有价值,故以尤登指数、准确度这两个指标评价一个检验项目,其作用是很有限的。

2. 阳性预测值和阴性预测值 在指导临床诊断时更直接、更容易理解和应用,但其受患病率的
影响,要注意正确的计算方法。

3. 似然比 反映检验能否做出正确判断的指标。+LR 数值越大,检验结果阳性时提示能够确
诊患有该病的可能性越大;-LR 数值越小,检验结果阴性时提示能够否定患有该病的可能性越大。
似然比是将灵敏度和特异度较好地结合的综合指标,非常稳定,不受临界值变化的影响,也不受患
病率影响。

NOTE

4. ROC 曲线 公认的评价诊断试验的标准方法,在药物的临床试验、影像学诊断、检验医学等方面有重要应用价值。

真实性评价指标的取值范围和理想值见表 8-2。

表 8-2 真实性评价指标的取值范围和理想值

评价指标	取值范围	理想值
灵敏度和特异度	$[0,1]$	1
尤登指数	$[-1,+1]$	1
准确度	$[0,1]$	1
阴性似然比	$[0,\infty)$	0
阳性似然比	$[0,\infty)$	∞
预测值(PPV、NPV)	$[0,1]$	1
ROC 曲线下面积	$[0.5,1]$	1

(九)真实性评价的研究示例

此处以血清(浆)降钙素原(procalcitonin,PCT)诊断血流细菌感染为例说明如何评价检验项目的真实性。

1. 确定研究目标 检验项目临床效能评价必须明确其研究目标,本例的研究目标是"血清(浆)降钙素原测定诊断血流细菌感染的真实性评价"。

2. 选择"金标准" 细菌分离培养是确诊血流细菌感染性疾病最可靠的方法("金标准")。

3. 选择研究对象 检验项目临床效能评价的研究对象应包括两组:一组是经"金标准"证实为患某病的病例组,另一组是经"金标准"证实为未患该病的患者或健康人群,作为对照组。

本例中,病例组纳入标准:细菌分离培养确定的未经治疗的血流细菌感染患者。

对照组纳入标准为健康受检者。健康人群纳入标准:近期未住院接受手术,无发热、恶心呕吐、腹痛腹泻等临床症状,近期未服用过任何口服药(包括口服避孕药),体检肝功能、肾功能和血、尿、粪三大常规检测结果正常。空腹 8 h 以上抽血,样本无溶血、黄疸、脂血。

4. 估算样本量 通过预实验,降钙素原诊断血流细菌感染的灵敏度(Sen)和特异度(Spe)分别为80%和85%,设 $\alpha=0.05$,$Z_\alpha=Z_\beta=1.96$(双侧),假定 $\Delta=0.10$,据本章第二节介绍的样本量估算公式,病例组样本含量 n_1 和对照组样本含量 n_2 为

$$n_1=1.96^2\times0.8\times(1-0.8)/0.10^2=62$$
$$n_2=1.96^2\times0.85\times(1-0.85)/0.10^2=50$$

本研究中,病例组至少需要 62 例,对照组至少需要 50 例。根据实际情况,收集的病例经纳入标准和排除标准筛选后,最后确定病例组为 69 例,对照组为 58 例。

5. 测定结果 使用化学发光法,在全自动免疫分析仪上测定降钙素原浓度。测定结果经整理后如表 8-3 所示。

表 8-3 受检者降钙素原测定结果

金标准判定	降钙素原测定结果/(ng/mL)									
	0.13	1.83	6.77	16.92	6.26	27.47	0.43	0.89	1.09	7.23
	37.48	3.45	0.64	7.80	4.66	18.45	3.99	3.77	2.67	8.43
	2.70	8.63	10.86	2.24	0.64	3.23	72.09	0.11	11.31	11.32
病例组	3.10	0.13	9.09	0.10	12.45	0.08	35.12	3.08	0.14	10.55
	13.75	14.09	0.26	9.23	1.04	10.34	9.76	11.56	11.23	2.89
	15.61	5.35	9.27	0.14	7.22	0.99	32.01	10.30	49.88	1.11
	0.98	23.54	10.23	1.56	2.01	3.30	2.03	0.99	0.33	

金标准判定	降钙素原测定结果/(ng/mL)									
对照组	0.22	0.15	0.08	0.55	0.21	0.22	0.17	0.05	0.04	0.07
	0.14	0.18	0.05	0.17	0.05	0.09	0.23	0.16	0.13	0.90
	0.17	0.08	0.17	0.17	0.16	0.07	0.05	0.08	0.08	0.03
	0.08	0.22	0.16	0.06	0.13	0.11	0.03	0.15	0.20	0.08
	0.13	0.86	0.16	0.04	2.62	0.26	0.15	0.02	0.13	0.15
	0.14	0.12	0.04	0.11	0.09	0.21	0.14	0.20		

6. 选择截断点或临界值 应当结合临床实际选择符合专业要求,漏诊率和误诊率最低的临界值。确定临界值的主要方法包括正态分布法、百分位数法、尤登指数计算法、两组分布交叉法等。结合参考区间的研究资料,本例选择降钙素原的诊断临界值为 0.25 ng/mL。

7. 真实性评价指标的计算 以 0.25 ng/mL 为诊断临界值时,将表 8-3 中降钙素原测定结果整理为四格表,如表 8-4 所示。

表 8-4 降钙素原临界值为 0.25 ng/mL 时诊断结果

降钙素原检测结果/(ng/mL)	细菌培养确诊		合计
	病例组	对照组	
阳性(≥0.25)	62(a)	5(b)	67($a+b$)
阴性(<0.25)	7(c)	53(d)	60($c+d$)
合计	69($a+c$)	58($b+d$)	127($a+b+c+d$)

统计分析结果:

灵敏度(Sen)$=a/(a+c)\times100\%=62/(62+7)\times100\%=89.86\%$

特异度(Spe)$=d/(b+d)\times100\%=53/(5+53)\times100\%=91.38\%$

假阴性率(FNR)$=c/(a+c)\times100\%=1-Sen=1-89.86\%=10.14\%$

假阳性率(FPR)$=b/(b+d)\times100\%=1-Spe=1-91.38\%=8.62\%$

尤登指数(YI)$=(Sen+Spe)-1=89.86\%+91.38\%-1=81.24\%$

准确度(Acc)$=(a+d)/(a+b+c+d)\times100\%$

$\qquad\qquad =(62+53)/(62+5+7+53)\times100\%=90.55\%$

阳性似然比(+LR)$=Sen/(1-Spe)=89.86\%/(1-93.38\%)=10.42$

阴性似然比(-LR)$=(1-Sen)/Spe=(1-89.86\%)/91.38\%=0.1110$

阳性预测值(PPV)$=a/(a+b)\times100\%=62/(62+5)\times100\%=92.54\%$

阴性预测值(NPV)$=d/(c+d)\times100\%=53/(7+53)\times100\%=88.33\%$

8. ROC 曲线的应用示例 仍以表 8-3 中的数据为例介绍 ROC 曲线的构建和应用。

(1)手工绘制 ROC 曲线的方法:①确定临界值:一般要求至少有 5 个临界值,本例选取 6 个临界值。②计算不同临界值时的灵敏度和特异度:在每一临界值处计算累积频数,整理成四格表,按照上述公式计算灵敏度和特异度。本例计算的灵敏度和特异度见表 8-5。③绘制曲线:以灵敏度为纵坐标、1—特异度为横坐标,在坐标纸上或利用 Excel、SigmaPlot 等软件使用上述数据作图。图 8-7 使用 Excel 绘制。

表 8-5 降钙素原在不同临界值下的灵敏度和特异度

临界值/(ng/mL)	对照组患者人数	病例组患者人数	灵敏度/(%)	特异度/(%)	1—特异度/(%)
0	58	69	100.0	0.0	100.0

NOTE

续表

临界值/(ng/mL)	对照组患者人数	病例组患者人数	灵敏度/(%)	特异度/(%)	1—特异度/(%)
0.05	52	69	100.0	10.34	89.65
0.25	5	62	89.86	91.38	8.62
0.5	4	59	85.51	93.10	6.90
2.00	1	48	69.57	98.28	1.72
10.00	0	22	31.88	100.0	0

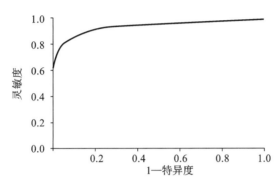

图 8-7 降钙素原诊断血流细菌感染的 ROC 曲线

(2)统计软件 MedCalc 19.0.7 绘制 ROC 曲线的方法：主要过程包括输入要分析的数据；点击"Statistics"—"ROC curve"—"ROC curve analysis"，弹出界面；选择变量对应的分组后点击"OK"。弹出的第一个界面就是 ROC 曲线，横坐标表示 1—特异度，纵坐标表示灵敏度。第二个界面是具体的参数信息，主要有曲线下面积（AUC）和灵敏度及特异度的百分比。本例输出结果如图 8-8 所示。

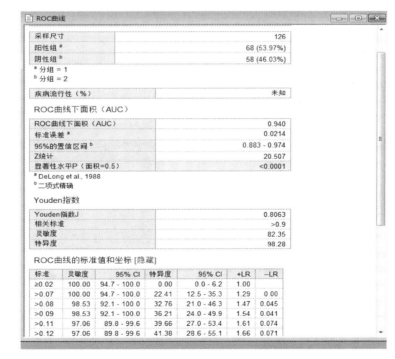

图 8-8 MedCalc 19.0.7 ROC 曲线分析输出结果

(3)ROC 曲线的应用：①ROC 曲线能提供不同临界值时对疾病识别能力的数据：ROC 曲线能提供特定临界值时灵敏度和特异度的组合，由此结合患病率等数据，还可计算出似然比、预测值等

NOTE

119

指标。根据 MedCalc 输出的结果,可以得到降钙素原对血流细菌感染识别能力的许多数据(表 8-6)。②选择最佳的诊断临界值:由表 8-6 可看出,临界值为 0.425 ng/mL 时,灵敏度和特异度之和最大,尤登指数也最大,此点即为本研究中 ROC 曲线上最靠近左上方的点,可考虑为最佳的诊断临界值。但考虑到临床实际需求,最终选择 0.295 ng/mL 为最佳诊断临界值。ROC 曲线也可由预先设定的 TPR 或 FPR 范围确定最佳的诊断临界值。③检验项目临床效能的分析:由 ROC 曲线分析的输出结果(图 8-8)可知,本研究中降钙素原诊断血流细菌感染的 AUC 为 0.940,与 AUC=0.5 相比较,其差异具有统计学意义($P<0.05$),表明降钙素原诊断血流细菌感染的准确度较高。

表 8-6　降钙素原诊断血流细菌感染的 ROC 曲线衍生数据(部分)

临界值/(ng/mL)	灵敏度	特异度	漏诊率	误诊率	阳性似然比	阳性预测值	尤登指数
0.105	0.957	0.362	0.043	0.638	1.500	0.971	0.319
0.205	0.899	0.793	0.101	0.207	4.343	0.899	0.692
0.245	0.884	0.879	0.116	0.121	7.306	0.884	0.763
0.295	0.884	0.897	0.116	0.103	8.583	0.884	0.781
0.375	0.870	0.897	0.130	0.103	8.447	0.870	0.767
0.425	0.870	0.914	0.130	0.086	10.116	0.870	0.784
0.490	0.855	0.915	0.145	0.086	9.942	0.855	0.769

注:临界值为 0.425 ng/mL 时,灵敏度和特异度之和最大,尤登指数也最大。但考虑到降钙素原作为细菌诊断指标,在灵敏度和特异度之和相差不大的情况下,更高的灵敏度对指导临床治疗意义更大,故考虑选择 0.295 ng/mL 为最佳诊断分界值。

二、可靠性评价

1.可靠性　可靠性又称重复性、精密度,是指在相同的条件下,同一观察者用同一种检验方法重复检测同一批受试者,或不同观察者用同一种检验方法重复检测同一批受试者,各项结果之间的一致性。一致性越高,表明所用的检验项目的稳定性越好,可靠性越高。

可靠性的评价指标有很多,其中较好和常用的有一致性相关系数(r_c)和 Kappa 指数(K)。通常使用一致性相关系数评价计量资料的可靠性,当 $0.5 \leqslant r_c \leqslant 0.85$ 时,检验的可靠性较好。通过计算 Kappa 指数可以评价计数资料的可靠性。其参考标准:$K \leqslant 0.40$ 表明可靠性差;$0.40 < K < 0.75$ 表明可靠性较好;$K \geqslant 0.75$ 表明可靠性好。一致性相关系数和 Kappa 指数的计算公式及其假设检验可参考相关统计学专著。

影响检验项目可靠性的主要因素:①实验方法的误差,即由于检验环境、仪器设备、试剂等因素造成的误差。如仪器老化、电压不稳、试剂批次不一致、检验场所温度不同引起的检验结果不一致。因此,对检验的环境、仪器、试剂等应当严格规定,使检验标准化。②观察者的变异,即由观察者对检验结果判断的不一致所致的差异。包括同一观察者内的变异(如不同时间、条件时)和不同观察者之间的变异。要减少这些差异,需要在检验前严格培训观察者,要求操作规范、方法熟悉、标准统一。③个体变异。由于受试者自身的生物学变异,使用同一种方法重复检测同一受试者时检验结果也会不一致。如同一测定者以同一方法检测同一受试者的血糖,结果可因检测的时间、地点及受试者的情绪等而异。

2.真实性与可靠性的关系　真实性与可靠性并非一定具有相关性,因此,在评价检验项目时两类指标均不可忽视。真实性与可靠性的关系有 4 种情况:真实性与可靠性都好,真实性好但可靠性差,真实性差但可靠性好,真实性与可靠性都差。图 8-9 显示了真实性与可靠性的 4 种关系。

三、实用性评价

实用性评价需从多方面进行,包括仪器设备和试剂的费用、来源、操作难度和效率、效益、对患者的创伤性、副作用、患者的依从性等。首先需评价该项目是否有利于对疾病的早期诊断和治疗,是否有利于改善患者预后和提高患者的生活质量,从而能否带来良好的社会效益。其次也需考虑

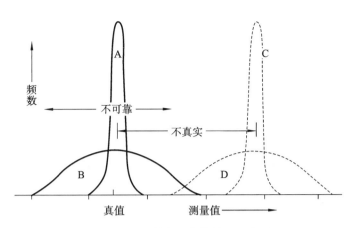

图 8-9　真实性与可靠性关系示意图

A. 准确(均值接近真值)而可靠(重复性好);B. 准确,但不可靠;C. 不准确,但可靠;D. 既不准确,也不可靠

经济效益,如果一个检验项目具有良好的技术性能,临床应用价值大,但成本太高,患者花费巨大,则该检验项目难以推广应用。此外,还需要考虑本单位是否可以开展,并能否正确进行检测。

（代洪　龚道元）

第三节　提高检验项目临床效能的方法

一、选择高危人群

当检验项目的灵敏度和特异度不变时,阳性预测值随着患病率升高而增大,而阳性预测值越大,检验项目的临床效能也越高。因此,临床上常通过询问病史筛查高危人群、职业人群和特殊暴露人群,实行逐级转诊制度和专家会诊制度,建立专科门诊及专科医院等手段提高就诊人群患病率,以提高检验项目诊断的效能。

二、采用联合试验的方法

为提高检验项目的临床效能,可以将现有的检验项目联合起来,用于诊断和筛查疾病,称为联合试验。联合试验的方法有两种,即并联和串联,联合试验的判断方法见表 8-7。

表 8-7　联合试验的判断方法

联合方式	结果		判断结果
	试验 1	试验 2	
并联试验	＋	＋	＋
	＋	－	＋
	－	＋	＋
	－	－	－
串联试验	＋	＋	＋
	＋	－	－
	－	不必做	－

1. 并联试验(parallel test)　并联试验又称平行试验,即同时进行几项诊断试验,只要其中一项为阳性就可诊断患某病。与单项试验比较,并联试验提高了灵敏度,降低了特异度,使漏诊率下降,却增高了误诊率。

NOTE

121

A、B 两种方法做并联试验后的灵敏度和特异度分别为

联合灵敏度(并联)＝A 灵敏度＋[(1－A 灵敏度)×B 灵敏度]

联合特异度(并联)＝A 特异度×B 特异度

临床工作中遇到以下情况时,可以考虑使用并联试验:①临床上必须迅速做出诊断;②目前尚无单一的灵敏度很高的试验;③灵敏度高的试验费用昂贵且安全性差;④漏诊患者时后果严重。

并联试验可从不同角度揭示诊断试验和疾病的关系,如反映器官损害、代谢、解毒、合成的肝功能组合试验,反映病毒感染、复制和免疫状态的乙型肝炎血清标志物,通过检测相对分子质量不同的尿蛋白来鉴别肾疾病等。若临床医生需要一项灵敏度高的诊断试验,而此时只有两项或多项灵敏度较低的诊断方法,此时应首选并联试验的方法。

例如,粪便隐血试验中,化学法对上消化道出血的诊断灵敏度较高,而由于血红蛋白经过消化道的破坏,免疫胶体金法对于上消化道出血的诊断的灵敏度较低,可能会漏诊;对于下消化道出血,免疫胶体金法特异度强的优势得到充分的体现。因此,通过粪便隐血试验诊断消化道出血时,可以采用化学法和免疫胶体金法并联(即两项中任意一项阳性判阳性),提高检测结果灵敏度,但是要注意化学法具有特异度低等缺点,增高了误诊率。见表 8-8。

表 8-8　并联试验:消化道出血诊断的粪便隐血试验

试验方法	灵敏度/(%)	特异度/(%)
化学法	96.0	67.0
免疫胶体金法	85.0	90.0
化学法、免疫胶体金法并联	99.4	60.3

2. 串联试验(serial test)　串联试验也称系列试验,即依次顺序地做几项试验,但只有全部试验皆呈现阳性时才能做出诊断。A、B 两种方法做串联试验后的灵敏度和特异度分别为

联合灵敏度(串联)＝A 灵敏度×B 灵敏度

联合特异度(串联)＝A 特异度＋[(1－A 特异度)×B 特异度]

临床工作中遇到以下情况时,可以考虑使用串联试验:①临床上不必迅速做出诊断;②目前对该病的几种诊断方法特异度不太高;③必须做某些昂贵或不安全的试验确诊时;④只要误诊一例患者就带来许多麻烦或不必要经济损失时。

由于需要取得前一项诊断的结果才能做另一项试验,因而串联试验耗时较长。临床上往往先做简单、安全的试验,当出现阳性结果时,再做复杂的或有一定危险性的试验。如果简单的试验出现阴性结果,则复杂的试验就不必做了。串联试验可提高试验的特异度和阳性预测值,即降低了误诊率,却增高了漏诊率。

例如,诊断心肌梗死的三种血清酶试验中没有一种是特异度较高的(见表 8-9),若单独使用其中任何一项试验则会误诊不少患者,如采用串联试验则提高了心肌梗死诊断的特异度,降低了误诊率。

表 8-9　串联试验:诊断心肌梗死的血清酶试验

酶试验	灵敏度/(%)	特异度/(%)
CK	96.0	67.0
AST	91.0	74.0
LDH	87.0	91.0
CK、AST、LDH 串联	76.0	99.2

GM 试验针对的是曲霉菌特异性抗原半乳甘露聚糖,可以用于曲霉菌的早期诊断及治疗的监测;G 试验检测真菌表面的 1,3-β-D-葡聚糖抗原,可用于系统性真菌病的诊断筛查,缺陷在于容易

引起假阳性结果。将这两种方法进行串联(即分别进行 G 试验和 GM 试验,两者同时阳性才判阳性),提高了试验的特异度和阳性预测值,降低了误诊率。

（代洪 林东红）

本章小结

临床效能评价是诊断试验用于实践的最后一项质量保证措施。检验科开展新检验项目之前,需要对该检验项目的临床应用价值进行分析,主要是对检验项目的真实性、可靠性和实用性进行评价,评价指标主要有灵敏度、特异度、预测值、似然比、ROC 曲线等。灵敏度和特异度是评价检验项目真实性最重要的两个指标,它们基本上能反映真实性的情况,尤登指数、准确度、似然比等其他评价指标都是由它们推算或派生出来的。ROC 曲线是公认的评价诊断试验的标准方法。

临床效能评价首先要有抽样计划,必须严格选择"金标准"诊断方法,了解预测值与患病率的关系;采用 ROC 曲线找到合适的诊断临界值和最大诊断效能。为提高检验项目的效能,可以将现有的检验项目并联或串联联合起来,用于诊断和筛查疾病。

案例分析

【案例经过】 国内外文献报告,可溶性生长刺激表达因子 2(soluble growth stimulating express gene 2,sST2)为心肌纤维化的标志物之一,不但可以预测心衰患者的入院和死亡率,而且还可以在利钠肽(BNP)指标的基础上提供附加的预后信息。某检验科拟开展血液 sST2 检测,在开展该项目之前,检验科测定了 20 例 BNP 升高的患者的血清 sST2 浓度,同时以 20 位健康人血清 sST2 浓度为对照,计算出灵敏度(60%)和特异度(80%),认为该项目的确有临床价值,决定开展该新项目。

【分析要点】 ①临床效能评价首先要有抽样计划,根据灵敏度和特异度估算样本量,不能随意用 20 例进行分析。根据公式,上述临床评价病例组应有 92 例,对照组应有 61 例。②必须严格选择"金标准"诊断方法,"金标准"一般应是特异性诊断,如果没有特异性诊断方法,也可用医学专家制定的被公认的综合标准。BNP 是心功能衰竭诊断指标之一,不是"金标准",所以上述临床评价病例组的确诊不符合要求。③ROC 曲线是公认的评价诊断试验的标准方法。上述临床评价只计算灵敏度和特异度,缺少全面评价。

【质量管理重点】 检验科开展新检验项目之前,需要对该检验项目的临床效能进行分析,主要是对检验项目的真实性、可靠性和实用性进行评价。临床效能评价首先要有抽样计划,必须严格选择"金标准"诊断方法,了解预测值与患病率的关系;采用 ROC 曲线找到合适的诊断临界值和最大诊断效能。

NOTE

第九章 检验方法选择与评价

学习目标

通过本章学习,你应能回答下列问题:

1. 决定性方法、参考方法及常规方法的特点分别是什么?
2. 测量误差的分类和误差的表达形式有哪些?
3. 临床实验室选择候选方法应考虑哪些因素?
4. 定量检验方法验证和确认各评价哪些指标? 具体采用哪些方法?
5. 如何建立和验证检验方法的参考区间?
6. 如何理解临床决定值的概念? 临床决定值和参考区间有何区别? 如何理解临床决定值在疾病诊疗中的应用?

第一节 测量误差与允许误差

测量误差(measurement error),简称误差,是指测量结果与真值之间的差值,即测量结果减去真值。在检验方法建立与临床应用过程中,需要对误差做出判断,以决定分析方法是否可用于临床常规检测。

真值(true value),又称为真实值,是指与给定的特定量的定义一致的值,即客观存在的实际值,其为一理想概念。由于误差绝对存在,现实中真值难以准确获得,实际使用中采用相对真值代替真值。可选择在严格的实验条件下,使用正确和精密的方法(通常是参考方法),经过无限多次测量所得的平均值代表相对意义上的真值。实际运用中常用有限次数求出的平均值近似地代表真值。

平均数(average),又称为平均值,是统计学中应用最广泛、最重要的一个指标体系,用来描述一组观察值的集中趋势、中心位置或平均水平。常用的平均数有算术平均数、几何平均数、中位数和百分位数等。均数(均值)是算术平均数(arithmetic mean)的简称,是描述计量资料的一种最常用的统计指标。总体均数用希腊字母 μ 表示,样本均数用 $\bar{X}$ 表示。

一、测量误差分类

误差值可正可负,根据误差的性质,可将其分为系统误差和偶然误差两类。在以有限样本研究结果推断总体情况的统计学分析中,还存在抽样误差。

(一)系统误差

1. 系统误差的概念 在重复性条件下,对同一被测量进行无限多次测量所得结果的平均值与被测量的真值之差,称为系统误差(systematic error,SE),它是测量结果中期望为零的误差分量。由于只能进行有限次数的重复测量,真值也只能用约定真值代替,因此实际应用中的系统误差只是其估计值。系统误差的估计值被称为测量偏倚(measurement bias),简称为偏倚,又称为偏移。偏倚通常通过将测量结果的平均值减去可接受参考值、公认值或程序确定的值获得,其可为正数或负数。此外也可用测量正确度反映系统误差情况,测量正确度是指无限多次测量所得结果的平均值

NOTE

与被测量的真值间的一致程度。

2. 系统误差的分类 系统误差根据与分析物浓度的关系,可分为恒定系统误差(constant error,CE)和比例系统误差(proportional error,PE)。恒定系统误差指测量平均值与真值之间存在恒定的误差,其误差大小与干扰物浓度相关,而与分析物浓度无关。比例系统误差则随着分析物浓度变化而变化。

3. 系统误差的特点 系统误差具有单向性(或正或负)和重复性的特点。系统误差由某些固定不变的因素引起,往往是可知的或可掌握的。这些因素影响的结果永远朝一个方向偏移,其大小及符号在同一组实验测量中完全相同,是一个客观上的恒定值,多次测量的平均值也不能减弱它的影响。因此,对于已知系统误差可采用修正进行补偿。

4. 系统误差产生的原因 ①方法误差,由检测方法分析性能固有缺陷所致,如方法特异度差、抗干扰能力差、基质效应大等。②仪器误差,由于使用未经校准的仪器所产生的误差,常见于仪器波长漂移、量器不准、温度或 pH 测量不准等。③试剂误差,由试剂质量差、实验用水不符合要求、参考物不纯等所引起。④操作误差,由操作者个人操作不规范,如反应的保温时间不足、加样不准等所导致。

5. 减少系统误差的措施 ①通过方法学评价及计量学溯源途径,选择溯源性好、精密度和正确度高的测量方法,以减少方法误差。②可通过波长校准、计量器具的定期校验、仪器技术性能评价等措施减小仪器误差;校准时应考虑校准频率对测量结果的影响,通常情况下以 4 天校准所得 K 值的均值替代单次测量的 K 值,可显著提高校准正确度。③通过试剂盒评价选择性能好的试剂,或通过空白实验减小试剂误差。④通过回收实验或方法比较实验找出系统误差的性质与数值,可以在测量结果中进行修正。对于已知值的系统误差,应用修正值对测量结果进行修正;对于未定值的系统误差,设法找出误差变化规律,用修正公式或修正曲线对测量结果进行修正;对于未知系统误差,则按偶然误差进行处理。

(二)偶然误差

1. 偶然误差的概念 测量结果与在重复性条件下对同一被测量进行无限多次测量所得结果的平均值之差,称为偶然误差或随机误差(random error,RE),它是指在重复测量中按不可预见方式变化的测量误差的分量。由于只能进行有限次的测量,故只能确定偶然误差的估计值。偶然误差是测量中与其他变量没有明显联系的那部分变异。可用测量精密度反映偶然误差的影响程度,精密度高,则偶然误差小。测量精密度是指测量结果与无限多次测量所得结果的平均值间的符合程度,也可以描述为相互独立的重复测量结果间的一致程度。精密度也是个抽象概念,只可说精密度"好"或"差",其反义概念为不精密度。不精密度也可用数值来表示,如标准差、变异系数、方差等。

2. 偶然误差的特点 ①偶然误差由不可预料的因素产生,大小和方向都不固定,因此无法控制和校正。②偶然误差具有单峰性、对称性、有界性、抵偿性等统计规律。

3. 偶然误差产生的原因 偶然误差由能够影响测量结果的许多不可控或未加控制的因素所引起。这些变化在时间上和空间上是不可预知的或随机的,如测量过程中的温度、湿度、气压等外部环境条件的变化,测量仪器的电流、电压的小幅度波动,试剂质量发生改变,测量人员操作和判断上的微小差异等。因此,偶然误差可以看作大量随机因素造成的误差的叠加。

4. 减少偶然误差的措施 偶然误差虽不能被完全消除,但可通过严格控制测量条件、严格执行操作规程和加强测量人员的技能培训等措施减小偶然误差,还可以利用其具抵偿性的特点,通过增加测量次数来减小偶然误差。

(三)抽样误差

在医学研究中,绝大多数情况下是由样本信息推断总体特征。由于抽样不同引起的样本均数(或其他统计量)与总体均数(或其他参数)之间的差异,称为抽样误差(sampling error)。抽样误差主要是由个体之间存在变异以及只能从总体中抽取一部分个体作为样本所导致。因此,抽样误差的大小常与样本多少相关,一般来说,样本含量越大,相对应的抽样误差越小,样本统计量与总体的参数越接近,越能反映总体的规律,反之亦然。抽样误差不是人为可以消除的,抽样误差可以用统计方法进行分析,在实际应用中,当得到的样本均数(或其他统计量)与总体均数不一致时,要判断所发生的差异是抽样误差引起还是其他误差(如系统误差、偶然误差)导致。

二、误差表达方式

误差根据其用途、目的和量值的大小可用以下方式表示。

1. 绝对误差 测量结果与真值(或约定真值)之间的差值称为绝对误差(absolute error),其单位与测量值的单位相同,可用于评价测量结果的准确程度。绝对误差的公式为

$$绝对误差 = 测量值 - 真值$$

2. 相对误差 测量结果的绝对误差与真值(或约定真值)之比称为相对误差(relative error),通常以百分数表示,它能客观表示测量结果的准确程度。相对误差的公式为

$$相对误差 = \frac{测量值 - 真值}{真值} \times 100\%$$

3. 相对偏差 测量结果的绝对偏差与测量均值之比称为相对偏差(relative deviation),通常以百分数表示。相对偏差的公式为

$$相对偏差 = \frac{测量值 - 测量均值}{测量真值} \times 100\%$$

4. 平均偏差 为了利用每一个测量值的信息,将每个测量值与均数之差的绝对值相加,然后取平均数,称作平均偏差(mean deviation)。利用平均偏差可计算各测量值偏离均数的平均差距,且避免了各测量值与均数间差距的正负抵消。其是一个很直观的变异量度,但由于用了绝对值,在数学上不便于继续处理,使它在应用上受到很大的限制,实际中很少使用。平均偏差的公式为

$$平均偏差 = \frac{\sum |X - \bar{X}|}{n}$$

5. 标准差 在一组测量值中,用每一测量值与均数之差的平方和除以该组个数(或个数减1),再把所得值开平方,所得数就是此组数据的标准差(standard deviation,SD 或 S),也称为标准偏差。标准差是反映各测量值与均数的离散(或分散)程度的指标,标准差越大,说明变异程度越大。标准差的公式为

$$标准差(SD 或 S) = \sqrt{\frac{\sum_{i=1}^{n}(X_i - \bar{X})^2}{n-1}}$$

6. 标准误 统计学中,多个样本均数的标准差,称为标准误(standard error)。标准误用于描述均数抽样分布的离散程度及衡量均数抽样误差大小,反映样本均数之间的变异。标准误越小,表明样本统计量与总体参数的值越接近,样本对总体越有代表性,用样本统计量推断总体参数的可靠度越大。因此,标准误是统计推断可靠性的指标。标准误的公式为

$$标准误(S_{\bar{X}}) = \frac{S}{\sqrt{n}}$$

7. 变异系数 一组数据的标准差与其均数间的比值称为变异系数(coefficient of variation,CV)。变异系数是相对量,没有单位,便于资料间的分析比较。其用于比较度量单位不同或均数相差较大的两组或多组资料的变异程度。变异系数的公式为

$$变异系数(CV) = \frac{S}{\bar{X}} \times 100\%$$

三、总误差

从系统误差和偶然误差的定义可知,系统误差与偶然误差之和等于测量误差(测量结果减去被测量的真值之差)。为了强调测量误差包含了各种类型的系统误差和偶然误差,故在处理测量数据

时用总误差(total error，TE)一词指代测量误差(即误差)，这样显得更直观和清晰。总误差是判断检测系统可接受性中最重要的参数;可用测量准确度反映总误差。测量准确度(accuracy of measurement)是指测量结果与被测量的真值间的一致程度。准确度与正确度和精密度一样，也是个抽象概念，没有具体数值。只可将准确度描述为"好"或"差"，当测量误差较小时就说明该测量是较准确的。由准确度的定义可以看出，准确度涵盖了正确度与精密度，只有既正确又精密的结果才是准确的。总误差可表示为

$$总误差＝偶然误差＋系统误差＝1.96S＋|bias|(95\%允许误差限)$$

四、允许总误差

允许总误差(allowable total error，TEa)是指在临床可接受水平范围内的测量总误差。任何检测方法的总误差大于允许总误差都是不可接受的。也就是说，只有当测量结果的总误差小于允许总误差，相应的检测方法才能用于临床常规检测。

允许总误差是分析质量规范的一种表现形式，需要由临床医学家和临床化学家共同研究制定。制定的允许总误差应能反映临床应用的要求，又不超过实验室所能达到的技术水平。

1. 分析质量规范的提出 国际临床化学和实验室医学联盟(International Federation of Clinical Chemistry and Laboratory Medicine，IFCC)、国际纯粹与应用化学联合会(International Union of Pure and Applied Chemistry，IUPAC)、世界卫生组织(World Health Organization，WHO)三家机构于1999年4月在瑞典斯德哥尔摩举办的建立全球检验医学质量规范的策略会议上提出了"一致性声明(草案)"，提出可应用下列层次模型来建立分析质量规范。

(1)评价在特定的临床情况下分析性能对临床结果的影响。

(2)评价在一般情况下分析性能对临床决定的影响:①基于生物变异分量的数据。②基于临床医生观点分析的数据。

(3)已发表的专业性推荐文件:①来源于国家或国际专业团体。②来源于地区性或少数的专家。

(4)性能目标由以下机构确定:①政府机构。②室间质量评价(EQA)计划的组织者。

(5)基于当前技术水平的目标:①由室间质量评价或能力验证计划数据证实。②当前关于方法学的发表文章。

2. 允许总误差的制定依据 主要有以下方式。

(1)根据参考值与参考区间制定:Tonks于1963年提出根据参考值与参考区间设定允许总误差，其公式为

$$允许总误差(\%)＝\pm(1/4)[(参考值上界－参考值下界)/参考值均值]\times100\%$$

上式中允许总误差以参考值范围表示，有临床实用意义，但其缺点是参考值范围的宽度与实验本身的不精密度有关，一项不精密的方法由于测出的参考值范围较宽，将导致制定出较宽的可允许误差限度，就会使一些性能不好的分析方法的应用合法化。

(2)根据生物学变异制定:此种方式为国际上常见的允许总误差的制定方式之一。生物学变异包括个体内变异(CV_I)及个体间变异(CV_G)，也就是通常所说的生理变异或生理波动。生物学变异可用来导出临床检验项目允许不精密度(I)或允许变异系数、允许不正确度(B)或允许偏倚、允许总误差(TEa)，计算公式如下。

允许不精密度: $$I \leqslant 0.5CV_I$$

允许不正确度: $$B \leqslant 0.25\sqrt{CV_I^2 + CV_G^2}$$

允许总误差: $$TEa \leqslant 1.645I + B(\alpha<0.05)，或 TEa \leqslant 2.33I + B(\alpha<0.01)$$

部分常用检验项目根据上述公式计算出来的允许不精密度、允许不正确度和允许总误差见表9-1。

NOTE

表 9-1　根据生物学变异确定检验项目的允许不精密度、允许不正确度和允许总误差($\alpha<0.05$)

检验项目	个体内变异/(%)	个体间变异/(%)	允许不精密度/(%)	允许不正确度/(%)	允许总误差/(%)
白蛋白	3.1	4.2	1.6	1.3	3.9
总蛋白	5.5	12.9	2.8	3.5	8.0
转铁蛋白	3.0	4.3	1.5	1.3	3.8
钾离子	4.8	5.6	2.4	1.8	5.8
钠离子	0.7	1.0	0.4	0.3	0.9
氯离子	1.2	1.5	0.6	0.5	1.5
总钙	1.9	2.8	1.0	0.8	2.4
葡萄糖	4.9	7.7	2.5	2.3	6.3
甘油三酯	20.9	37.2	10.5	10.7	27.9
胆固醇	6.0	15.2	3.0	4.1	9.0
尿素	12.3	18.3	6.2	5.5	15.7
肌酐	4.3	12.9	2.2	3.4	6.9
总胆红素	25.6	30.5	12.8	10.0	31.0
直接胆红素	36.8	43.2	18.4	14.2	44.5
丙氨酸转氨酶	24.3	41.6	12.2	12.0	32.0
天冬氨酸转氨酶	11.9	17.9	6.0	5.4	15.2
淀粉酶	9.5	29.0	4.8	7.8	15.6
碱性磷酸酶	6.4	24.8	3.2	6.4	11.7
载脂蛋白 A_1	6.5	13.4	3.2	3.7	9.0
载脂蛋白 B	6.9	22.8	3.4	6.0	11.6

这样规定出来的分析质量规范对某些检验项目要求太高,目前技术水平很难达到。一些生物学变异小的项目,如血清钠、氯和钙等不能达到上述要求。

(3)我国制定的分析质量指标:主要根据检验项目的个体内变异和个体间变异设定分析质量指标,同时考虑目前可实现的分析质量水平。在实际工作中,检验项目通常参照国家卫生健康委临床检验中心能力验证(室间质量评价)推荐的总允许误差标准,以及中华人民共和国卫生行业标准WS/T 403—2012《临床生物化学检验常规项目分析质量指标》、WS/T 406—2012《临床血液学检验常规项目分析质量要求》等。由卫生行业标准 WS/T 403—2012 推荐的部分临床生物化学检验项目分析质量指标见表 9-2。

表 9-2　临床生物化学常规检验项目分析质量指标

检验项目	CV/(%)	B/(%)	TE/(%)	指标等级
丙氨酸转氨酶	6.0	6.0	16.0	优
天门冬氨酸转氨酶	6.0	5.0	15.0	中
γ-谷氨酰基转移酶	3.5	5.5	11.0	优
碱性磷酸酶	5.0	10.0	18.0	低
肌酸激酶	5.5	5.5	15.0	优
淀粉酶	4.5	7.5	15.0	中
乳酸脱氢酶	4.0	4.0	11.0	中
总蛋白	2.0	2.0	5.0	低

检验项目	CV/(%)	B/(%)	TE/(%)	指标等级
白蛋白	2.5	2.0	6.0	低
总胆红素	6.0	5.0	15.0	优
血糖	3.0	2.0	7.0	中
肌酐	4.0	5.5	12.0	低
尿酸	4.5	4.5	12.0	中
尿素	3.0	3.0	8.0	优
总胆固醇	3.0	4.0	9.0	中
甘油三酯	5.0	5.0	14.0	优
氯离子	1.5	1.5	4.0	低于低等
钠离子	1.5	1.5	4.0	低于低等
钾离子	2.5	2.0	6.0	中
钙离子	2.0	2.0	5.0	低于低等
镁离子	5.5	5.5	15.0	低于低等
铁离子	6.5	4.5	15.0	优
磷酸根离子	4.0	3.0	10.0	中

注:指标等级为按照国际专家共识计算的三等分析质量指标,具体可查阅《临床生物化学检验常规项目分析质量指标》(WS/T 403—2012)中的计算方法。

（袁才佳　龚道元）

第二节　检验方法与参考物分级

一、检验方法分级

国际临床化学和实验室医学联盟根据分析方法的正确度与精密度不同,将检验方法分为决定性方法(definitive method)、参考方法(reference method)和常规方法(routine method)。各级检验方法的特点与用途见表 9-3;临床生化检验部分项目的决定性方法、参考方法和常规方法见表 9-4。

表 9-3　检验方法分级(IFCC)

检验方法	特点	用途	备注
决定性方法	准确度最高,系统误差最小;经过研究,尚未发现其不正确或不精密的方法;其测定结果与真值最为接近,最具有权威性	①用于评价参考方法和对一级参考物进行定值。②应用范围窄	①有些检验方法没有决定性方法。②技术要求非常高,费用昂贵,一般不直接用于鉴定常规方法
参考方法	正确度与精密度较高;干扰因素少,系统误差很小,与重复测量的偶然误差相比可以忽略不计。有合适的灵敏度、特异度及较宽的分析范围。其测量结果与真值较为接近,具有权威性	①用于评价常规方法;对二级参考物、校准品及质控物进行定值。②应用范围较宽,可用于商品试剂盒质量评价	①可在条件优越的实验室中做常规分析,但需由经过高度专业培训的人员操作。②根据经决定性方法验证与否可将其分为三级

NOTE

129

续表

检验方法	特点	用途	备注
常规方法	有满足临床要求的精密度和正确度;其性能指标符合临床或其他目的的需要,有适当的分析范围;具有经济实用性	①用于临床常规检验,分析临床标本,报告检验结果。②应用范围最宽	常规方法经评价后,经由学术组织认可,可作为推荐方法

表 9-4　临床生化检验部分项目的决定性方法、参考方法和常规方法

检验项目	决定性方法	参考方法	常规方法
总蛋白	—	凯氏定氮法	双缩脲法
白蛋白	—	免疫化学法	溴甲酚绿法
葡萄糖	ID-MS	己糖激酶法	葡萄糖氧化酶法
胆固醇	ID-MS	Abell-Kendall 法	酶法
甘油三酯	ID-MS	变色酸显色法	酶法
钾离子	ID-MS,中子活化法	火焰光度法	离子选择电极法,火焰光度法
钠离子	中子活化法	火焰光度法	离子选择电极法,火焰光度法
氯离子	ID-MS,中子活化法	电量滴定法	离子选择电极法,硫氰酸汞比色法
钙离子	ID-MS	原子吸收分光光度法	邻甲酚酞络合铜比色法,MTB 法
镁离子	ID-MS	原子吸收分光光度法	MTB 法
尿素	ID-MS	尿素酶法	二乙酰一肟法,酶法
肌酐	ID-MS	离子交换层析法	苦味酸比色法,酶法
尿酸	ID-MS	尿酸氧化酶紫外分光光度法	磷钨酸比色法,酶法
胆红素	—	重氮反应法	J-G 法,钒酸盐氧化法
酶活性(ALT、AST、LD、CK、ALP、GGT、AMY 等)	—	IFCC 制定的酶活性测量参考方法	定时法,连续监测法

注:ID-MS 为同位素稀释-质谱分析法。

二、参考物分级

国际标准化组织将参考物(reference material)定义为一种或几种物理或化学成分已充分确定,可用于校准仪器、评价测定方法或给其他物质定值的物质,也称为标准品或标准物。附有参考物证书的参考物被称为有证参考物(certified reference material,CRM)。

1. 一级参考物(primary reference material)　又称为原级参考物,是一种稳定而均一的物质,它的数值由决定性方法或由高度准确的若干方法确定。其可用于校准决定性方法,评价和校正参考方法以及为二级参考物定值。一级参考物均有证书。

2. 二级参考物(secondary reference material)　又称为次级参考物,这类参考物可由实验室自己配制或作为商品获得,可以是纯溶液(水或有机溶剂)或某种特殊基质纯溶液。其物质的量由参考方法定值或用一级参考物比较确定,主要用于常规方法的标化,为校准品或质控物定值。

NOTE

(闫海润　陈展泽)

第三节 计量的溯源性与测量的不确定度

一、计量溯源性

计量溯源性是国际间相互承认测量结果的前提条件,是测量结果有效性的基础,是测量活动满足国际规范要求的保证。

（一）定义

计量溯源性是指通过文件规定的不间断的校准链,将测量结果与参照对象联系起来的测量结果的特性,校准链中的每项校准均会引入测量不确定度。溯源顺序通常采用溯源等级来描述,要求校准常规方法的校准品必须溯源到国家或国际组织推荐的参考方法,最好能溯源到 SI 单位。

（二）有证参考物的计量溯源性

有证参考物具有如下计量溯源特点:①其定值由建立了溯源性的测量程序确定。②每个参考物都附有其置信水平的不确定度。③示值方式为标准值±不确定度。

（三）临床实验室常用校准品的计量溯源性

临床实验室的计量溯源性应追溯至可获得的较高计量学级别的参考物质或参考程序。常见校准品的溯源过程如图 9-1 所示。

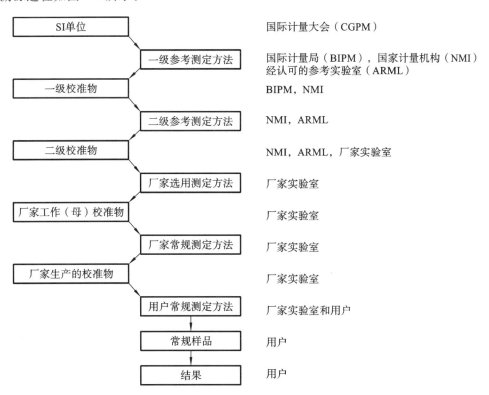

图 9-1 ISO/DIS 17511 校准品的量值溯源图

临床实验室在使用校准品时应注意,校准品的计量溯源性是基于指定的某公司型号的仪器、试剂和检测程序组成的完整检测系统而言的。对于非完整检测系统（自建检测系统）,需通过以下内容来证明其检验结果的可溯源性:①使用有证参考物;②经另一程序检验或校准;③使用明确建立、规定、确定了特性并由各方协商一致的协议标准或方法;④参加正确度验证计划;⑤通过参加区域性（国际、全国、全省）室间质量评价活动等方式提供结果的可信度。

NOTE

131

二、测量的不确定度

(一)定义

测量不确定度(uncertainty measurement)是与测量结果相联系的参数,用于表征合理赋予被测量的值的分散性。测量不确定度是指在统计控制状态下赋予被测量的值的分散性。测量不确定度可以真实、可靠地反映测量数据的分散性。临床实验室的检验过程是分析领域中复杂程度极高、影响因素较多的一种测量,影响其测量不确定度的因素主要来源于检验前、检验中、检验后过程。临床实验室在正式提供检验服务前,需按一定的程序评估测量不确定度是否符合该参数目标测量不确定度的要求。

目标测量不确定度是根据测量结果的预期用途,规定作为上限的测量不确定度。目标测量不确定度的确定可以基于生物学变异、国内外专家组的建议、管理准则或当地医学界的判断,如 WS/T 403—2012《临床生物化学检验常规项目分析质量指标》、WS/T 406—2012《临床血液学检验常规项目分析质量要求》。根据应用要求,对不同水平的测量结果可以确定一个或多个目标测量不确定度。

(二)测量不确定度的分类

测量不确定度的分类方式较多,如:按量纲来分,可分为标准不确定度和相对标准不确定度;按赋予不确定度大小的程度来分,可分为合成标准不确定度和扩展不确定度;按评定方法来分,可分为不确定度的 A 类评定和不确定度的 B 类评定。

1. 标准不确定度(standard uncertainty) 以标准偏差(标准差)表示的测量不确定度。

2. 相对标准不确定度(relative standard uncertainty) 标准不确定度除以测得值的绝对值。

3. 合成标准不确定度(combined standard uncertainty) 由一个测量模型中各输入量的标准不确定度获得的输出量的标准不确定度。

4. 扩展不确定度(expanded uncertainty) 合成标准不确定度与一个大于 1 的数字因子的乘积。该因子取决于测量模型中输出量的概率分布类型及所选取的包含概率。本定义中术语"因子"是指包含因子。

5. 不确定度的 A 类评定(type A evaluation of uncertainty) 对在规定测量条件下测得的量值用统计分析的方法进行的测量不确定度分量的评定。规定测量条件是指重复性测量条件、期间精密度测量条件或复现性测量条件。

6. 不确定度的 B 类评定(type B evaluation of uncertainty) 用不同于测量不确定度 A 类评定的方法对测量不确定度分量进行的评定。评定基于以下信息:①权威机构发布的量值;②有证标准物质的量值;③校准证书;④仪器的漂移;⑤经检定的测量仪器的准确度等级;⑥根据人员经验推断的极限值等。

(三)测量不确定度的评定步骤与评定方法

目前临床实验室按 CNAS-TRL-001:2012《医学实验室—测量不确定度的评定与表达》来进行测量不确定度的估算。该文件主要描述了如何利用自上而下(top-down)的方法评定与测量过程相关的医学检验结果的测量不确定度,而未涉及生物学变异、测量前和测量后过程对结果分散性的影响。其基本方法如下。

1. 实验室内测量复现性引入的测量不确定度的评定 利用室内质控数据评定实验室内测量复现性引入的测量不确定度。实验室一般可用质控物的批内重复性和长期(约 6 个月)复现性数据来评定,即计算 20 次质控物测量数据的重复性标准差(S)和变异系数(CV),统计 6 个月质控数据的复现性标准差(S)和变异系数(CV),其中重复性和复现性合成的标准差即为标准不确定度 $[u(\mathrm{R_w})]$、变异系数即为相对标准不确定度 $[u_{\mathrm{rel}}(\mathrm{R_w})]$。

$$u_{\mathrm{rel}}(\mathrm{R_w}) = \sqrt{\frac{n-1}{n} \times \mathrm{CV_r^2} + \mathrm{CV_b^2}}$$

上式中，$u_{rel}(R_w)$为实验室内测量的相对标准不确定度；$CV_r(\%)$为重复性变异系数；$CV_b(\%)$为复现性变异系数；n为重复性测量次数。

2. 偏移引入的测量不确定度的评定 实验室偏移引入测量不确定度的评定方法有下列几种，建议的优先次序如下：①使用有证参考物/标准物（CRM），包括正确度控制品（trueness control material）；②应用 PT 数据；③与参考测量方法比较。

3. 评定合成标准不确定度和相对合成标准不确定度 采用自上而下的方法，只考虑评定测量过程的不确定度，不考虑测量前和测量后阶段各种组分对测量不确定度的贡献。可采用实验室内测量的标准差和标准物质不确定度（以标准差表示）合成的不确定度，即为合成标准不确定度，以实验室内测量的变异系数（CV）和标准物质不确定度（以百分比表示）合成的不确定度即为相对合成标准不确定度。一般实验室评估相对合成标准不确定度。

$$u_{crel} = \sqrt{u_{rel}^2(R_w) + u_{crel}^2(bias)}$$

上式中，$u_{rel}(R_w)$为实验室内测量的相对标准不确定度；$u_{crel}(bias)$为偏移引入的相对标准不确定度（校准品的不确定度）；u_{crel}为相对合成标准不确定度。

4. 评定扩展不确定度 实验室一般评定相对扩展不确定度：$U_{rel} = k \times u_{crel}$。因为只考虑评定测量过程的不确定度，主要涉及精密度和正确度 2 个因素，故包含因子 $k=2$。

（四）不确定度评定示例

某临床生物化学实验室采用某全自动生化分析检测系统（完整检测系统，A＋A＋A 模式）的相对扩展不确定度的统计表见表 9-5。

表 9-5 某临床生物化学实验室相对扩展不确定度统计表

检验项目	质控物水平	重复性 $(CV_r)/(\%)$	复现性 $(CV_b)/(\%)$	校准品不确定度/(%)	相对合成标准不确定度/(%)	相对扩展不确定度/(%)
TP	水平 2	0.57	1.35	0.571	1.57	3.15
	水平 3	0.82	1.32	0.571	1.66	3.31
ALB	水平 2	0.63	1.40	1.125	1.90	3.81
	水平 3	0.52	1.31	1.125	1.80	3.61
ALT	水平 2	1.07	2.37	3.000	3.97	7.94
	水平 3	1.22	1.93	3.000	3.77	7.54
AST	水平 2	0.56	1.71	2.000	2.69	5.38
	水平 3	0.71	1.48	2.000	2.59	5.17

（陈孝红 龚道元）

第四节 检验方法选择基本原则与步骤

由于体外诊断产业高速发展，国内外从事检验方法、试剂（盒）研发、生产及经销的企业越来越多。同一检验项目有不同厂商提供不同检测方法的试剂盒或同一检测方法有不同厂商试剂盒供临床实验室选择。实际应用中临床实验室需根据临床要求，结合实验室的自身条件和现有检测系统，选择合适的检验方法和（或）试剂盒。

NOTE

一、检验方法选择基本原则

检验方法的选择一般首要遵循 5S 目标,即敏感(sensitivity)、特异(specificity)、简单(simpleness)、快速(speedy)、安全(safety),同时要兼顾成本,确保检验结果正确可靠,重复性好。一般临床实验室主要选择常规检验方法,条件好的实验室可以选择参考方法。选择常规检验方法时,要结合临床实验室仪器设备、检验人员的技术水平和检验费用的成本等因素,尽量选择国内外通用方法或推荐方法,便于方法的规范化和质量控制,同时重点考虑检验方法的实用性和可靠性,保证具有溯源性。

1. 实用性　检验方法一般应具备以下特点:①标本用量少,快捷,便于急诊。②方法操作简便,试剂种类少,易于实现自动化。③安全可靠,试剂稳定无毒。④试剂价格适当。

2. 可靠性　检验方法应有较高的正确度和精密度,以及较好的检测能力。一般偏倚和不精密度应小于规定的量值。检测能力用检测限度或检出限衡量,检出限通常是指能与适当的"空白"读数相区别的、检测系统可以检出的待测物的最小量。这些特性变化均能在评价试验中得到验证。

二、检验方法选择步骤

临床实验室在引用或选用检验方法时,以检验方法的实用性和可靠性为依据,都需要经过以下几个步骤:①根据临床需求提出问题。②收集资料,综合分析,选定候选检验方法。③对候选方法进行评价。④常规使用该检验方法。其中检验方法的选择和评价是执行新检验方法过程的关键步骤。

1. 确定临床需求,提出问题　根据临床疾病诊治需求,结合临床实验室现有设备条件和技术水平等情况,提出开展某项新检验方法,或为提高检验诊断正确度和灵敏度,对临床实验室的方法性能进行改进,提出检验方法的新要求和新设想。

2. 收集资料,综合分析,选定候选检验方法　临床实验室在选定候选检验方法之前,首先需向同行专家进行咨询,在专业学术会议上获取资料及信息,再从制造商获取技术资料,查阅文献或参考书等,重点关注以下问题。

(1)检验方法基本情况:①候选检验方法的检测原理。②所需仪器设备和试剂:仪器设备安装的要求和局限性(包括安装场所的空间、水及电需求、承重、温度、湿度等);试剂和参考物质成分、量,开启原始容器前、后储存要求(如时间、温度、光和湿度要求等);试剂和参考物质的稳定性(如有效期);储存的要求。③标本:标本类型、标本采集和运送要求(如采集条件、标本量、所需抗凝剂和防腐剂,运送条件、储存条件等)。④详细操作步骤、校准方法、校准频率、质控方法、分析速度、周转时间、随机处理能力等。⑤结果计算和分析;生物参考区间。⑥使用新检验方法对检验技术人员培训的要求以及注意事项。⑦新检验方法使用后对医院信息管理系统的要求,计算机平台和实验室信息系统接口。⑧成本预算(包括仪器设备、试剂、校准品、质控品、其他耗材、操作人员的时间成本等)。⑨厂商提供技术支持、供应品和服务的能力。⑩依据法规和指南,可能的危险及适当的安全措施。

(2)分析性能情况:评定候选检验方法性能特征,向制造商了解精密度、正确度、准确度、线性范围、检出限和定量限、分析灵敏度、分析特异性等最重要的性能指标。

经过充分了解各种方法的科学依据和使用价值,特别是重点了解方法的实用性和可靠性,对这些信息进行综合分析,结合临床实验室各方面实际情况,做出初步判断,选定候选检验方法。

3. 检验方法分析性能评价　按照临床需求,建立了质量目标和选择了候选检验方法后,对候选检验方法进行分析性能验证和确认。

4. 常规使用新的检验方法　若候选的检验方法通过验证或确认评价,可在临床实验室使用。

(闫海润　陈展泽)

第五节 检验方法性能评价

检验方法性能特征主要包括测量精密度、测量正确度、测量不确定度、分析特异性（含干扰物）、分析灵敏度、检出限和定量限、线性区间（可报告区间）等。临床实验室应根据不同检验项目的预期用途，选择对检验结果质量有重要影响的参数进行评价。

检验方法学评价或检验方法性能评价是通过实验测定分析方法的技术性能，并评价其是否可接受，其目的在于明确该方法是否满足规定要求和预期用途。由于检验方法性能评价指标的结果依赖分析系统甚至是检验程序所反映的综合结果，因此，也称为分析系统或检验程序性能评价。

分析系统（analytical system）也称测量系统（measuring system），是指适合对某检验项目在规定浓度范围内给出分析结果的一组按规定条件使用的仪器和装置，包括试剂和物品。对于临床生物化学检验，分析系统主要由按规定条件使用的仪器、试剂和校准品组成。其他类似概念如检验程序包括的内容更广泛，本章所讲的分析系统相当于检验程序的分析部分。通过仪器、校准品、试剂的组成方式不同，可分为以下几种分析系统：①封闭系统（A＋A＋A）：仪器、试剂和校准品来自同一厂商，供配套使用。②开放系统（A＋B＋B）：试剂和校准品来自同一厂商，供配套使用，仪器另选。③组合系统（A＋B＋C）：仪器、试剂和校准品来自不同厂商或机构，由实验室自己组合。

我国《医疗机构临床实验室管理办法》和 CNAS-CL02:2012《医学实验室质量和能力认可准则》（ISO 15189:2012）均要求实验室对所采用的检验方法进行评价，以证明其满足规定要求和预期用途。检验方法性能评价分为确认或验证。

一、确认和验证

临床实验室引进新的标准或非标准检验方法测定某个项目时，必须保证检验质量，并满足临床需要。因此，在临床实验室开展新项目或某个检验项目应用新的检验方法之前，应对此项目所选用的方法进行评价（确认或验证），证明所选用方法的分析性能符合要求。

1. 确认（validation） 通过提供客观证据，对特定的预期用途或应用要求已得到满足的认定。确认要严格、全面，以满足预期用途或应用领域的需要，非标准方法在使用前必须进行比较全面和复杂的确认。非标准方法包括临床实验室自行开发的方法、经过扩充或修改的标准方法等。标准方法包括体外诊断医疗器械使用说明中规定的程序，公认/权威教科书、经同行审议过的文章或杂志发表的程序，国际公认标准或指南中的程序，国家、地区法规中的程序。

制造商在正式发布分析系统或生产试剂盒（含检验方法）前，要对检验方法或试剂盒进行全面、严格和复杂的确认试验，以证实即将推出的检验方法或试剂盒用于临床检测某个项目时，结果可靠，满足临床需要。虽然临床实验室作为分析系统或试剂盒的最终客户，仅需通过较为简单的验证试验证明所用分析系统达到制造商声明的分析性能，但前提是临床实验室使用未经修改的制造商明确声明的原始测量程序，在下列情况下临床实验室必须对检验方法进行性能确认试验：①非标准方法；②实验室设计或制定的方法；③超出预定范围使用的标准方法；④修改过的确认方法。

2. 验证（verification） 通过提供客观证据对规定要求已得到满足的认定，又称为证实。临床实验室使用国家食品药品监督管理总局批准的由制造商生产的试剂盒以及完整分析系统，其检验方法性能特征已由生产厂家进行全面和严格的评价（确认），并在使用说明书中进行了声明。临床实验室使用时，首先从制造商或方法开发者处获得相关信息，以确定检验方法的性能特征，随后，临床实验室应进行独立的性能评价试验，以证实检验方法的性能与制造商或方法开发者的声明相符，即在本实验室能达到厂家声明的分析性能，从而确保检验结果的准确性。

临床实验室在下列情况下，需要对检验方法性能进行验证：①检验程序常规应用前。②任何严重影响检验程序分析性能的情况发生后，应在检验程序重新启用前对受影响的性能进行验证。影

NOTE

响检验程序分析性能的情况包括但不限于仪器主要部件故障、仪器搬迁、设施(如纯水系统)和环境的严重失控等。③常规使用期间,实验室可基于检验程序的稳定性,利用日常工作产生的检验和质控数据,定期对检验程序的分析性能进行评审,应能满足检验结果预期用途的要求。④现用检验程序的任一要素(仪器、试剂、校准品等)变更,如试剂升级、仪器更新、校准品溯源性改变等,应重新进行验证。确认与验证之间的比较总结如表9-6所示。

表9-6　确认与验证的比较

项目	确认(validation)	验证(verification)
定义	通过提供客观证据,对特定的预期用途或应用要求已得到满足的认定	通过提供客观证据对规定要求已得到满足的认定
性能特征	预期,未知	制造商或开发商提供,已声明
条件	非标准方法;实验室设计或制定的方法;超出预定范围使用的标准方法;修改过的确认方法	标准方法常规应用前进行
执行单位	通常由制造商在正式发布分析系统前进行	通常是由临床实验室在常规使用分析系统前进行
方法和性能指标	多、复杂、严格	性能指标少,与确认指标有重复,简单
定量性能特征	正确度、精密度、可报告范围、参考区间、分析特异性(干扰试验)、检出限等	正确度、精密度、可报告范围等
定性性能特征	C5、C50、C95,符合率,精密度(重复性),检出限,临界值,特异度,灵敏度,抗干扰能力等	检出限、符合率

3. 性能验证的判断标准　临床实验室应根据临床需求制定适宜的检验程序分析性能标准。实验室制定性能标准时宜考虑相关制造商或研发者声明的标准、国家标准、行业标准、地方标准、团体标准、公开发表的临床应用指南和专家共识等。实验室性能验证的结果应满足实验室制定的判断标准。如果性能指标的验证结果不符合实验室制定的判断标准,应分析原因,纠正后再实施验证。如果验证结果符合制造商或研发者声明的性能指标,但不满足实验室制定的判断标准,其结果不可接受。

二、定量检验方法精密度评价

(一)精密度的类别

测量精密度(measurement precision)简称精密度(precision),是指在规定条件下,对同一或相似被测对象重复测量得到测量示值或测得量值间的一致程度。偶然误差的大小常以不精密度表示,用标准差、方差和变异系数描述。重复性试验是评价精密度的常用方法。CLSI EP5-A3 对测量规定条件和精密度类别进行了更新,其中测量条件是指操作人员、使用设备、设备的校准、环境条件(温度、湿度、空气污染等,不同地点)、试剂的新批号、新货号、不同测量的时间间隔等。根据测量条件不同,将精密度类别分为以下 3 种。

1. 重复性(repeatability)　在相同测量程序、相同操作者、相同分析系统、相同操作条件和相同地点条件下,对同一或相似被测对象在短时间段内的重复测量,又称批内精密度或重复精密度。其测定方法为使用同一仪器和试剂,对同一份检测样品在尽可能短的时间内重复测定 10～20 次,计算其均值($\overline{X}$)、标准差(S)和变异系数(CV)。

2. 中间精密度(intermediate precision)　在相同的测量程序、相同地点条件下对相同或相似的被测对象在一长时间段内重复测量,但可包含其他相关条件的改变,包括时间、操作者、温度、湿度、校准品批号、试剂批号等的改变。其测定方法为使用同一仪器和试剂,由同一检测样品每天一次插入常规样本中连续测定 20～30 天,计算其均值($\bar{X}$)、标准差(S)和变异系数(CV)。批间精密度、日间精密度或室内精密度(总精密度)属于中间精密度中的一种。

3.再现性(reproducibility) 又称复现性(复现精密度)或实验室间精密度,是指用同一检测方法在不同分析系统、不同操作者、不同测定时间、不同地点测量条件下对同一或相似被测对象重复测量的测量精密度。

(二)精密度评价基本要求

操作人员具有仪器操作授权,熟悉性能评价方案;仪器设备状态正常,性能满足验证要求;有效控制环境条件;提前准备待检样本,校准通过,室内质控在控。精密度评价基本要求具体如下所示。

1.验证试验样本的选择 应尽可能选择稳定性、均一性好且基质效应小的试验样本。常用的有临床样本、质控物和校准品。

2.验证试验样本浓度的选择 至少 2 个不同浓度水平,如低水平、高水平及靠近医学决定水平,与制造商精密度声明浓度相近。

3.样本的检测次数 在试验周期内至少做 20 次样本的检测;增加样本检测次数有利于更好地评价偶然误差,但是同时会增加成本和延长实验时间。最佳方案是在成本和试验周期允许的范围内尽可能增加样本检测次数。

4.样本测量的要求 根据精密度测定需求,按照试验方案类型进行样本测量并记录试验数据。

5.质量控制的要求 在评价精密度时,应按照制造商操作规程要求进行分析系统的校准并进行常规质量控制,以判断分析系统运行是否正常。常规的室内质控和精密度试验不可共用同一个质控物。如果常规质控出现了失控数据,应查找原因,同时去除该批试验数据,待纠正失控情况后再重新进行评价试验。

(三)精密度验证方法

精密度验证是检验方法性能验证的基础,精密度验证未通过,其他性能的验证就不是必需的,精密度验证主要参照中华人民共和国卫生行业标准 WS/T 492—2016、WS/T 420—2013,CNAS-GL037:2019,CLSI EP15(EP15-A2 和 EP15-A3)进行。

1.方法 ①重复性试验:对 2 个浓度水平的样本进行至少 10 次重复测定,计算均值($\bar{X}$)、标准差(S)和变异系数(CV)。②同时验证重复性和中间精密度:在常规质控在控的条件下,对 2 个浓度水平的样本,每天测 1 批,每批重复测定 3 次,连续测定 5 天,共获得 15 个数据,计算均值($\bar{X}$)、标准差(S)和变异系数(CV)。

3×5 方案主要根据试验数据计算批内不精密度(repeatability imprecision,S_r)和室内不精密度(within-laboratory imprecision,S_l,即批内和批间不精密度的总和),并与制造商声明的性能指标比较,计算公式如下所示:

$$\text{批内不精密度 } S_r: S_r = \sqrt{\frac{\sum_{d=1}^{D}\sum_{i=1}^{n}(X_{di}-\bar{X}_d)^2}{D(n-1)}}$$

$$\text{批间不精密度 } S_b^2: S_b^2 = \frac{\sum_{d=1}^{D}(\bar{X}_d-\bar{\bar{X}})^2}{D-1}$$

$$\text{实验室内不精密度 } S_l: S_l = \sqrt{\frac{n-1}{n}\times S_r^2 + S_b^2}$$

式中,D 为总天数或总批数;n 为每批重复测量次数;X_{di} 为每批每次的结果;$\bar{X}_{di}$ 为一批中所有结果的均值;$\bar{\bar{X}}$ 为所有结果的均值。

2013 年 CLSI 发布了 EP15-A3《用户对精密度的验证与偏倚评估》,采用 5×5 实验方案,即每批重复测量 5 次,连续 5 天,共获得 25 个数据,计算均值(X)、标准差(S)和变异系数(CV)。

2. 判断标准

(1)与制造商声明的精密度指标比较:将实验所得的精密度与制造商声明的精密度比较,如果小于或等于制造商声明的精密度,该方法可以在临床应用。反之,则要进行显著性比较,判断该差异是否由抽样误差造成,有无统计学意义。

(2)与卫生行业标准比较:卫生行业标准 WS/T 403—2012、WS/T 406—2012 等提出了临床生物化学、临床血液学检验项目的精密度、偏倚等质量指标。实验室测量方法的 CV 应小于国家卫生行业标准的规定。

(3)与 CNAS-CL02-A003:2018 附录比较:以能力验证/室间质评评价界限作为允许总误差(TEa),重复性精密度<1/4 TEa;中间(室内)精密度<1/3 TEa;或小于规定的不精密度。

(4)实验室自定标准:一些实验室根据自身的技术水平制定出适合自己的精密度要求,也有部分省临床检验中心根据本省的技术发展水平和经验自定标准,各省临床检验中心或各实验室自定的精密度要求应高于国家卫生行业标准。

(四)精密度确认方法

精密度确认常用 EP5-A2 方案,简称 2×2×20 实验方案,对 2 个浓度水平的样本,每天测 2 批,每批重复测定 2 次,连续 20 天,共获得 80 个有效实验数据,计算批内、批间、日间和总精密度。EP5-A3 方案的试验方法类似于 EP5-A2 方案。EP5 方案主要用于确认测量程序的精密度性能,当然也可用来验证制造商声明的精密度性能。

(五)EP15-A2 精密度验证方案示例

某制造商提供的血糖测定试剂,试剂批号为 MK243,试剂说明书上标称的 σ_r(制造商声明的批内不精密度)为 1.0 mg/dL、σ_l(制造商声明的室内不精密度)为 2.0 mg/dL,按照 EP15-A2 方案进行实验设计,用浓度为 140 mg/dL 的混合血清进行测定,连续测定 5 天,每个浓度重复测量 3 次,实验结果及数据处理见表 9-7。

表 9-7　血糖的实验结果　　　　　　　　　　　　　　　　单位:mg/dL

	第 1 天	第 2 天	第 3 天	第 4 天	第 5 天
重复 1	140	138	143	143	142
重复 2	140	139	144	143	143
重复 3	140	138	144	142	141
平均数	140	138.33	143.67	142.67	142

按照上述公式计算后可得,本次重复性试验的批内不精密度 S_r 为 0.632 mg/dL,批间不精密度 S_b^2 为 4.622,室内不精密度 S_l 为 2.21 mg/dL。

由此可得,本次重复性试验的批内不精密度 S_r 为 0.632 mg/dL,小于制造商所声明的批内不精密度 1.0 mg/dL,故制造商所声明的批内不精密度通过验证。

而本次重复性试验的室内不精密度 S_l 为 2.21 mg/dL,大于制造商所声明的 2.0 mg/dL,故需要进行统计学检验,判断其是否有统计学意义的过程如下。

1. 计算自由度　室内不精密度的自由度计算公式如下:

$$T = \frac{[(n-1) \cdot S_r^2 + (n \cdot S_b^2)]^2}{(\frac{n-1}{D}) \cdot S_r^4 + (\frac{n^2 \cdot (S_b^2)^2}{D-1})}$$

根据自由度查表 9-8 确定卡方分布的 C 值。

表 9-8 卡方分布值表

自由度	浓度个数			自由度	浓度个数			自由度	浓度个数		
	2	3	4		2	3	4		2	3	4
3	9.35	10.24	10.86	11	21.92	23.18	24.06	19	32.85	34.36	35.40
4	11.14	12.09	12.76	12	23.34	24.63	25.53	20	34.17	35.70	36.76
5	12.83	13.84	14.54	13	24.74	26.06	26.98	21	35.48	37.04	38.11
6	14.45	15.51	16.24	14	26.12	27.48	28.42	22	36.78	38.37	39.46
7	16.01	17.12	17.88	15	27.49	28.88	29.84	23	38.08	39.68	40.79
8	17.53	18.68	19.48	16	28.85	30.27	31.25	24	39.36	41.00	42.12
9	19.02	20.21	21.03	17	30.19	31.64	32.64	25	40.65	42.30	43.35
10	20.48	21.71	22.56	18	31.53	33.01	34.03				

2. 计算验证值

$$室内不精密度的验证值 = \frac{\sigma_l \cdot \sqrt{C}}{\sqrt{T}}$$

如果 $S_l \leq$ 验证值，说明差异不显著，无统计学意义，则验证通过；如果 $S_l >$ 验证值，应请求技术支持。

按照上述步骤所示，先计算得室内不精密度的自由度 T 为 4.47；再查表 9-8 得 C 值为 11.14；最终计算得本次重复性试验室内不精密度的验证值为 3.16 mg/dL。

综上，S_l 虽大于制造商所声明的 2.0 mg/dL，但小于验证值 3.16 mg/dL，因此，本项目的室内不精密度也验证通过，可以在临床上应用。

三、定量检验方法正确度评价

(一)正确度评价的方法

测量正确度(measurement trueness)简称正确度(trueness)，是无穷多次重复测量所得量值的平均值与一个参考量值间的一致程度。测量正确度与系统误差有关，与偶然误差无关。正确度通常以偏倚(bias)表示。

$$偏倚(B) = (测量均值 - 参考值)/参考值 \times 100\%。$$

正确度不等同于准确度。测量准确度(measurement accuracy)简称准确度(accuracy)，是指被测量的测量值与其真值间的一致程度。准确度不是一个量，不能给出有数字的量值。当一个测量给出较小的测量误差时可以说它较准确。从准确度的定义可以看出，准确度涵盖了正确度和精密度，既正确又精密的测量结果才准确，因此准确度所反映的是分析总误差的整体情况。

正确度评价主要参照中华人民共和国卫生行业标准 WS/T 492—2016、WS/T 420—2013，CNAS-GL037:2019，CLSI EP15(EP15-A2 和 EP15-A3)、EP9 文件(EP9-A2 和 EP9-A3)进行。

(二)正确度验证

实验室可采用偏倚评估、回收试验、方法比对等方式进行正确度的验证。

1. 偏倚评估

(1)样本：按照如下优先顺序选用具有互换性的标准物(参考物)或基质与待测样本相类似的标准物：①有证标准物(CRM)，包括国家标准物、国际标准物、CNAS 认可的标准物生产者(RMP)提供的有证标准物、与我国签署互认协议的其他国家计量机构提供的有证标准物等。②标准物(RM)，如制造商提供的工作标准品。③正确度控制品。④正确度验证室间质评样本，如 CNAS 认可的 PTP 提供的正确度验证样本。宜根据测量区间选用至少 2 个浓度水平的标准物样本。

(2)验证方法：每个浓度水平的标准物样本至少每天重复测定 2 次，连续测定 5 天，记录检测结

NOTE

果,计算全部检测结果的均值,并按以下公式计算偏倚:

$$偏倚(B) = 结果均值-参考值$$
$$B(\%)=(结果均值-参考值)/参考值×100\%$$

(3)接受标准:应满足实验室制定的判断标准,例如偏倚在所采用的样本的标示不确定度范围内,或者偏倚小于 1/2 TEa 则判断合格。

2. 回收试验

(1)样本:①样本组成:临床样本(基础样本)和被测物标准品。②样本配制:通过称量法配制标准溶液,在临床基础样本中加入不同体积标准溶液(标准溶液体积应小于总体积的 10%),制备至少 2 个浓度水平的样本(样本终浓度在测量区间内)。

(2)验证方法:每个样本重复测定 3 次或以上,计算浓度均值,按以下公式计算回收率。

$$R = \frac{C×(V_0+V)-C_0×V_0}{V×C_s}×100\%$$

上式,R 为回收率;V 为加入标准液的体积;V_0 为基础样本的体积;C 为基础样本加入标准液后的浓度测定结果(均值);C_0 为基础样本的浓度测定结果;C_s 为标准液的浓度。

(3)接受标准:一般测量方法要求回收率为 95%~105%,最理想的回收率应为 100%,或者回收率在 1-1/2TEa 到 1+1/2TEa 范围内,判断合格。

3. 与参考方法比对

(1)样本:适宜的临床样本,不少于 8 份,被测物浓度在测量区间内均匀分布,并关注医学决定水平。

(2)参考方法:公认的参考方法,如 CNAS 认可的参考实验室使用的参考方法。

(3)验证方法:按照制造商说明书或作业指导书规定的方法对实验方法进行校准/校准验证,宜在相同时段内完成对同一样本的两种方法平行检测,每份样本每种检测方法重复检测 3 次,计算每份样本两种方法检测结果的均值和偏倚。

(4)接受标准:应满足实验室制定的判断标准,例如偏倚小于制造商所声明的方法偏倚或者小于1/2TEa 则判断合格。

4. 可比性验证 当实验室无法开展正确度验证时,可通过参加能力验证、比对试验等途径,证明其测量结果与同类实验室结果的一致性。如与 CNAS 认可的 PTP(或可提供靶值溯源性证明材料的 PTP)提供的 PT 项目结果进行比对,或与 CNAS 认可的实验室使用的经性能验证符合要求的在用检测程序进行比对。

(1)样本:患者/受试者样本不少于 20 份,被测物浓度、活性等在测量区间内均匀分布,并关注医学决定水平。使用 PT 样本时应不少于 5 份。

(2)参比系统:经验证分析性能符合预期标准,日常室内质控、室间质评/能力验证合格的分析系统。优先选用符合以上要求的 CNAS 认可实验室的分析系统。

(3)验证方法:按照所采用文件规定的方法进行验证,例如 WS/T 492—2016。试验系统均值与参比系统均值的差异在可接受范围内。检测 PT 样本时,每个样本应重复测定不少于 3 次。

(4)接受标准:应满足实验室制定的判断标准,例如偏倚小于 1/2TEa 则判断合格。

(三)EP15-A2 方案示例

假设某制造商声明其血清载脂蛋白 B 检测试剂在浓度为 126 mg/dL 时的方法偏倚小于 2.00 mg/dL,按照 EP15-A2 对方法正确度进行验证,有关实验数据见表 9-9。

表 9-9　两种方法测定血清载脂蛋白 B 的结果

试验方法 /(mg/dL)	比较方法 /(mg/dL)	B_i/(mg/dL)	$(B_i-\bar{B})^2$	B_i/(%)	$(B_i-\bar{B})^2$
76	77	−1	12.25	−1.30	13.39

续表

试验方法 /(mg/dL)	比较方法 /(mg/dL)	B_i/(mg/dL)	$(B_i-\bar{B})^2$	B_i/(%)	$(B_i-\bar{B})^2$
127	121	6	12.25	4.96	6.75
256	262	−6	72.25	−2.29	21.63
303	294	9	42.25	3.06	0.49
29	25	4	2.25	16.00	186.02
345	348	−3	30.25	−0.86	10.39
42	41	1	2.25	2.44	0.01
154	154	0	6.25	0.00	5.57
398	388	10	56.25	2.58	0.05
93	92	1	2.25	1.09	1.62
240	239	1	2.25	0.42	3.77
72	69	3	0.25	4.35	3.95
312	308	4	2.25	1.30	1.13
99	101	−2	20.25	−1.98	18.85
375	375	0	6.25	0.00	5.57
168	162	6	12.25	3.70	1.80
59	54	5	6.25	9.26	47.59
183	185	−2	20.25	−1.08	11.85
213	204	9	42.25	4.41	4.21
436	431	5	6.25	1.16	1.44
求和		50	357	47.22	346.08

按照上述步骤计算后可得,本次方法比较试验的平均偏倚为 2.50 mg/dL,平均相对偏倚为 2.36%,偏倚的标准差为 4.33 mg/dL,相对偏倚的标准差为 4.27%。

由此可得,本次方法比较试验的偏倚为 2.50 mg/dL,大于制造商所声明的方法偏倚 2.00 mg/dL,故需要进行统计学检验,判断其是否是由抽样误差所造成的。

(1)假设一个错误拒绝率为 α,通常 $\alpha=1\%$ 或 $\alpha=5\%$。设 $\alpha=1\%$,$t_{\alpha/2,n-1}=t_{0.005,19}$,查 t 值表得 $t_{0.005,19}=2.861$。

(2)计算偏倚验证值 $\beta-\dfrac{t_{\alpha,n-1}\cdot S_{\bar{b}}}{\sqrt{n}}$ 和 $\beta+\dfrac{t_{\alpha,n-1}\cdot S_{\bar{b}}}{\sqrt{n}}$。

偏移验证值下限 $\beta-\dfrac{t_{\alpha,n-1}\cdot S_{\bar{b}}}{\sqrt{n}}$ 为 −0.77 mg/dL,而偏移验证值上限 $\beta+\dfrac{t_{\alpha,n-1}\cdot S_{\bar{b}}}{\sqrt{n}}$ 为 4.77 mg/dL。

(3)结果判断:本次方法比较试验的偏倚 $\bar{B}$(2.50 mg/dL)虽大于制造商所声明的 2.00 mg/dL,但在验证值 −0.77~4.77 mg/dL 之间,表明试验方法偏倚与厂家声明的偏倚差异无统计学意义,可以在临床上应用。

四、定量检验方法检出限评价

(一)检出限的定义

检出限(limit of detection,LoD)是检验程序的主要性能指标之一,是指分析系统或方法可检测出的最低分析物的浓度,主要反映的是分析系统的下限指标。检出限的评价非常重要,尤其是在只要检测出该分析物就具有一定临床意义时,因此在毒品、肿瘤标志物、特定蛋白、核酸、激素等低浓度水平样品检测方面具有重要价值。在临床上,并非所有的检验项目都需要进行检出限的验证,只有那些在低浓度时就对疾病的诊断和治疗决策非常重要的项目才进行验证,与此有关的检验项目主要包括以下方面:①法医中的毒物及治疗药物;②类似于促甲状腺激素的免疫类检验项目;③心脏标志物如肌钙蛋白和B型脑钠肽/B型脑钠肽前体;④PSA和其他肿瘤标志物等。

(二)检出限评价的主要内容

检出限并不仅仅是区分有无分析物的单一界限,考虑到方法的性能和实验可允许的误差大小,检出限区分的界限应该包含三个:有无分析物、能否被检出、能否被定量检出。

目前关于检出限的术语及其评价方法尚无公认标准。1975年,在分析化学领域,国际纯粹和应用化学联合会(International Union of Pure and Applied Chemistry,IUPAC)提出灵敏度和检出限的定义和计算方法。2004年CLSI发布EP17-A《确定检出限和定量检出限方案》,主要评价空白限、检出限和定量检出限。2017年我国颁布了卫生行业标准WS/T 514—2017《临床检验方法检出能力的确立和验证》,主要用于确立和验证临床检验方法的检出能力。

1. 传统检出限评价内容　传统检出限评价包括具有定性含义的检出低限(lower limit of detection,LLD)和具有定量含义的生物检出限(biologic limit of detection,BLD)及功能灵敏度(functional sensitivity,FS)。LLD是用于评价一个分析系统测量体内不存在的物质的分析能力,即区分从无到有的分析能力。BLD用于评价若某样品单次检测可能具有的最小响应量刚大于LLD响应量,则该样品内含有的分析物浓度(或其他量值),即区分从无检出到有检出的分析能力。FS则用于评价日间重复实验的CV为20%时对应低浓度品具有的平均浓度,即区分从有检出到有可靠检出的分析能力。FS实际上是BLD的一种特殊形式,在BLD评价中将低浓度样品的浓度定义为"非常低",但低到什么程度并没有具体说明。样品浓度越低重复性越差,CV也越大,而FS是规定了在CV为20%时的低浓度样品浓度,是一种更科学合理的表述方式。

2. CLSI推荐评价内容　2004年CLSI发布EP17-A《确定检出限和定量检出限方案》,主要评价基于空白样品的空白限(limit of blank,LoB)、基于低浓度样品的检出限(limit of detection,LoD)和定量检出限(limit of quantitation,LoQ)。LoB定义为在规定的可能条件下,空白样品被观察到的最大检测结果。空白样品和低浓度样品重复测量结果由于存在偶然误差而呈离散分布(正态或非正态)。假定某样品测量值超过空白样品值分布范围单侧95%上限,则表明样品中分析物浓度超过0,这就是LoB。LoD定义为样品中可被检测到的最低分析物浓度。与LoB类似,一般在β为5%条件下确定LoD,即当实际样品浓度检测结果的第5百分位数值等于LoB时,检测结果的95%超出LoB,此时LoD为该样品的实际浓度。LoQ定义为在声明的实验条件下能够得到可靠结果的样品中分析物的最低浓度,该浓度下的总误差符合要求(临床应用可接受)。

(三)CLSI推荐方案的基本步骤

1. 试验样品和试验周期　与传统评价方法类似。在建立或验证LoD时,通常是制备1~4倍LoB浓度的系列样品。

2. 测量次数　与传统的评价方法不同,其对于样品重复检测次数有具体规定。验证试验的样品重复检测次数要大于20次,有85%以上的数据大于LoB,则验证通过,否则要重新建立。确认试验的样品重复检测次数要大于60次。实验室也可根据自己的试验要求通过严格统计学方法估算检测次数。

3. 结果计算　除样品检测次数不同以外,CLSI推荐评价方法在结果计算方面与传统评价方法不同的还有统计方法的选择。根据样品检测结果是否符合正态分布,可分为参数估计和非参数估计两种方式。

(1)空白限(LoB):在规定的可能条件下,空白样品被观察到的最大检测结果。ISO推荐在$\alpha = \beta = 5\%$条件下确定LoB。

若空白样品检测结果呈正态分布,单侧95％的上限被认为与空白测量结果有明显不同,当某一检测值超过此限值时,则被认为有分析物存在。当检测次数够多时,计算公式可近似为

$$LoB = \bar{X}_{空白} + 1.645S_{空白}$$

若样品检测结果不服从正态分布,则用非参数估计。假定空白样品重复测量结果数为 N_B,将数据由小到大排列,估计第95百分位数所在位置为 $[N_B(95/100) + 0.5]$ 的值,计算公式为

$$LoB = P_{B(100-\alpha)} = P_{B(95)},P 为百分位数$$

由于LoB是空白样品重复测量结果单侧95％上限值,而LLD是双侧95％即 $-2S\sim2S$ 分布范围的上限,LoB计算值略小于LLD值,用LoB反映空白样品被观察到的最大检测结果似乎更合理。

(2)检出限(LoD):样品中可被检测到的分析物最低浓度,在规定的条件下可以检出,但还不能量化为一个确切的值。当某个样品浓度检测结果的第5百分位数值正好等于LoB时,证实检测结果的95％超过LoB,此时这个样品的实际平均浓度就是LoD。

若样品检测值符合正态分布,计算公式可近似为

$$LoD = LoB + 1.645S_{低浓度样品}$$

若样品检测值不服从正态分布,或不能转化为正态分布,可按非参数方法估计LoD,计算公式为

$$LoD = LoB + D_{s,\beta},D_{s,\beta} 为中位数和第5百分数值的差值$$

由计算公式可看出,BLD反映的是95％或99.7％双侧分布范围的上限,而LoD反映的95％单侧分布范围的上限,用LoD表示样品中可被检测到的最低分析物浓度似乎更合理些。

(3)定量检出限(LoQ):能可靠检出分析物的最低实际浓度。LoQ评价的方法类似于LoD,对多个低浓度样品进行重复检测,每个浓度推荐最少重复测量40次,计算每个浓度重复测量的标准差和偏移,即可获得该水平下总误差的估计值:总误差=偏移+1.645S,如果这个估计值刚小于设定的总误差目标,此时样品中所具有的分析物含量即为LoQ。依照实验室规定的误差目标,LoQ可以大于或等于LoD,但不能小于LoD。

FS实际上是LoQ的一种特殊形式。近年来发表的有关FS评价试验,均将检验程序的精密度满足相关国际或国家指南要求作为前提条件。如心衰标志物指南要求N末端B型脑钠肽前体(NT-proBNP)测定的 $CV \leqslant 10\%$。因此,FS的定义也可理解为在满足精密度质量要求的条件下,低浓度样品具有的平均浓度。

(四)CLSI推荐方案示例

某制造商对某项目分析系统声明的LoD为45 U/L, $\alpha=\beta=5\%$,实验室进行25次空白样品的检测(5天内每天分别对5个空白样品进行检测),也对自配样品(浓度为45 U/L)进行25次检测(5天内每天分别对5个低浓度样品进行检测),检测结果见表9-10,数据分布如图9-2所示。

表 9-10　LoD 验证试验范例数据

序号	空白值/(U/D)	样品值/(U/D)	序号	空白值/(U/D)	样品值/(U/D)
1	0	18.80	10	1.08	41.67
2	0	19.02	11	1.92	43.90
3	0	26.63	12	2.38	46.32
4	0	26.91	13	2.98	47.77
5	0	31.08	14	3.80	47.99
6	0	33.99	15	4.78	48.83
7	0	35.11	16	7.30	54.67
8	0	35.90	17	8.81	57.30
9	0	36.12	18	10.31	59.10

NOTE

续表

序号	空白值/(U/D)	样品值/(U/D)	序号	空白值/(U/D)	样品值/(U/D)
19	11.29	61.17	23	17.40	73.44
20	13.48	61.96	24	18.01	73.80
21	14.39	62.97	25	22.65	75.71
22	16.97	66.44			

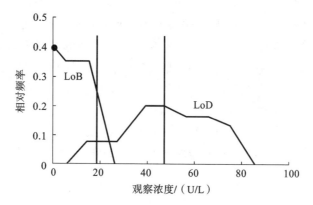

图 9-2　LoD 验证试验数据分布示意图

目测结果发现,空白结果分布不对称,为非正态分布。采用非参数方法估计 LoB。第 95 百分位数即 24.25(25×0.95+0.5)处,LoB=18.01+0.25×(22.65-18.01)=19.17 U/L。5 个自配样品(浓度为 45 U/L)检测得到的 25 个测量结果,超过 LoB 的有 23 个(占整个检测结果的 92%),高于 86%的比例限值(EP17-A 指明不同检测结果数符合预期比例的限值,见表 9-11),即可认为制造商声明的 LoD 有效。

表 9-11　不同检测结果数(20～1000 个)超出 LoB 的比例限值

检测结果数	比例限值/(%)	检测结果数	比例限值/(%)
20	85	100	90
30	87	150	91
40	88	200	92
50	88	250	92
60	88	300	92
70	89	400	93
80	89	500	93
90	90	1000	94

(五)检出限评价的注意事项

1. 对于 LLD 评价　需注意直接读出浓度的分析系统对低于零的检测将报告为零,其分布不是正态分布,因此计算的标准差不能如实表示 LLD 的真实情况。检测响应量应以初始值表示,如吸光度、荧光等,此时计算的标准差才有效。所以应使用初始响应量值来计算均值和标准差,然后再转换成浓度单位。

2. 实验室应以规范的方式报告检验结果　如某化学发光仪检测血清中 AFP 浓度时,LoB 为 0.8 μg/L、LoD 为 2.6 μg/L、LoQ 为 3.3 μg/L,使用该分析系统报告 AFP 结果时,若 AFP 低于 0.8 μg/L,则报告"无分析物,AFP 浓度低于 0.8 μg/L";若 AFP 检测结果高于 0.8 μg/L 低于 2.6

$\mu g/L$,则报告"有分析物,未检出,AFP 浓度低于 2.6 $\mu g/L$";若 AFP 检测结果高于 2.6 $\mu g/L$ 低于 3.3 $\mu g/L$,则报告"有分析物检出,但不能准确定量,AFP 浓度低于 3.3 $\mu g/L$";若 AFP 检测结果高于 3.3 $\mu g/L$,可直接报告结果。

3. 确定分析系统的 LoD 和 LoQ(或 FS) 确定该系统是建立分析测量范围和临床可报告范围的重要依据,实验室建立的 LoD 和 LoQ 可视为检验程序分析测量范围的下限和临床可报告范围的下限,因此,在评价检验程序的可报告范围时应首先确定 LoD 和 LoQ(或 FS)。

五、定量试验方法可报告范围评价

(一)可报告范围的定义

可报告范围(reportable range)是指测量方法可以报告的所有结果范围,即在这个检测水平范围内,由测量方法得到的结果是可靠的。可报告范围是测量方法的重要分析性能,它反映整个系统的输出特性。可报告范围包括分析测量范围和临床可报告范围。

分析测量范围(analytical measurement range,AMR)是指样品不经稀释或浓缩,分析方法能直接测量待测物浓度或活性的范围,也就是分析系统最终输出值(浓度或活性)与待测物浓度或活性成线性比例的范围,在该范围内非线性误差应低于允许误差。常用线性试验来评价测量方法的 AMR,因此 AMR 也被称为线性范围。

临床可报告范围(clinical reportable range,CRR)是指对临床诊断、治疗有意义的待测物浓度范围。此范围如果超出了 AMR,可将样品进行稀释、浓缩和预处理,使待测物浓度处于 AMR 内,最后结果乘以稀释或浓缩倍数。CRR 是扩展的 AMR。

(二)线性范围评价

1. 线性实验的基本思路 线性(linearity)是分析方法测量范围的重要性能之一,NCCLS/CLSI EP6-A《定量测量方法的线性评价:一种统计学方法,批准指南》将线性定义为在给定的测量范围内,使测量结果(最终的分析结果)与样品中分析物的量直接成比例的能力。线性评价试验是指用候选方法对一系列浓度分析物样品进行分析,将检测结果与预期值进行比较,并进行线性回归统计学处理,评价系统最终输出值(浓度或活性)与分析物浓度或活性接近直线的程度,用以反映候选方法能准确报告的最低浓度、最高浓度或能检测到的范围。

2. 线性范围评价的主要方法 一类是传统的线性评价方法,可分为两种:①根据不同浓度样品的吸光度(或其他相应的仪器输出信号),绘制成标准曲线,通过对标准曲线的直观目测或经二元一次直线回归判断。如果在标准曲线上不同浓度的点均分布在一条直线上,表明线性良好。②某高浓度样品被系列稀释后,对预期值和实测值进行二元一次回归分析,理论上截距应等于 0 或接近 0,斜率应等于 1 或接近 1,如果斜率超出(100±3)%,可认为测量程序偏离线性。另一类为多项式线性评价方法,有代表性的为 CLSI EP6-A 推荐的方法,EP6-A 同时采用二元一次直线回归、二元二次及二元三次曲线回归进行线性评价,我国卫生行业标准 WS/T 408—2012《临床化学设备线性评价指南》和 WS/T 420—2013《临床实验室对商品定量试剂盒分析性能的验证》是在 EP6-A 基础上进行适当改良的方法。EP6-A 文件既可用于制造商对检验方法进行线性确认,也可用于临床实验室进行线性验证。

3. CLSI EP6-A 试验方案的基本步骤

(1)试验样品准备与测量。

①样品制备:为避免基质效应对结果的影响,所选用的样品应与临床试验样品相似,但不应采用含有对测定方法具有干扰作用的物质的样品,如溶血、脂血、黄疸或含有某些特定药物的样品。最理想的样品为分析物浓度接近预期测定上限的患者混合血清,可用其他患者样品将其稀释为预定浓度。

②样品数量:实验室或生产厂家欲建立一种定量测定方法的线性范围时,需在预期测定范围内选择从低到高的 9~11 份浓度水平。如实验室欲对已知线性范围进行验证,只需在已知线性范围

NOTE

内选择4~6个浓度水平。可将低浓度和高浓度样品按比例混合,即按 4∶0、3∶1、2∶2、1∶3、0∶4 的比例混合,可得到 5 份实验样品;若按 5∶0、4∶1、3∶2、2∶3、1∶4、0∶5 的比例混合,则可以得到 6 份实验样品。无论是建立或验证线性范围,所选用的浓度水平应可覆盖整个预期测定范围并包括临床有关的重要评价浓度,如最小测定浓度或线性范围最低限、不同的医学决定水平、最大测定浓度或线性范围最高限等。

③样本测量:全部试验应在同一工作日内完成,分析序列应为随机排列,有显著携带污染时,应用空白隔开样品。每份样品测量 3~4 次,计算其平均值。

(2)试验数据收集与统计处理。

①数据检查:将试验数据填写在记录表中,以测量结果作为 Y 值,浓度稀释度作为 X 值,绘制 X-Y 散点图,检查并删除离群值。如果发现两个或两个以上不可解释的离群值,就应怀疑分析系统性能。目视检查 X-Y 散点图可发现很明显的非线性,也可初步判断测量范围是否太宽或太窄。

②多项式线性评价:首先,判断用多项式非线性拟合是否比线性拟合好;其次,当多项式非线性拟合比线性好时,判断最适非线性模型与线性拟合之间的差值是否小于预先设定的该方法的允许偏差。

将试验数据进行二元一次、二元二次和二元三次多项式回归分析,见表 9-12,可以借助 Excel、SPSS、SAS 等多种统计软件完成。

表 9-12　多项式回归方程表达式及自由度

阶别	回归方程	回归自由度(Rdf)
一次	$Y = b_0 + b_1 X$	2
二次	$Y = b_0 + b_1 X + b_2 X^2$	3
三次	$Y = b_0 + b_1 X + b_2 X^2 + b_3 X^3$	4

一次多项式模型为直线,这是判断某测量程序是否为线性的最适方程。二次多项式模型为抛物线,有增加趋势(曲线上升)或减少趋势(曲线下降)两种。三次多项式模型为"S"形曲线,在测量范围的两端呈非线性。

③非线性程度判断及处理:当检测到非线性时,需判断每一个浓度处的线性偏离(deviation from linearity,DL)程度。可通过以下公式计算:

$$DL_i = p(x_i) - (b_0 + b_i x_i)$$

x 的取值范围从 x_1 到 x_i,$p(x_i)$ 为最适多项式回归模型在 x_i 处的实际测量值,因而 DL_i 为在每个不同浓度点处最适多项式模型与一次多项式(线性)模型的差值,即非线性模型与线性模型在每个浓度点的差值。

将每个浓度水平处的 DL 与设定的误差范围比较,如果 DL_i 小于预先设定误差,即使检测到统计学上的非线性,由于非线性误差小于设定目标,采用线性方式处理患者结果,引入的误差不超过临床允许误差,在临床上可以接受。如果任一点 DL_i 超过设定目标,则代表该点可能是非线性,此时按以下两种方法进行处理:①试图找到非线性的原因(样品准备、干扰物质、仪器校准等)。②观察测量值与预期值散点图,判断非线性是在分析浓度范围的两端或是中间。如果是在两端,则试着舍去 DL 最大值的浓度点,重新进行统计分析,缩小线性范围。

(三)临床可报告范围评价

1. 临床可报告范围验证　定量分析方法的临床可报告范围是临床实验室发出检验报告的依据之一,临床可报告范围的验证包括临床可报告低限(定量下限)与临床可报告高限(定量上限×样品最大稀释倍数)。临床可报告范围的下限常通过定量检出限或功能灵敏度确定,临床可报告范围的上限常通过最大稀释度试验确定。

(1)样品:宜选择与待测样品具有相同基质的样品。

(2)样品准备:以血清样品为例。①低值样品准备:将待测样品(含被分析物)用混合人血清(含被分析物浓度水平较低)或5%牛血清白蛋白生理盐水溶液进行稀释,产生接近方法测量区间低限(定量下限)浓度水平的样品,通常为3~5个浓度水平,浓度间隔应小于测量区间低限的20%。②高值样品准备:使用混合血清或5%牛血清白蛋白生理盐水溶液或测定方法要求的稀释液对高值待测样品(必要时可添加被分析物,并计算出理论值)进行稀释,使其接近线性范围的上1/3区域,并记录稀释倍数。至少选用3个高浓度样品,稀释倍数应为方法性能标示的最大稀释倍数并适当增大或减小稀释比例。

(3)验证方法:在一次运行中将每个低值样品重复测定5~10次,每个高值样品重复测定3次。

(4)数据分析:分别计算每个低值样品的均值($\bar{X}$)、标准差(S)和变异系数(CV)。对高值样品,计算乘以稀释倍数后的还原浓度和相对偏差。

2. 临床可报告范围的确定

(1)临床可报告范围低限(定量下限):以方法性能标示的总误差或不确定度为可接受界值,从低值样品结果数据中选取总误差或不确定度等于或小于预期值的最低浓度水平作为可报告范围低限。部分检验项目,如促甲状腺激素(TSH)、肌钙蛋白I(TnI),在低浓度水平具有重要临床意义,在验证可报告范围低限(定量下限)时,应特别关注其结果与预期标准的符合性。

(2)临床可报告范围高限:选取还原浓度与理论浓度的偏差(%)等于或小于方法预期偏倚时的最大稀释倍数为方法推荐的最大稀释倍数,测量区间的高限与最大稀释倍数的乘积为该方法的临床可报告范围高限。临床可报告范围高限的确定应考虑临床需求。超出临床可报告范围时,实验室检测结果不能满足其预期总误差或不确定度的要求。

六、定量检验方法分析特异性(干扰)评价

(一)分析特异性的定义

1. 分析特异性 被用于描述检测程序在样品中有其他量存在时只检测或测量被测量存在的能力。测量程序的分析特异性一般以评述的潜在干扰量列表来描述,列表中同时给出在医学相关浓度值水平观察到的分析干扰程度。例如分析系统用碱性苦味酸程序测量血清肌酐浓度不受葡萄糖、尿酸、酮体或蛋白浓度干扰的能力。

2. 干扰 由一个影响量引起的测量的系统效应,该影响量自身不在分析系统中产生信号,但它会引起示值的增加或减少。

对测量结果的干扰与分析特异性概念相关。测量程序相对于样品的其他成分特异性越好,越不易受到这些化合物的分析干扰。在临床化学中,被测物浓度因样品特性或其他成分的影响而出现的临床显著性偏差,这种影响可见于分析系统的非特异性、指示反应响应不佳、被测物活性抑制等情况。我国卫生行业标准 WS/T 416—2013《干扰实验指南》给出了具体实验方法。

(二)分析特异性试验方法

1. 样品 宜选取被测量水平不同的2个样品为基础样品,可参考医学决定水平或参考区间限值。WS/T 416—2013《干扰实验指南》中列出了常见被测量的建议试验浓度。

2. 干扰物质选择 宜根据检测方法的原理和预期用途选择常见的可能产生干扰作用的物质,至少应考虑样品中的异常物质,如血红蛋白(溶血)、胆红素(黄疸)、甘油三酯(脂血),适宜时,还应考虑文献中提及的有关干扰物,如药物、抗凝剂等。

3. 验证方法

(1)干扰物浓度要求:干扰物原液中干扰物的浓度应高于试验浓度20倍以上,以减少对基础样品基质的稀释作用。

(2)试验样品与对照样品的制备方法:见表9-13。

NOTE

表 9-13　试验样品与对照样品的制备

样品制备种类与体积	基础样品用量/(mL)	干扰物原液用量/(mL)	溶剂用量/(mL)
试验样品 10 mL	9.5	0.5	0
对照样品 10 mL	9.5	0	0.5

（3）检测：试验样品和对照样品分别测定 3 次，可以按干扰物浓度从低到高按升序—降序—升序的方式测量，也可按随机数表对样品进行分组，决定检测顺序。分别计算 2 组结果的均值和均值间的差值。

（4）判断标准：满足干扰标准时的最高干扰物浓度应符合检测方法规定的要求。通常与行业标准所示的 TEa 进行比较，若小于 TEa 即可接受。

七、定性检验方法性能验证

定性检验是指只提供两种反应结果的检验方法（即阴性/阳性或是/否），定性检验是临床实验室常用的方法之一，广泛用于各种疾病的筛查、诊断、确证及监测。为了保证检验结果准确性，临床实验室在使用某一新的检验方法、试剂或分析系统，或更换检验试剂或系统前需要对检验方法、试剂或分析系统进行性能验证或方法学比较评价，但由于每个实验室在实验设计、数据分析或结果解释等各方面的侧重点不同，因此，定性检验的方法学评价多种多样。与定量检验相似，定性检验同样应考虑偏倚（系统误差）和不精密度（偶然误差），目前定性检验方法性能评价主要通过下面两种研究进行：重复性研究和方法学比较。

进行定性检验方法性能验证前，需要做好以下准备工作：①对实验室技术人员进行必要的培训，使其熟悉待评价试剂或系统。②制订质量保证计划。③确定检验方法/程序。④样品的采集和处理。⑤精密度偏差来源的分析。

（一）重复性研究

1. 重复性研究的内容　重复性研究主要包括两个方面内容：①确立或验证方法的临界值。②进一步确立或验证(1±0.2)临界值的样品浓度范围是否在该方法临界值95%区间内。

2. 重复性研究的基本思路　定性检验的临界值是指检验结果处于（阴、阳性）临界值时的样品中分析物浓度值。低于此值，定性检验的结果为阴性；高于此值，定性检验的结果为阳性。在理想的条件下，对恰好处于临界值浓度水平的样品进行一系列重复试验，将产生 50% 的阳性结果和 50% 的阴性结果，此分析物浓度称为 C_{50}。检验中应参考试剂说明书或用阳性样品进行稀释来制备样品，直至重复试验产生 50% 的阳性结果和 50% 的阴性结果，此时的样品浓度即为定性检验方法的临界值。

定性检验临界值的 95% 区间（$C_5 \sim C_{95}$）是指在样品浓度高于临界值并经重复试验产生 95% 阳性结果和浓度低于临界值并产生 95% 阴性结果之间的样品浓度范围。在临界值基础上制备浓度比临界值低 20% 的样品和浓度比临界值高 20% 的样品，分别重复测量 20 次；分析浓度比临界值高 20% 的样品产生阳性结果数是否大于或等于 95%，浓度比临界值低 20% 的样品产生阴性结果数是否大于或等于 95%；如果二者的结果均达到大于或等于 95% 的要求，说明(1±0.2)临界值的样品浓度范围在该方法临界值 95% 区间内。

3. 重复性研究的基本步骤

（1）确立方法的临界值：参考试剂说明书或用阳性样品进行稀释来制备样品，直至重复试验给出的阳性结果和阴性结果各占 50%，此时的样品浓度即为定性检验的临界值。

（2）在临界值基础上制备比浓度临界值低 20% 的样品和比临界值高 20% 的样品各 1 份。

（3）对以上低、高浓度样品分别测量 20 次，记录阴性及阳性结果数。

（4）结果计算：记录重复试验产生 50% 的阳性结果和 50% 的阴性结果的阳性样品稀释浓度值；计算浓度比临界值高 20% 的样品产生的阳性结果数及浓度比临界值低 20% 的样品产生的阴性结

果数,并分析阳性结果、阴性结果所占比例。

(5)临床可接受性能判断:①定性检验的临界值应是重复试验产生50%的阳性结果和50%的阴性结果的阳性样品稀释浓度值。②若浓度比临界值高20%的样品产生阳性结果数大于或等于95%,浓度比临界值低20%的样品产生阴性结果数大于或等于95%,即说明(1±0.2)临界值的样品浓度范围在该方法临界值95%区间内。

(二)方法学比较

1.方法学比较评价试验的内容 评价候选试验方法与比较试验方法对患者样品的阴、阳性结果的检验能力,分析同一检验项目在不同的分析系统上是否有相似的结果,以反映候选方法检验的正确度。

2.方法学比较评价试验的基本思路 在方法学比较试验中,比较方法可以是另一种定性方法(如用户正在使用的方法)、也可以是"金标准"方法或临床诊断准确度标准。采用同一组样品,经2种或2种以上方法同时测量,记录测量结果,并用灵敏度、特异度、阳性预测值、阴性预测值(具体概念详见第八章)等指标来对测定结果进行比较。

3.方法学比较评价试验的基本步骤

(1)样品种类:进行方法学研究时的样品最好使用稳定的常规患者的新鲜样品。

(2)样品数量:作为最低要求,阴性和阳性样品应分别在50例以上。

(3)样品测量:应尽可能用候选方法和比较方法在常规试验条件下同时完成测量,并应在10～20天内完成。全部试验样品都应妥善保存,以备复检用。

(4)结果计算:定性检验方法性能可用灵敏度、特异度、阳性预测值、阴性预测值来描述。候选方法与比较方法(或已知样品临床诊断结果的情况下)测量结果比较情况见表9-14。

表9-14 候选方法与比较方法测量结果比较

候选方法	比较方法(或临床明确诊断)		
	阳性	阴性	总数
阳性	A	B	$A+B$
阴性	C	D	$C+D$
总数	$A+C$	$B+D$	$N(A+B+C+D)$

$$灵敏度=[A/(A+C)]\times100\%$$
$$特异度=[D/(B+D)]\times100\%$$
$$阳性预测值=[A/(A+B)]\times100\%$$
$$阴性预测值=[D/(C+D)]\times100\%$$

实际上,对定性检验方法进行评价时,大多数情况下样品的临床诊断是未知的,候选方法只能与比较方法进行比较。由于比较方法的准确度并非100%,因此,不能简单使用灵敏度和特异度来描述方法性能,而应使用符合率对候选方法结果与比较方法结果的一致程度进行描述,表9-15举例说明了候选方法与比较方法测量结果的符合率。

表9-15 候选方法与比较方法测量结果比较

候选方法	比较方法		
	阳性	阴性	总数
阳性	57(A)	2(B)	59
阴性	4(C)	39(D)	43
总数	61	41	102

$$阳性符合率=[A/(A+C)]\times100\%=93.4\%$$
$$阴性符合率=[D/(B+D)]\times100\%=95.1\%$$

NOTE

总符合率＝[(A+D)/N]×100％＝94.1％

(5)临床可接受性能判断:候选方法的灵敏度(或阳性符合率)和特异度(或阴性符合率)若均能达到100％,是最理想的结果,此时可说明候选方法与比较方法具有相同的检测能力。

(张庆莲 蒋洪敏)

第六节 参考区间建立与验证

在健康评估、疾病诊断及治疗方案制订中,参考区间是使用广泛的医学决策工具,是判断个体是否健康的参考标准。临床实验室应规定每个检验项目的参考区间,当特定的参考区间不再适用于服务人群时,应重新评审和建立参考区间。

国际临床化学和检验医学联合会(IFCC)、国际血液学标准化委员会(ICSH)及临床实验室和标准化研究所(CLSI)、世界卫生组织(WHO)等国际组织相继颁布了参考区间制定的相关文件,我国2012年颁布了卫生行业标准 WS/T 402—2012《临床实验室检验项目参考区间的制定》,规范了临床实验室检验项目参考区间制定的技术要求和操作过程,有助于对检验项目参考区间的建立及应用进行规范化管理。目前我国发布的生物参考区间有 WS/T 404《临床常用生化检验项目参考区间》(到 2018 年共发布了 8 个部分)、WS/T 645《临床常用免疫学检验项目参考区间》(到 2018 年共发布了 2 个部分)。

一、参考区间相关术语

1.参考个体(reference individual) 根据设计标准筛选出进行试验的个体,健康人的标准很难制定,通常制定不健康因素的排除标准。

2.参考人群(reference population) 由所有参考个体组成的群体,通常参考人群中的数量是未知的,只是一个假设的实体。

3.参考标本组(reference sample group) 从参考人群中选择的代表参考人群的足够数量的个体。

4.参考值(reference value) 对参考个体进行某项目观察或测定得到的值为该个体的参考值,从参考标本组可以得到一组参考值。

5.参考分布(reference distribution) 即参考值的分布,采用合适的统计学方法对参考值进行处理,可得到参考值的分布特征。

6.参考限(reference limit) 从参考值的分布特性得到的界限值,用以描述部分参考值的位置,一般包括上限和下限。

7.参考区间(reference interval) 又称为生物参考区间(biological reference interval),指两参考限之间的区间,一般是从参考下限到参考上限的区间,通常是中间 95％区间。在某些情况下,只有一个参考限有临床意义,通常是参考上限,此时的参考区间是 0 到参考上限。以前使用的“正常值”“正常范围”“参考范围”等术语不建议再使用。

二、参考区间建立

(一)参考个体的选择

1.参考个体的筛选标准 筛选参考个体时,应尽可能排除对结果有影响的因素,并设计详尽的调查表和书面知情同意书,以排除不符合要求的个体,针对不同的检验项目筛选标准不尽相同,主要考虑的因素有饮酒情况(如酗酒)、献血、血压异常、疾病、妊娠、哺乳期、药物使用情况、肥胖、吸毒、特殊职业、环境因素、饮食情况、近期外科手术、吸烟、遗传因素、输血史、滥用抗生素、运动等。

2. 参考个体数的确定与分组 以非参数方法估计样品的参考区间,至少需要 120 例,是为了保证能正确估计参考限的 90% 置信区间;若按 95% 及 99% 置信区间,则分别最少需要 153 例及 198 例。参考个体分组标准应依据参考个体的特征,最常见的分组依据是性别和年龄,其他可考虑的因素有种族、血型、月经周期、妊娠期、饮食、吸烟、职业等,经统计学分析是否有差异决定分组情况。参考个体分组后,则每组至少需要 120 例。

(二)样品检测与参考值数据分析

1. 测量系统的要求 配套系统应要求厂家提供校准品溯源性证明材料,非配套系统应与配套系统进行比对试验,偏移在允许范围;应对检测系统进行精密度、正确度验证;室内质控合格,变异系数在允许范围;室间质评成绩合格;整个操作严格按作业指导书进行,并准确无误地记录检测所得的参考值数据。

2. 离群值的识别和处理 参考值数据中的疑似离群值可通过 1/3 规则进行判断,即将疑似离群值与相邻值的差(D)和数据全距(R:该组数据的最大值与最小值之差)相除,若 $D/R \geqslant 1/3$,考虑为离群值。若有两个以上疑似离群值,可将最小的疑似离群值做如上处理;若都大于 1/3,则将所有数据都剔除;若都小于 1/3,则保留所有数据。离群值被剔除后,应补足到至少 120 例。

(三)参考区间的确定

1. 确定参考区间的方法

(1)参数法:若检测数据呈正态分布,或经转换(如对数形式、幂形式等)后数据呈正态分布,可按 $\bar{X}$(均值)$\pm 1.96S$ 表示 95% 数据分布范围,或按 $\bar{X}$(均值)$\pm 2.58S$ 表示 99% 数据分布范围。

(2)非参数法:若检测数据呈偏态分布,可采用非参数法,通常剔除最低和最高的 2.5% 以外的观察值,即可确定中心 95% 区域的数据分布范围。

2. 参考区间的分组 参考区间是否需要分组主要根据参考值数据统计分析及不同检验项目的临床意义,若需要则应行 Z 检验,以确定分组后的均值间差异有无统计学意义。

如将 120 个参考数据分成两组,两组的参考数据个数相近,Z 值的计算公式如下:

$$Z = \frac{|\bar{X}_1 - \bar{X}_2|}{\sqrt{\dfrac{S_1^2}{n_1} + \dfrac{S_2^2}{n_2}}}$$

式中,$\bar{X}_1$ 为第一组的均值,$\bar{X}_2$ 为第二组的均值,S_1 为第一组的标准差,S_2 为第二组的标准差,n_1 为第一组的个数,n_2 为第二组的个数。

Z 判断限值(Z^*)计算公式如下:

$$Z^* = 3 \times \sqrt{\frac{n}{120}} = 3 \times \sqrt{\frac{n_1 + n_2}{240}}$$

若 Z 值超过 Z^*,可以考虑分组;若 $S_2 > 1.5 S_1$ 或 $S_2/(S_2 - S_1) < 3$,也可考虑分组。

三、多中心参考区间研究

对于检测结果具有溯源性的检验项目,为了减轻每个实验室至少收集 120 个参考个体的负担,可通过多中心研究来建立参考区间。

实施多中心参考区间研究,需要考虑如下因素:①确定参与的分中心数量及募集参考个体的数量。②明确定义检验前过程及注意事项。③确保各分中心的测定结果具有溯源性,各参与实验室在检验前、检验中、检验后实现标准化。④具有明确的质控规则,以此为依据接受或拒绝各分中心的数据。

各分中心的实验数据经过统计分析,如果组间差异没有统计学意义,可以合并所有数据。如果分中心的人群间存在显著差异,则需进行分组统计。一旦建立多中心参考区间,每个独立实验室不需要再建立参考区间,只需要验证参考区间。

NOTE

四、参考区间的转移

建立一个可靠的参考区间非常重要,但过于烦琐和复杂,需要投入大量的人力、物力和财力,每个实验室均制定参考区间不切实际,因此,可将已建立的参考区间转移到另一个实验室。

参考区间的转移基于参考区间的分析方法和参考人群这两个重要的变量,在所检测人群不变的情况下,需要考虑的是两种检测方法学上的可比性。根据 CLSI EP9 文件要求,新方法与原方法若具有相似的不精密度和已知干扰物、使用相同或具有可比性的校准品、使用相同的报告单位、方法间差异绝对值具有可比性的话,原方法的参考区间可以向新方法转移。如不能满足 EP9 文件的要求,新方法的参考区间必须进行评审。

五、参考区间的验证

当实验室拟采用制造商提供的参考区间或具有相同或相似的分析系统的另一个实验室所采用的参考区间时必须进行验证,可采用下面 3 种方法。

1. 直接使用　根据制造商或其他实验室提供建立参考区间的原始资料,包括检验前、检验中、检验后程序,参考区间的估算方法,参考人群的地理分布和人口统计学资料等,若自己实验室的情况与这些资料一致,可直接使用该参考区间。

2. 小样本验证　实验室从本地参考人群中筛选少量参考个体($n=20$),测定值剔除离群值后若不满 20 例需补足,将这 20 个测定值与需验证的参考区间进行比较,若落在参考区间外的测定值不超过 2 个,则该参考区间可直接使用;若 3 个或 3 个以上的测定值超出,则需要重新筛选 20 例参考个体,重复上述操作,若不超过 2 个测定值落在参考区间外,可接受需要验证的参考区间,若仍然有 3 个或 3 个以上的测定值超出,则实验室应重新评审分析程序,考虑是否存在生物学或人口统计学差异,并根据原始试验方案确定新方法的参考区间。

3. 大样本验证　对于某些重要检验项目参考区间的验证,实验室可加大参考个体的样本量($n=60$),将其测定值与参考区间的原始参考值进行比较,若差异无统计学意义,可接受制造商或其他实验室提供的参考区间;若有差异,可再增加参考个体的样本量直到达到建立参考区间最少样本量(120 例)的要求,制定符合本地区人群的参考区间。

(王小林　龚道元)

第七节　临床决定值

一、临床决定值概念

国际上,临床决定值(clinical decision limits)或医学决定水平(medical decision level,MDL)尚无统一的定义。按 IFCC 的参考区间和决定值委员会的定义,临床决定值是指基于特定风险水平或某些疾病发病概率的临床判定的限值,Murphy 等的定义为"正常和疾病之间的最佳鉴别限值,或需要/不需要进一步检查的限值",而 Burnett 认为临床决定值是指临床决策所依据的值,高于或低于某个浓度可判断为疾病或非疾病。

临床决定值与参考区间的概念不同,前者与临床医生处理的病理情况有关,后者与人体的生理健康情况有关。参考区间是群体的生物学特征,制定时需考虑性别、年龄等因素,是一个相对稳定的区间(详见本章第六节)。而临床决定值与临床决策的类型有关,与新的、科学的信息使用有关,是与时俱进和不断变化的。如按美国国家胆固醇教育计划(ATP)的文件,甘油三酯的临床决定值从第 1 版的 250 mg/dL,经第 2 版的 200 mg/dL,到第 3 版已经是 150 mg/dL 了。两者的区别见表 9-16。

表 9-16　参考区间和临床决定值的区别

项目	参考区间	临床决定值
定义	2个参考限之间的区间,源自参考群体的结果分布	疾病和非疾病之间的最佳界限,或需要/不需要进一步检查的限值
影响因素	群体类型、年龄组、性别组	临床问题、患者分类
信息收集	患者可以是参考群体的一部分	患者应符合某些临床操作(治疗)
统计分析	常选择分布曲线的中心95%的数据	没有(公议值)、ROC曲线、预测值
数据	2个值(下限和上限),每个值有90%的置信区间	1个值,没有置信区间,也可按不同临床状况或不同临床问题的似然比决定有几个值

二、临床决定值制定方法

临床上有几种不同类型的临床决定值,按制定标准不同可分为以下几种。

1. 基于 Bayesian 理论的方法　1975 年 Sunderman 通过该方法提出了鉴别值(discrimination values),由 6 个基本制定步骤组成。①定义需查找的疾病。②划分疾病的病理生理阶段,由评估试验做出诊断的客观依据。③了解诊断试验的诊断灵敏度。④了解诊断试验的诊断特异度。⑤了解疾病的流行率。⑥了解阳性或阴性误诊的后果。按上述步骤,临床决定值主要用于鉴别诊断的诊断试验结果,是基于下列假设得出的:①诊断试验的灵敏度;②诊断试验的特异度;③两组间个体内相对分布;④误诊的临床价值。

这是最常用的、基于证据的临床决定值制定方法,可用于改善患者的诊疗,至今,此概念已提出40 余年。但并非所有的临床决定值都符合上述标准,仅肌钙蛋白I、ALT 及少数其他检验指标的临床决定值是按上述方法制定的。

2. 基于流行病学的方法　该方法是基于群体的调查研究,经典案例是血脂(总胆固醇、低密度脂蛋白胆固醇等)、血糖或糖化血红蛋白的测定,这些临床决定值多在共识性会议上达成一致或在指南中提出。值得注意的是,这些临床决定值的选择经常是武断的,有时只是出于便于记忆的目的。如美国标准中总胆固醇临床决定值为 200 mg/dL(5.17 mmol/L),欧洲标准为 5.00 mmol/L,但其值是否合理,还依赖于对"当患者某项目浓度低于或高于决定值限值时,疾病的不同生存率或并发症的不同发生率"等最终后果的研究。

3. 基于病理生理学的方法　该方法实际是危急值(critical values)或报警值(panic values)的限值。检验结果达到危急值时,代表病理生理学状态已由正常变为危及患者生命了,必须采取恰当的治疗和某些纠正措施。危急值的概念较宽泛,还包含并非危及患者生命的警告值(alert values)。这些限值的设定多数也是武断的,常基于临床经验,不一定有充分的统计学支持。

三、临床决定值实际应用

(一)在临床疾病诊断、鉴别诊断和疗效监测中应用

1. 血红蛋白量　成人的血红蛋白参考区间和临床决定值见表 9-17。若测定值在参考区间内,应与患者历史结果进行比较,以识别倾向问题;若低于参考区间下限,进一步与临床决定值比较,如低于 130 g/L 为贫血,低于 70 g/L 为输血指征。本例说明参考区间是一个筛选值,不一定在医疗决策中具有重要作用。

表 9-17　成人血红蛋白的参考区间和临床决定值　　　　　　　单位:g/L

项目	男性	女性
参考区间	140～175	123～153
贫血的临床决定值	130	120
输血的临床决定值	70	70

NOTE

153

2. 空腹血糖 成人的空腹血糖参考区间和临床决定值见表 9-18。对于空腹血糖为 6.1 mmol/L 的患者，尽管检测结果位于参考区间内，但检验人员也应结合考虑临床决定值（5.5 mmol/L）的数据，表明患者可能出现了空腹血糖受损的情况。

表 9-18　成人葡萄糖的参考区间和临床决定值

	数值范围/(mmol/L)	备注
参考区间	3.9~6.4	—
低血糖	3.0~3.9	认知功能可能受损
危及生命的低血糖	2.2~3.0	神经症状
灰区	5.5~6.95	空腹血糖受损
糖尿病	≥7.0	

3. 血钙和血钾 成人的血钙和血钾参考区间和临床决定值分别见表 9-19 和表 9-20。这两个指标临床上常同时使用，对参考区间的临界值没有反应，但对临床决定值或危急值会有措施。因此，所有参数都应能提供临床决定值，这可为进一步决策提供证据。但参考区间在大多数检验结果解释中仍具有重要价值，且可以此为对照，用于试验的诊断灵敏度和特异度计算。

表 9-19　成人血钙的参考区间和临床决定值

	数值范围/(mmol/L)	备注
参考区间	2.20~2.65	
轻度低钙血症	<2.0	伴惊厥风险
低钙血症危象	<1.50~1.75	伴原发性甲状旁腺功能亢进症
轻度高钙血症	<3.0	伴其他症状
高钙血症危象	≥3.0~3.5	最常见原因是甲状旁腺功能亢进症和肿瘤相关高钙血症

表 9-20　成人血钾的参考区间和临床决定值

	数值范围/(mmol/L)	备注
参考区间	3.6~4.8	
低钾血症	3.0~3.5	若心功能正常，常不引起任何心脏问题
危及生命的低钾血症	<2.5~3.0	引起临床症状，可伴有心律失常
高钾血症	≥5.0	钾平衡机制打破，有心血管和神经肌肉症状
危及生命的高钾血症	≥6.0~6.5	

4. 血脂 我国成人的血脂合适水平分层标准见表 9-21。随着总胆固醇水平的增高，缺血性心血管病发病危险增高，总胆固醇水平与缺血性心血管病发病危险的关系是连续性的，并无明显的转折点。随着低密度脂蛋白胆固醇水平的增高，缺血性心血管病发病的相对危险及绝对危险上升的趋势及程度与总胆固醇相似。随着高密度脂蛋白胆固醇水平的降低，缺血性心血管病发病危险增高。随着甘油三酯水平的上升，缺血性心血管病发病危险有所升高，但差异无统计学意义。我国根据患者冠心病和伴随危险因素的情况设定了总胆固醇和低密度脂蛋白胆固醇水平异常患者的治疗目标值，见表 9-22。

表 9-21　我国成人血脂水平分层标准

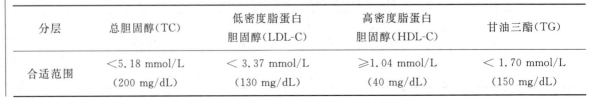

分层	总胆固醇（TC）	低密度脂蛋白胆固醇（LDL-C）	高密度脂蛋白胆固醇（HDL-C）	甘油三酯（TG）
合适范围	<5.18 mmol/L (200 mg/dL)	<3.37 mmol/L (130 mg/dL)	≥1.04 mmol/L (40 mg/dL)	<1.70 mmol/L (150 mg/dL)

NOTE

分层	总胆固醇（TC）	低密度脂蛋白 胆固醇（LDL-C）	高密度脂蛋白 胆固醇（HDL-C）	甘油三酯（TG）
边缘升高	5.18～6.19 mmol/L （200～239 mg/dL）	3.37～4.12 mmol/L （130～159 mg/dL）		1.70～2.25 mmol/L （150～199 mg/dL）
升高	≥6.22 mmol/L （240 mg/dL）	≥4.14 mmol/L （160 mg/dL）	≥1.55 mmol/L （60 mg/dL）	≥2.26 mmol/L （200 mg/dL）
降低			<1.04 mmol/L （40 mg/dL）	

表 9-22　血脂异常患者开始治疗的总胆固醇（TC）和低密度脂蛋白胆固醇（LDL-C）值及治疗目标值

危险等级	治疗开始值	治疗目标值
低危（10 年危险度<5%）	TC≥6.99 mmol/L， LDL-C≥4.92 mmol/L	TC<6.22 mmol/L， LDL-C<4.14 mmol/L
中危（10 年危险度 5%～10%）	TC≥6.22 mmol/L， LDL-C≥4.14 mmol/L	TC<5.18 mmol/L， LDL-C<3.37 mmol/L
高危（冠心病或冠心病等危症或 10 年危险度 >10%～15%）	TC≥4.14 mmol/L， LDL-C≥2.59 mmol/L	TC<4.14 mmol/L， LDL-C<2.59 mmol/L
极高危（急性冠脉综合征或缺血性心血管病合并 糖尿病）	TC≥4.14 mmol/L， LDL-C≥2.07 mmol/L	TC<3.11 mmol/L， LDL-C<2.07 mmol/L

（二）在质控品浓度水平选择中的应用

质控品浓度水平应选择在医学决定水平或关键方法性能的上、下限上。Statland 提供了许多检验项目医学决定水平的建议，详见表 9-23，可供临床实验室或制造商在选择质控品浓度水平时参考。

表 9-23　Statland 建议的医学决定水平

项目	单位	参考区间	医学决定水平			
			1	2	3	4
丙氨酸转氨酶	U/L	5～40	20	60	300	—
天冬氨酸转氨酶	U/L	8～40	20	60	300	—
碱性磷酸酶	U/L	35～120	50	150	400	—
γ-谷氨酰转移酶	U/L	5～40	20	50	150	—
肌酸激酶	U/L	10～180	100	240	1800	—
乳酸脱氢酶	U/L	60～220	150	300	500	—
淀粉酶	U	60～180	50	120	200	—
总蛋白	g/L	60～80	45	60	80	—
白蛋白	g/L	35～50	20	35	52	—
尿素	mmol/L	2.9～9.3	2.1	9.3	17.9	—
肌酐	μmol/L	62～133	177	707	946	—
尿酸	μmol/L	148～410	118	472	631	—
甘油三酯	mmol/L	0.22～2.04	0.45	1.69	4.52	—

NOTE

155

续表

项目	单位	参考区间	医学决定水平			
			1	2	3	4
胆固醇	mmol/L	3.9～4.5	2.3	6.2	6.7	9.0
葡萄糖	mmol/L	3.3～5.3	2.5	6.7	10.0	—
胆红素	μmol/L	1.7～20.6	24.1	42.8	342	—
钾离子	mmol/L	3.7～5.1	3.0	5.8	7.5	—
钠离子	mmol/L	138～146	115	135	150	—
氯离子	mmol/L	98～109	90	112	—	—
钙离子	mmol/L	2.25～2.65	1.75	2.75	3.38	—
镁离子	mmol/L	0.6～1.2	0.6	1.0	2.5	—
无机磷	mmol/L	0.81～1.61	0.48	0.81	1.61	—
铁	μmol/L	9.0～29.6	9.0	39.4	71.7	—
二氧化碳	mmol/L	23～30	6.0	20	33	—
癌胚抗原	μg/L	<25	25	100	200	—

（陶元勇　龚道元）

本章小结

　　本章主要内容有方法分级、误差的分类与来源、量值溯源、检验方法的选择与评价、参考区间的建立与验证、临床决定值的应用等。根据正确度和精密度不同,将检验方法分为决定性方法、参考方法及常规方法。测量过程中误差分为系统误差和偶然误差,为保证检测结果的准确性,测量总误差应小于该项目规定的允许总误差。溯源性是准确性和一致性的来源。方法选择应遵循实用性和可靠性原则。若候选方法是标准方法,只需对主要性能进行验证,以证实候选方法在本实验室能达到厂家声明的分析性能,确保检验结果的准确性;若候选方法为非标准方法,必须进行全面、复杂的确认,候选方法符合分析性能要求才能作为临床常规开展。检验方法在临床使用过程中应建立或验证其参考区间。临床决定值是临床决策所依据的界限值,高于或低于某个浓度可判断为疾病或非疾病,在疾病诊断、鉴别诊断、疗效监测、预后评估等临床决策以及选择质控品浓度水平时需要考虑临床决定值。

第十章 室内质量控制

学习目标

通过本章的学习,你应能回答下列问题:

1. 室内质量控制的目的和意义是什么?

2. 质控品的主要性能指标有哪些?

3. 如何正确使用和保存质控品?

4. 如何绘制 Levey-Jennings 质控图? 如何绘制 Z-分数图?

5. 常用质控规则有哪些? 各自的含义是什么?

6. 患者数据质量控制方法有哪些? 有什么优缺点?

7. 六西格玛质量控制的作用是什么?

8. 室内质量控制失控后的处理流程是什么?

9. 室内质量控制失控原因分析应注意哪些方面?

10. 定性试验室内质量控制的原则是什么?

第一节 概 述

一、室内质量控制的目的与意义

为保证检验结果正确可靠,临床实验室必须实施全面的质量管理,室内质量控制是全面质量管理体系的一个重要环节。实验室内部质量控制简称室内质量控制、室内质控(internal quality control,IQC),是指按照一定频度连续测定稳定样品(质控品)中的特定成分,并采用一系列统计学方法推断和评价本批次测量结果的可靠程度,用以判断检验报告是否可发出和及时发现并排除质量环节中的不满意因素的一项工作。室内质控结果反映检测系统的稳定性,如室内质控结果在可接受范围内,则证实检测系统稳定,意味着患者标本的检验结果可靠性高;如室内质控结果不在可接受范围内,则证实检测系统不稳定,需采取纠正措施,并在实施纠正措施后,重新测定质控品和失控批次患者标本。

室内质控的主要目的和意义是用于评价患者标本检验结果的可靠性,监测检测系统的稳定性,控制临床实验室常规工作的精密度和正确度,以提高常规检测工作批内、批间标本结果的一致性。长期开展室内质控工作可有效地发现并减少实验室的偶然误差,确保实验室内部进行的技术操作和活动完全达到检验质量要求,是全面质量管理体系的重要环节。

二、统计质量控制基本概念

临床实验室室内质控方法包括统计过程控制和非统计过程控制,本章重点介绍统计过程控制。统计过程控制(statistical process control,SPC)又称统计质量控制(statistical quality control,SQC),指应用统计学方法对过程中的各个阶段进行监控和诊断,以保证检验结果质量。SQC 强调全过程的预防原则。

影响检验结果的因素有许多,每时每刻都在变化,决定了检验结果质量具有变异性。然而检验结果变异不具有确定的规律,而是符合随机现象的统计规律。通常用分布来描述随机现象,如计量数值服从正态分布、计件数值服从二项分布、计点数值服从泊松分布等,而通过研究分布可以知道变异的幅度及一定变异幅度的可能性(概率),这就是统计规律。对计量特征值(浓度)测量变异的描述,最常见的是正态分布。正态分布曲线是以均值为中心、左右完全对称的钟形曲线。当连续测定同一质控物时,由于偶然误差(所有测定过程的特征)的存在可导致结果的差异性,进而获得可变化的值。数理统计学结果显示,当用稳定的方法对质控物检测得到足够多的结果时,其结果的分布接近正态分布。

正态分布具有两个基本参数,即均值($\bar{X}$)和标准差(S)。均值是正态分布曲线图的位置参数,描述正态分布曲线图的集中趋势位置;标准差是形态参数,描述正态分布曲线图数据分布的离散程度。一般来说,假定质控物持续测定的结果呈正态分布,其结果分布状态就可以用均值和标准差来描述(图 10-1)。理想状态下,68.2%的结果落在 $\bar{X}\pm1S$ 范围内,95.5%的结果落在 $\bar{X}\pm2S$ 范围内,99.7%的结果落在 $\bar{X}\pm3S$ 范围内,即从统计学角度来看,如测量质控物 1000 次,只有 3 次测量结果会落在 $\bar{X}\pm3S$ 外,在统计学上是小概率事件。因此,如果质控物检测结果出现在 $\bar{X}\pm3S$ 以外,检验结果存在误差可能性很大,为失控状态,应进一步确认或查找原因。

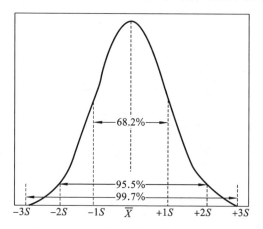

图 10-1　正态分布曲线下的面积分布图

若以某一测定系统在不同的批次连续测定某一质控品,按照以上理论则测定值分布会出现如图10-2(a)所示的频次图,连续描点后如图 10-2(b)所示,转换一下位置和图形,则成了 Levey-Jennings 质控图的基本框架,详见图 10-2(c)、图 10-2(d)。

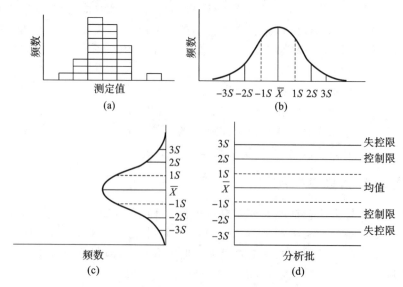

图 10-2　正态分布曲线与 Levey-Jennings 质控图

有了以上的基本框架图后,我们很容易从测定数据的正态分布曲线图中解读偶然误差的分布特征,观察试验精密度变化在质控图上的规律(图 10-3)。

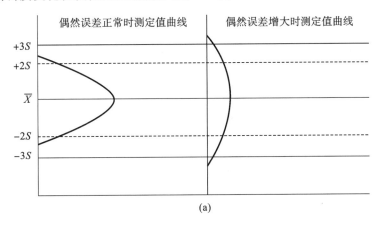

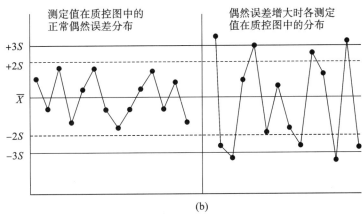

图 10-3 试验精密度变化与质控图描点的对应分布图

临床实验室报告的检验结果可分为定量和定性结果,两者的数据存在明显的差异,因此,以统计学为理论的室内质控可分为定量和定性检测的室内质控。两种类型的室内质控的基本步骤包括以下几点:①建立室内质控的政策和程序,包括纠正措施。②全体检验人员的教育和培训。③完善的文档记录。④定期回顾室内质控的数据。室内质控的基本内容涉及质控目标、质控品、质控参数与质控图、质控程序、质控方法与质控规则、失控的判断和处理以及质控数据管理等诸多方面。

(朱中元 曹越)

第二节 质控品与质控图

一、质控品

在室内质控过程中重复测定的稳定样品称为质控品(control material),又称为质控物。国际临床化学和实验室医学联盟(International Federation of Clinical Chemistry and Laboratory Medicine,IFCC)定义为专门用于质量控制的标本或溶液。

(一)质控品分类

1.按使用目的分类 可分为室内质控品和室间质控品,前者用于临床实验室室内质控,监测检测系统的精密度;后者用于室间质评组织者开展室间质评,评价检测系统的准确度。本章主要介绍室内质控品。

NOTE

2. 按质控品来源分类 可分为配套质控品、第三方质控品和自制质控品。配套质控品是指与检测系统(仪器、试剂、校准品)来源一致的质控品。第三方质控品是指独立于任何检测系统的质控品。自制质控品是由临床实验室根据室内质控要求自己配制的质控品。因第三方质控品能为实验室提供更客观的评估,且不限于特定检测系统,因此,常推荐临床实验室选用。

3. 按是否提供赋值表分类 可分为定值质控品和非定值质控品。定值质控品提供赋值表并列出各分析物在不同检测系统所对应的质控值范围,用户可从中选择和自己一样的检测系统的标示值,作为质量控制的参考。必须注意的是,制造商的定值是制造商为保护自己利益的保险范围,它标示的预期范围只是告诉用户,只要你的测定结果在预期范围内,说明它的质控物是好的,千万不能将预期范围认为是质控允许范围。即使用户测定的均值和制造商提供的均值相似,也不一定说明用户的检测结果准确,不相似也不能说明用户检测的准确度一定有问题。非定值质控品在材料来源、生产工艺上与定值质控品无任何差别,只是制造商没有通过临床实验室为其检测赋值,因而没有各分析物的赋值信息。从实际应用上,非定值质控品较定值质控品便宜。不论是定值还是非定值的质控品,用户在使用时,必须用自己的检测系统确定自己的均值和标准差,用于日常工作的控制过程。

4. 按质控品形状分类 可分为冻干质控品和液体质控品,冻干质控品是指在生产加工处理过程中,经深低温冰冻和脱水,最终制备成的粉状性质的质控品;液体质控品是指保持液体性状的质控品。冻干质控品比较稳定,但冻干质控品在复溶过程中易引入人为变异因素,导致质控结果不稳定。一般液体质控品的开瓶稳定期比冻干质控品复溶后的稳定时间要长,另外由于消除了复溶过程中产生的误差,瓶间差小。

(二)质控品主要性能

衡量质控品性能的指标有基质、稳定性、瓶间差、质控品浓度水平等。

1. 基质 常用的质控品包括人源性或动物源性的血清或血清模拟物、全血或全血模拟物、体液或体液模拟物、标准菌株等。对某一分析物进行分析时,除该分析物外的所有成分的总称就是该分析物基质。检测系统检测标本中分析物时,处于分析物周围的所有非分析物(基质)对分析物参与反应的影响称为基质效应。理想的质控品应和临床标本具有相同的基质,这样,质控品将和患者标本具有相同的基质效应。制备质控品所用的基础材料一般为来自人或动物的血清或其他体液,经过处理,又添加了其他材料,如无机或有机化学品、来自生物体的提取物、基因制品、防腐剂等。通过加工处理,可能会改变基质状态,因此,很难完全一致。ISO 15189:2012 规定临床实验室应使用对检测系统响应方式尽可能接近患者标本的质控品。另外,某些分析方法也会受特定基质的影响,如采用染料结合法检测人血清白蛋白时,由于溴甲酚绿或溴甲酚紫与牛血清白蛋白结合很差,因此不能使用牛源性血清为质控品。

2. 稳定性 室内质控是检测系统的精密度,质控品必须稳定,稳定性是质控品的最重要性能指标之一,包括有效期稳定性和开瓶后(或复溶后)稳定性。保存有效期是指在一定的环境下,如低温或冷冻条件下,未使用的质控品的保存期限,决定了质控品的批次有效期,保存有效期长的质控品可以避免频繁地更改质控品的靶值和标准差以及重建质控图框架时的平行比对;开瓶有效期是指在开始使用后在一定条件下保存的质控品的使用期限;复溶有效期是指冻干质控品复溶使用后在一定条件下保存的期限。一般而言,保存有效期会明显长于开瓶有效期和复溶有效期。如果超出了任何一个有效期,该样品就失去了成为质控品的特性。理想的质控品应该是其检测特性完全不随时间、环境、分装、冻融等因素影响。但是,质控品出现变化、不稳定是很难避免的,不变化、稳定只是相对的。在规定条件下,好的质控品有效期稳定性至少 1 年,临床实验室最好一次性购买全年使用的同一批号的质控品,避免更改质控品靶值和标准差而重建质控图,以便在较长时间内监测检测系统的检验质量变化。有些质控品稳定性较差,如全血质控品仅能稳定一个月,但质控品制造商会尽量做到各批号质控品测定值基本一致。

3. 瓶间差 制造商将质控品分装于小瓶以便临床实验室使用,不同瓶间的质控品的差异称为瓶间差。质控品生产过程、检验人员复溶冻干质控品、有效期内使用时间不同质控品可能缓慢变化等因素均可造成质控品瓶间差。因此,只有将瓶间差控制到最小,检测结果才能真正反映检测系统的精密度。

冻干质控品必须用水或指定的溶剂复溶。为了减少瓶间差对检测结果的影响,用户一定要注意复溶操作的标准化,严格按照说明书的要求,使用经鉴定合格的 AA 级移液管、符合要求的溶剂等,否则实验室可因自身复溶不当造成新的瓶间差。

液体质控品省略了复溶过程,避免了实验室引入新的瓶间差的风险。一般液体质控品开瓶稳定期比冻干质控品复溶后稳定期要长,但是这类产品通常较昂贵,且含有较多的防腐剂、防冻剂等添加物,可能会增加某些检测项目的基质效应。

4. 质控品浓度水平 临床最关心的是各项目的医学决定水平浓度处和(或)方法性能临界极值(如线性的高限或低限)检验结果的质量,因此,建议临床实验室选用医学决定水平或与其值接近的质控品。在日常检验工作中,如果只做一个水平的质控品检测,反映的是整个可报告范围中仅一点的质控结果在控,只说明在该质控值附近的患者标本检验结果符合要求,难以反映具较高或较低浓度水平的患者标本的检验结果是否也符合要求。一般定量检验至少选择 2 个浓度的质控品;定性检验至少选择阴性、阳性 2 个质控对照。

(三)质控品检测频率和位置

在每一个分析批长度内至少对质控品做一次检测。试剂的制造商应推荐每个分析批次测定质控品的数量及放置位置,用户可根据情况增加或减少质控品测定次数和改变位置。选择质控品放置位置时应考虑检测系统的类型和可能引起的误差类型,如:将质控品放在标本之前检测,可检出偏倚,以便尽早采取纠正措施纠正误差;将质控品平均分布于整个批次内,可监测漂移;将其随机插于患者标本中,可检出偶然误差,任何情况下,都应在报告患者标本的检验结果前评价质控结果。

(四)质控品正确使用和保存注意事项

根据质控品的主要性能,临床质控品的使用和保存应严格按质控品说明书规定的步骤进行操作。以冻干质控品为例,其使用和保存应注意以下几方面问题:①严格按质控品说明书进行解冻和复溶操作。②要保证所用复溶冻干质控品溶剂的质量,避免额外引入影响检测结果的物质。③冻干质控品复溶时所加溶剂的量要准确,并尽量保持每次加入量的一致性。④冻干质控品复溶时应轻轻摇匀,使内容物完全溶解,切忌剧烈振摇。⑤质控品应严格按使用说明书规定的方法保存,不使用超过有效期的质控品。⑥质控品的测定条件要与患者标本相同。

二、质控图

质控图(control chart)是质量控制图的简称,是对检验过程质量加以设计、记录从而评估检验过程是否处于控制状态的统计图,一般是以质控品的检测结果作为 Y 轴、相应的检测时间(批次)作为 X 轴绘制的统计图(图 10-4)。在某一特定的检测系统中,通过对质控品的重复检测,经统计学处理可获得均值(X)、标准差(S),通常图中至少有三条控制线,即中心线(center line,CL)、上质控界限线(upper control line,UCL)和下质控界限线(lower control line,LCL),统称为控制线。根据统计学原理,图中的描点落在 UCL、LCL 之外或不呈正态分布,则表示检验过程异常。

(一)质控图功能

质控图可评估检验过程的稳定性,发现检验中的异常和缓慢变异,评估检测系统稳定性。因此,质控图功能主要如下所示:①诊断:评估一个过程的稳定性。②控制:决定某一过程何时需要调整,以保持原有的稳定状态。③确认:确认某一过程的改进效果。

(二)常用质控图

常用的质控图有 Levey-Jennings 质控图、Z-分数图、Westgard 质控图、Youden 图、Monica 图、均值-极差图等,临床实验室可根据质控图的功能和检测项目的特点选择相应的质控图。下面将介

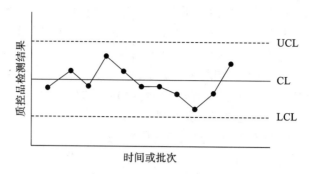

图 10-4　质控图示意图

绍常用的几种质控图。

1. Levey-Jennings 质控图　Levey-Jennings 质控图是 20 世纪 50 年代由 Levey 和 Jennings 首先建立后又经 Henry、Segalove 改进的用于检验医学的单值质控图,是临床实验室最常用的质控图,也称为常规质控图或 $\bar{X} \pm S$ 质控图(均值-标准差质控图)或 L-J 质控图。

建立 Levey-Jennings 质控图,要收集至少 20 份次质控品的重复测定结果,计算检测结果的 $\bar{X}$ 和 S,确定质控限(一般以 $\bar{X} \pm 2S$ 为警告限,$\bar{X} \pm 3S$ 为失控限),然后分别以质控分析批次为 X 轴、质控品浓度为 Y 轴绘制坐标图,再在坐标图中分别画出 $\bar{X}$ 和 $\bar{X} \pm 1S$、$\bar{X} \pm 2S$、$\bar{X} \pm 3S$ 共 7 条线。为便于使用,绘制 L-J 质控图时,可以用颜色对质控限加以区分,均线即中心线为绿色、$\bar{X} \pm 1S$ 线为蓝色、$\bar{X} \pm 2S$ 线为黄色、$\bar{X} \pm 3S$ 线为红色。在临床工作中每天随患者标本对同批号质控品进行检测,将检测结果用圆点或其他符号标在质控图上,用直线连接。同一 Levey-Jennings 质控图上只能描点一个水平的质控品。见图 10-5。

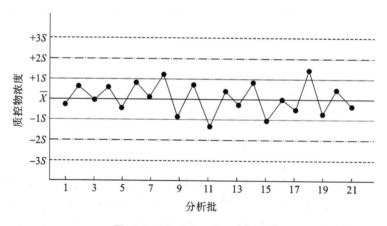

图 10-5　Levey-Jennings 质控图

2. Z-分数图　临床实验室一般会使用不同浓度水平的多个质控品进行质控,由于不同浓度水平质控结果在质控图上标记的中心线和标准差不同,如使用 L-J 质控图,无法在同一质控图上标记多个浓度水平质控结果,可能需要用多个质控图,在实际工作中不方便,此时可用 Z-分数质控图,其最大优点是可以将不同浓度水平质控品计算值在一张质控图上表示出来。

Z-分数图也称为 Z-比分数图,其 Z-分数是由质控品测定结果与其均值之差,再除以该质控品标准差而得。

$$Z\text{-分数} = (X_i - \bar{X})/S$$

式中:X_i 为质控品第 i 次的测定结果;$\bar{X}$ 是该质控品测定结果均值;S 是该质控品检测结果的标准差。

NOTE

Z-分数图是一个相对数,表示某批次质控结果与均值之差,为标准差倍数。横坐标为分析批次,纵坐标一般为从－4 到＋4,如质控品测定结果刚好等于均值,此时 Z-分数为 0,以±1、±2、±3 为界限,可在同一质控图上标记多个浓度水平的质控结果。

例如,某钠离子样品有两个浓度水平的质控品,平均值分别为 120 mmol/L 和 150 mmol/L,标准差分别为 2.0 mmol/L 和 1.8 mmol/L,第 7 分析批测得质控品的值分别为 119 mmol/L 和 152.7 mmol/L,则 Z-分数应该分别为－0.5 和＋1.5,将以上两个 Z-分数描点在 Z-分数图上就可以用来衡量以上两个不同浓度水平质控品检测过程是否在控,见图 10-6。

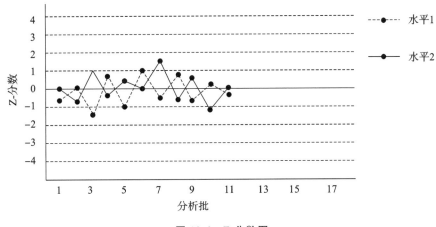

图 10-6　Z-分数图

3. Westgard 质控图　Westgard 质控图的绘制方法和图形与 Levey-Jennings 质控图非常相似,只是用于判断的质控规则略有不同。Westgard 质控图运用"多个"质控规则,Levey-Jennings 质控图则往往用"单个"质控规则,详见后面质控规则部分。

4. Youden 图　Youden 图主要是根据两个样本的检测结果而设计的。其横轴是样本 1 的结果,纵轴是样本 2 的结果。以两个样本结果的靶值得到中心点,通过该点引出的两条直线将 Youden 图分为 4 个象限。以各实验室间 1 倍或 2 倍标准差在中心点周围划出方框,然后,将每个实验室的结果描点在图上,就可以直观地看到其与其他实验室以及靶值的差别,所以 Youden 图的主要功能是可以将实验室间的结果进行比较(图 10-7)。含有系统误差分量的实验室结果将在右上象限或者左下象限,而含有偶然误差分量的实验室结果将位于左上象限或右下象限,如果某实验室检验结果的误差明显高于其他实验室,则其结果还有可能超出 2 倍标准差的方框。

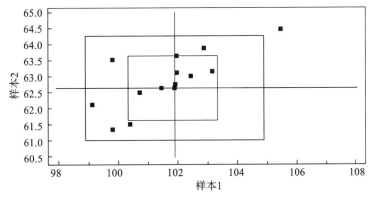

图 10-7　Youden 图

5. Monica 图　Monica 图(图 10-8)与 Levey-Jennings 质控图基本相似,要绘制出靶值线、上下警告线和上下最大允许线,可以用来判断检测结果的精密度和准确度及其误差的大小和性质。在进行患者标本常规测定时插入质控品测定两次,将两个测定值描点在质控图上,用垂线将两点连接,再标出垂线的中点(代表双份测定的均值),然后用线将相邻的中点连起来。垂线的长短可作为精密度的指示,越短精密度越好。中点离靶值线的距离可作为准确度的指示,离得越近,准确度越高。

NOTE

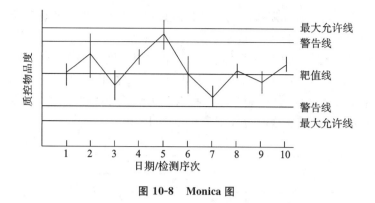

图 10-8　Monica 图

6. 均值-极差图　均值-极差图,也即 $\bar{X}$-R 质控图,是将均值质控图和极差质控图联合应用,用于观察正态分布计量值变化的最常用、最基础的 SPC 计量型质控图,可用于长度、质量、强度、纯度、时间和生产量等计量值的控制。均值-极差图可用于观察批内误差(R)和批间误差($\bar{X}$)。

(曹越　朱中元)

第三节　常用室内质控规则与质控方法

一、常用质控规则

(一)质控规则概念

质控规则(control rule)又称控制规则,是解释质控数据和判断分析批是否在控的标准。质控规则以符号 A_L 表示,其中 A 代表质控品测定值超过质控限的个数,L 代表质控限,通常是标准差的倍数。如 1_{3S} 表示有一个质控结果超过 $3S$,$A=1$,$L=3S$。

当质控品测定结果超出质控规则的规定时,则判断该分析批(单独批或连续批)为失控(out of control),反之就是在控(in control)。例如:1_{3S} 质控规则表示有 1 个质控结果超出质控限 $\bar{X} \pm 3S$ 范围,则判断为失控。

(二)常用质控规则

1. 1_{2S}　同一批次有 1 个质控品测定值超出质控限 $\bar{X} \pm 2S$ 范围,同时位于 $\bar{X} \pm 3S$ 范围内(图 10-9),在 Westgard 多规则质控程序中用作警告规则,启动其他质控规则检验质控数据是否在控。此规则对偶然误差敏感。1_{2S} 是一个特殊的质控规则,一般提示测量结果可能有问题,但不作为失控规则,同时多数失控规则必须结合该规则来判断。

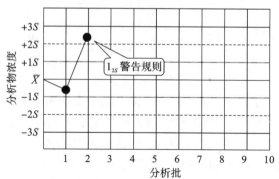

图 10-9　1_{2S} 规则示意图

2. 1₃ₛ 同一批次有 1 个质控品测定值超出质控限 $\overline{X} \pm 3S$ 范围(图 10-10)。由于正常情况下，质控结果超出 $\overline{X} \pm 3S$ 的概率较低(0.3%)，因此，其常作为失控规则，判为失控。此规则对偶然误差敏感。

3. 2₂ₛ 同一批次 2 个水平(浓度)质控品测定结果同方向超出质控限 $\overline{X} + 2S$ 或 $\overline{X} - 2S$，或同一水平质控品连续 2 批测定结果同方向超出质控限 $\overline{X} + 2S$ 或 $\overline{X} - 2S$。由于连续 2 个质控结果超出 $\overline{X} \pm 2S$ 的概率很低，其常用作失控规则，判为失控。此规则对系统误差敏感。见图 10-11。

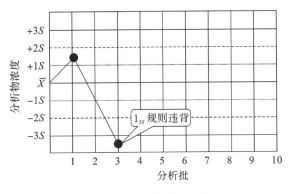

图 10-10　1₃ₛ 规则示意图

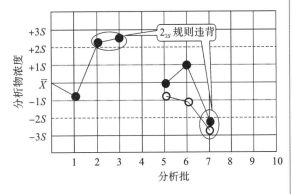

图 10-11　2₂ₛ 规则示意图

4. R₄ₛ 这里的"R"代表范围，指同一分析批中的 2 个浓度水平的质控品的检测结果相差的绝对值大于 4S，其中一个测定值超出质控限 $\overline{X} + 2S$，而另一个超出质控限 $\overline{X} - 2S$，这也是小概率事件，常作为失控规则，判为失控。此规则对偶然误差敏感。此规则仅用于一个分析批内。见图 10-12。

5. 4₁ₛ 4 个连续的质控品测定值同时超出质控限 $\overline{X} + S$ 或 $\overline{X} - S$，提示存在系统误差，见图 10-13。

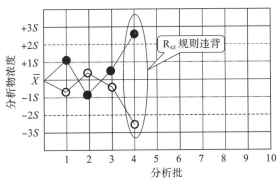

图 10-12　R₄ₛ 规则示意图

图 10-13　4₁ₛ 规则示意图

6. 7ₜ 7 个连续的质控品测定值呈现向上或向下的趋势，这往往是由于该系统中有一个或多个因素发生渐进性改变造成的，如试剂变质、质控品缓慢变质、光路老化等。见图 10-14。

7. 10ₓ̄ 10 个连续的质控品测定值处于均值的同一侧(图 10-15)，提示存在系统误差。

还有其他的质控规则，如 8ₓ̄、9ₓ̄、12ₓ̄、2/3₂ₛ 等，其解释方式同上述规则。

二、Levey-Jennings 质控方法

临床检验中最简单和较常用的是 Levey-Jennings 质控方法，该法的主要质控规则为单独的 1₃ₛ 或 1₂ₛ，简单易行。较早的 Levey-Jennings 质控图是单值质控图，仅使用 1 个质控品，此时以 1₂ₛ 为失控规则，只要有质控结果超出质控限 $\overline{X} + 2S$ 或 $\overline{X} - 2S$，就定为失控。如果使用 2 个质控品，则以 1₃ₛ 为失控规则，即只要有质控结果超出质控限 $\overline{X} + 3S$ 或 $\overline{X} - 3S$，就定为失控。从概率的角度理

NOTE

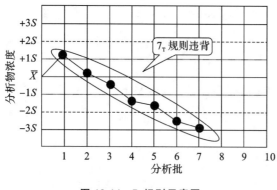

图 10-14 7$_T$ 规则示意图

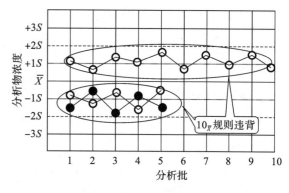

图 10-15 10$_{\overline{x}}$ 规则示意图

解,如果仅仅以 $\overline{X}+2S$ 或 $\overline{X}-2S$ 为失控限,虽然能提高误差的检出率,但误判的概率增加,会出现较多的假失控,对于现如今大部分临床工作而言,基于人力、物力以及时间消耗的考虑,较高的假失控率会阻碍常规工作的开展;如果仅仅以 $\overline{X}+3S$ 或 $\overline{X}-3S$ 为失控限,虽然假失控率明显降低,但是对误差的检出率将可能无法保持在 90% 以上。可见,较早意义上的 Levey-Jennings 质控规则显得比较简单和粗糙,在灵敏度方面存在过严或过松两种不合理现象。

三、Westgard 多规则质控方法与质控规则

Westgard 是美国著名的质量管理专家,从 20 世纪 70 年代以来,他发表了大量关于质量管理的文章和著作。他在 Levey-Jennings 质控方法的基础上,于 1980 年建立了同时使用多个规则来进行临床检验质控的方法,被称为第二代质控方法。该方法建议使用至少 2 个质控品,浓度一高一低,以 6 个质控规则进行判断,即 1$_{2S}$、1$_{3S}$、2$_{2S}$、R$_{4S}$、4$_{1S}$ 和 10$_{\overline{x}}$。其中 1$_{2S}$ 只是作为警告规则,而 1$_{3S}$、2$_{2S}$、R$_{4S}$、4$_{1S}$、10$_{\overline{x}}$ 列为失控规则,包含了对偶然误差和系统误差的判断,将二者结合在一起,大大提高了多规则的控制效率。

该方法建立在信息化基础上,利用计算机程序或实验室信息系统进行判断。当计算机程序对质控品测定值进行检验并判断是否失控时,如果一个结果超过 1$_{2S}$,不能算失控,继续按 1$_{3S}$、2$_{2S}$、R$_{4S}$、4$_{1S}$、10$_{\overline{x}}$ 进行判断,如果没有违背这些规则,则判断该分析批在控,可以发出患者报告;如果违背了其中任何一条规则,则判断该批结果失控,不能发出患者报告。应用 Westgard 多规则质控方法还可判断误差的类型,1$_{3S}$ 和 R$_{4S}$ 反映的是偶然误差,而 2$_{2S}$、4$_{1S}$、10$_{\overline{x}}$ 反映的是系统误差;当系统误差很大时,也可由 1$_{3S}$ 规则检出。Westgard 多规则质控方法逻辑示意图如图 10-16 所示。

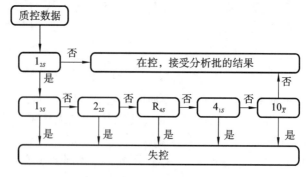

图 10-16 Westgard 多规则质控方法逻辑图

Westgard 质控规则使用注意事项如下所示。

(1)1$_{2S}$ 为警告规则,不是失控规则:若本批检验没有出现控制结果超出 $\overline{X}\pm2S$ 限值线,表示本批结果在控,可以发出报告。若本批检验有 1 个控制结果超出(不包括正好在 $\overline{X}\pm2S$ 限值线上的结果)$\overline{X}\pm2S$ 限值线,表示本批结果可能有问题,符合 1$_{2S}$ 规则。此时要确认是警告,还是失控,需

要启动其他规则进一步分析判断是否有上述 5 种失控表现。

（2）出现失控时必然已经有了 1_{2s} 表现：①在 1_{2s} 出现的前提下，失控规则的各种表现结合在一起，形成了多个规则的表现，此时才列为失控。上述各图所示的失控规则都表示了这个含义。②没有出现 1_{2s} 表现，但控制结果已出现倾向性表现，如已有多次结果偏于一侧，甚至偏于 $\overline{X}+1S$ 或 $\overline{X}-1S$ 以外，这些都不属失控。检验人员看到这样的表现，应主动寻找原因予以纠正，努力减小误差。目前大部分实验室将 4_{1s} 和 $10_{\overline{x}}$ 规则修改为警告规则，用于启动预防性维护程序，这样大大提高了它的实用性和可操作性。③出现 1_{2s} 表现后，经顺序检查，没有出现其他各失控规则的表现，表示这次 1_{2s} 出现属偶然情况，不是失控，无须做任何失控处理，可发出检验报告。

四、患者标本检测数据的质控方法

目前临床实验室广泛应用质控品进行质量控制。利用质控品进行质量控制也存在一些局限性，如质控品价格可能昂贵、质控品可能不稳定、质控品可能显示出不同于患者标本的特征、可能存在基质效应等。另外，使用质控品只可监测检验阶段的问题，而忽略了检验前阶段各种因素的影响，不能检出导致误差的检验前因素，它们可能存在于标本的收集、标记、运输和处理的各个环节中。

历史上在未使用质控品前，评价患者标本检测数据是当时常用的质控方法。如使用得当，根据患者标本检测数据也有可能检出系统误差和（或）偶然误差。而且使用患者标本进行质控能够直接反映检测系统改变对于患者标本检测的影响；能够监测包括标本前处理的检测全程；易于获得，成本低廉等。此外，它是直接监测患者标本的结果，而不是间接地推断分析过程的质量。但是患者标本也有其固有的缺点，如大部分患者标本的稳定性不佳，难以进行长时间、连续性的系统监控和评价，部分项目医学决定水平浓度的患者标本不易获得等。要使用患者标本进行质控，就需要扬长避短，选用适合患者标本的质控方式，并且对于各个检测项目不同保存条件下的稳定性需要有充分的了解。因此，在质控活动中，这些方法只能作为统计质控方法的补充。

患者标本检测结果的数据可以是一个患者的单个标本或多个标本，也可以是多个患者的一个或多个标本。下面就几种临床工作中经常采用的患者标本检测数据的质控方法进行简单介绍。

1. 患者标本双份测定的极差质控图法 在一个分析批中，在一定的时间间隔内对少数标本（如 4～5 个标本）进行双份平行检测，所选择的患者标本尽可能均匀分布在整个分析批中，避免选择极高或者极低检测结果的标本。计算每例患者标本两次检测的差值，并以此差值计算该分析批双份测定患者标本差值的标准差（S），若检测系统稳定，那么各个分析批批内患者标本复测的 S 应该是无明显差异的，一旦出现有分析批的 S 明显增高，就提示系统的不精密度可能增大，患者标本质控失控。对浓度极高或极低的标本判断为失控时应特别谨慎，因为标准差通常和分析物浓度呈相反方向变化。这种使用患者标本双份测定进行质控是一种简单的方法，不需要稳定的质控品，因此，当稳定的质控品不可得时可用此种方法。此方法可作为补充的质控方法。应注意这种极差图仅监测偶然误差，很难监测方法的准确度。当从两个不同实验室方法获得双份测定值时，则极差图实际上监测偶然误差和系统误差，无法判断两个不同实验室方法在准确性上的优劣，特别是当两方法之间存在稳定的系统误差时。尽管如此，这种方法仍然是监测实验室数据一致性的有效方法。

2. 患者标本留样再测 同样属于患者标本的双份测定，是通过在标本稳定期内重复检测患者标本，验证系统稳定性的质控方法。这里是将患者标本作为室内质控品使用，在标本稳定期内进行重复测定。因标本的稳定期较短，这里的质控界限并非长期累积的变异系数，而是标本重复检测的偏差。以首次检测为靶值，计算其后的一次或多次检测的偏差，在标本的稳定期内，留样标本的偏差均应该低于某界限（该界限由实验室根据检测项目的稳定性以及检测系统的运行情况自行界定），如果偏差突然增大，就可能提示在标本两次检测期间出现了分析误差。同时使用 2 例以上的患者的标本留样再测有利于区分偶然误差与系统误差。

3. 与患者以前检验结果相比的差值（Δ）检查法 在患者情况稳定时，对患者连续检验的结果之间的差值，即 Δ 值应该很小。如果 Δ 值很大并超过预先规定的界限，则可能存在下列情况：①由于病情变化或治疗干预,患者标本的检验结果确实发生了变化。②存在人为失误,如标本收集或标记错误。③计算 △ 值的两个结果之一可能有误。对于接受输血或出血性疾病的患者,在血细胞分析时很可能遇到上述第一种情况,即连续的血红蛋白测定、白细胞和血小板计数上的变异可能很大;临床化学的检验结果常见于术前、术后营养指标的改变,或者是补液前、后电解质的巨大变化。△ 值可以用绝对数表示(△ 值=A2－A1),也可以用相对数表示(△ 值=(A2－A1)/A2×100%)。△ 值的检验界限可以通过有代表性的患者连续配对数据计算确定,也可以根据生物个体内变异和临床实践经验来确定。尽管 △ 检查法存在一定的局限性,△ 值超出界限也不一定能说明检测过程出现质量问题,但 △ 检查法对分析前或分析后误差还是较敏感的,进行 △ 检查能增强临床实验室和临床医生对检验结果的可信度,减少重复检查的次数。

4. 患者结果移动均值法 移动均值法又称为 Bull 算法,是 Bull 等设计的用于血液学质量控制的方法。其原理是血液红细胞计数可因稀释、浓缩、病理性等因素而有较明显的变化,但每个红细胞的体积、所含有的血红蛋白,以及单位血细胞比容中所含的血红蛋白量却相对稳定,几乎不受这些因素的影响。据此特性,Bull 等设计出通过监视红细胞平均体积(MCV)、红细胞平均血红蛋白量(MCH)、红细胞平均血红蛋白浓度(MCHC)的均值变动,来进行质量控制的方法。移动均值法是建立在连续 20 例患者红细胞指数(MCV、MCH、MCHC)的多组均值基础上的。Bull 均值的质控限一般定为±3%,一旦有 2 个以上的连续均值点超出质控限就提示着可能存在系统误差。目前的多种分析仪均带有浮动均值质控的功能,能够在后台自行计算患者数据的均值绘制质控图并在失控时触发仪器报警。该法的优点是原理简单,且不需消耗额外的试剂,但是由于此方法基于多样本均值比较,要正常使用需要满足以下 2 个条件:首先,每个分析批至少要求 5 个均值点绘制质控图,即每个分析批至少检测 100 例患者标本;其次,患者人群在分析批中的分布要基本平均不能有太大的差异,如前 50 例患者均为体检患者、其后 50 例均为血液病患者等情况就可能导致假失控出现。美国病理学家协会的血液学委员会提议实验室在处理少于 100 例患者的标本时,不建议使用该方法。

5. 与临床相关性的分析 临床检验最终是为临床服务的,检验结果最终要应用到临床诊疗活动中去。因此,可以对检验结果与患者的有关信息(例如临床表现、治疗效果、疾病进展)进行相关性分析,或进行临床正确度评价,来判断检验结果的可靠程度。这种方法多用于微生物等定性检验项目,可以有效地监测假阳性和假阴性结果。

6. 与其他检验的相关性 根据单个检验结果不易判断结果是否准确,若患者同时做多项检验,可在同一时间内将检验结果进行比较。将几个检验结果结合起来分析,就能减少单个检验结果造成的误差,从而为临床提供更准确的检验报告。下面提供几种相互关系,可用于监测单个患者的结果的准确性。

(1)甲状腺素-促甲状腺素:正常情况下,甲状腺素发出反馈信息给脑垂体,并减少促甲状腺素的分泌。

(2)阴离子间隙(anion gap,AG):为了维持溶液的电中性,当以物质的量浓度表示时,血液标本中阴离子电荷之和必须等于阳离子电荷之和。阴离子间隙可按下列公式计算:

$$AG=([Na^+]+[K^+])-([Cl^-]+[HCO_3^-])$$

AG 的降低和升高与病情有关,异常降低和升高的变化应该考虑测定结果的准确性。但应注意 AG 低可出现在代谢性碱中毒、低蛋白血症、高钾血症、高钙血症、高镁血症、多发性骨髓瘤等中;AG 高可出现在 H^+ 增加的代谢性酸中毒如酮症酸中毒、乳酸中毒、肾功能不全等中。Cembrowski 等人研究提高 AG 质控方法的能力:他们建议使用一组患者(8 例或更多患者)平均 AG 来进行质控,此法可提高检测的灵敏度。

(3)酸碱平衡法:由 Henderson-Hasselbach 公式表达 pH,HCO_3^- 和 $p(CO_2)$ 之间的关系如下:

$$pH=6.1+lg([HCO_3^-]/0.03p(CO_2))$$

实验室通过比较根据 Henderson-Hasselbach 公式计算的 $[HCO_3^-]$ 理论值与电解质分析仪测

定的[HCO_3^-]结果来评价血气分析仪测定的$p(CO_2)$和pH是否准确。两者的结果应该是一致的,差异应在 2 mmol/L 范围内。Van Kampen 报道了大约 1000 份血气分析计算的 HCO_3^- 浓度与测定的 HCO_3^- 浓度之间的关系,发现两者有明显差异者大约为 12%。经进一步研究表明 8% 的差异是由于 $p(CO_2)$ 的测定有误差所致,其余的 3.5% 和 0.5% 的误差分别来自 pH 和[HCO_3^-]的测定上,说明这是一种可接受的质控方法。

(4)血型:红细胞血型抗原和血清中抗体测定结果之间应有对应关系。

(蒋洪敏 曹越)

第四节 质控方法的评价和设计

临床实验室应根据实验室不同检验项目的性能,借助合适的评价和设计工具,选用合适的质控规则。功效函数图(power function graph)法、操作过程规范(operational process specifications,OPSpecs)图法等均为临床检验质控方法评价和设计的工具。近年来,六西格玛质控理论也逐渐引入临床检验质控中。本节内容理论性较强,可作为同学们进一步学习的参考,在此仅进行简单介绍。

一、功效函数图法

功效函数图是分析批失控率(误差检出率和假失控率)与该批发生偶然误差或系统误差大小关系的图,它表示统计功效和分析误差大小(临界偶然误差与临界系统误差)的关系。利用功效函数图可以评价不同质控方法的性能特征以及设计相应的质控方法,同时功效函数图也是建立质控方法选择和设计表格,以及操作过程规范图的基础。利用功效函数图设计室内质控方法的主要步骤如下。

1.确定质量目标 这是设计质控方法的起点。质量目标可以用允许总误差(TEa)的形式表示。TEa 目前可采用全国临床检验室间质量评价标准和国家卫生行业标准(WS/T 403—2012《临床生物化学检验常规项目分析质量指标》)等。

2.评价分析方法 按照方法学评价方案对本实验室定量测定的项目逐一进行评价,确定每一项目的不精密度(用标准差 S 表示)和不准确度(用偏倚 B(%)表示)。其中测定方法固有的不精密度可用较长时间室内质控数据来计算,不准确度(偏倚)可根据参加规范的室间质量评价活动来确定(即测定结果与靶值之间的偏倚)。

3.计算临界系统误差 临界系统误差 $\Delta SE_c = [(TEa - |B(\%)|)/S] - 1.65$。

4.绘制功效函数图 功效函数图的绘制比较复杂,在临床实验室难以进行相关特性的实验研究,因为必须控制许多变量。目前一般由计算机模拟程序来完成。如图 10-17 所示,功效函数图描述了质控方法的统计"功效",其中 Y 轴为误差检出率(Ped),X 轴为临界误差的大小。作为一种函数,功效函数可以看作自变量为临界误差和质控值的测定个数(同一质控品的重复测定次数或同批次不同质控品测定结果的次数),因变量则为误差检出率(Ped)。即误差检出率是质控测定值个数(N)和检出分析误差大小的函数,函数图在 Y 轴上的截距为假失控概率(Pfr)。

5.评价质控方法的性能特征 质控方法的性能特征包括误差检出率和假失控率。

6.选择质控规则及质控品测定结果的个数 根据评价的结果,选择的质控方法既要有较高的误差检出率和极低的假失控率,又要简单、方便、适用。一般误差检出率在 90% 以上,假失控率在 5% 以下即可满足普通临床实验室的要求(图 10-18)。

二、操作过程规范图法

操作过程规范(operational process specifications,OPSpecs)图法是 Westgard 于 1992 年提出

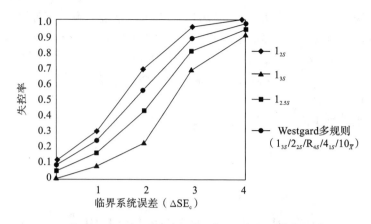

图 10-17　1_{2S}、$1_{2.5S}$、1_{3S} 和 Westgard($1_{3S}/2_{2S}/R_{4S}/4_{1S}/10_{\overline{x}}$)多规则检出系统误差的功效函数图

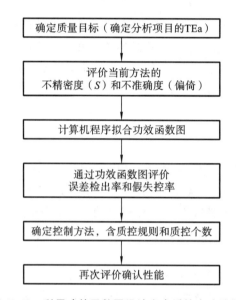

图 10-18　利用功效函数图设计室内质控方法流程图

的一种质控设计工具。OPSpecs 是对实验室检测操作过程要求的图示工具,它显示的是测定方法的不精密度、不准确度与达到规定质量要求需要采用的质控方法之间关系的一种线条图。它描述的是临床实验室为达到允许的不精密度和不准确度应该采用的统计质控方法,以及保证常规操作能达到预期质量要求的可能性。OPSpecs 图可用于证实当前所用统计质控方法是否适当,或新选择的质控方法是否能达到分析质量要求。由于不需要计算临界误差,并减少了一些不必要的操作,因此,应用 OPSpecs 图法可简化质控方法的设计过程,仅需将测定方法的不精密度和不准确度在 OPSpecs 图上标出,就可直观地得到所选质控方法在保证质量水平方面的能力(图 10-19)。

利用 OPSpecs 图法选择质控方法的主要步骤如下。

1. 确定质量目标　与功效函数图法确立质量目标一样,采用我国建立的质量目标,使质量要求符合相关规定。

2. 评价分析方法　对拟选择质控方法的检验项目进行逐一评价,包括不精密度和不准确度。可通过较长时间室内质控数据来估计测定方法的固有不精密度(用 CV 表示),根据所参加的权威定量检测质量评价计划的测定结果与期望值计算方法的不准确度,即偏倚(以百分比表示)。

3. 绘制 OPSpecs 图　根据各测定项目的 TEa、不精密度和不准确度,使用专门的计算机软件(如 Westgard Validator)绘制 OPSpecs 图。从 OPSpecs 图中可以获得达到质量目标时应该采取的质控方法的相关信息,如质控规则、质控结果的个数和质控方法的性能特征等。

OPSpecs 图中的三条斜线分别表示当测定方法在不同的不精密度和不准确度时,在常规操作中应该采用的不同的质控方法(每条斜线代表一种质控方法)。使用 OPSpecs 图时,只需将测定方

NOTE

170

图 10-19 OPSpecs 示意图

法的不精密度和不准确度画在图上,确定实验室的操作点,然后将它与不同质控方法的常规操作线比较。常规操作线高于实验室操作点的质控方法是可采用的,其可达到所规定的质量保证水平,可以纳入候选质控方法。但质控方法的最终确定还要考虑失控率、质控测定结果的个数、实际工作中的可行性等多方面的因素。

4. 评价质控方法的性能特征 对高于本实验室操作点的所有候选质控方法(OPSpecs 图中对应的线)的性能进行比较,比较的内容包括误差检出率和假失控率。通常误差检出率在 90% 以上,假失控率在 5% 以下,一般的临床实验室是可以接受的。结合实验室的可操作性,一般选择较高的误差检出率、较低的假失控率和最小 N 值的质控规则作为质控方法。

5. 其他 当检测方法性能如不精密度、不准确度等发生改变时,需要重复上述过程,重新设计质控方法。

三、六西格玛质控理论

六西格玛(six sigma,6σ)质量管理起源于 20 世纪 80 年代,它是在传统质量管理基础上发展起来的,是同时包含定量的过程性能评价和清楚的过程改进目标的全面质量管理体系,最早应用于摩托罗拉等工业公司中,21 世纪逐渐引入临床检验的质量控制。σ 是一个希腊字母,在本系统中可表示数理统计中的标准差,是表示一组数据结果离散程度的指标,所以 σ 的大小可以反映质量水平的高低。本章第一节介绍了基于正态分布的质控原理,3σ 意味着 1000 次机会中有 3 次因抽样出现误差的可能,因此我们不难理解 6σ 代表的质量水平意味着每 100 万次机会中有 3.4 个缺陷的可能,这是非常严格的质控要求。

6σ 质量管理理论是一个复杂的体系,在临床检验中主要用于设计质控方案及评价临床检验项目的性能两个方面。其基本步骤如下:①计算分析项目的 σ 水平:$\sigma = (\mathrm{TEa} - |B|)/\mathrm{CV}$,其中,TEa 为允许总误差,不准确度(即偏倚,$B(\%)$)一般根据参加权威机构组织的室间质量评价的结果计算,不精密度为实验室内对特定分析项目性能评价结果或者根据较长时间室内质控数据计算。②根据 σ 值选择质控规则:在对应 TEa 的 sigma metrics 水平图上,以 σ 值对横坐标绘制垂直线,观察不同候选质控规则的性能,一般选择误差检出率约 90% 或更高的质控规则作为相应项目的控制规则。③评价检验项目的性能:对于 σ 值小于 6 的检验项目,应计算质量目标指数(quality goal index,QGI),$\mathrm{QGI} = B/(1.5 \times \mathrm{CV})$。如果 $\mathrm{QGI} \leqslant 0.8$,提示导致方法性能不佳的主要原因是精密度超出允许范围,应优先改进精密度;如果 $\mathrm{QGI} > 1.2$,提示方法准确度较差,应优先改进准确度;如果 QGI 介于 0.8~1.2 之间,提示准确度和精密度均需改进。可见,6σ 质量管理理论不仅可以帮助我们选择质控规则,还可以对检验项目性能现状做出评价,警示我们做出预防性维护,为严格的质量控制打下基础。

1. 西格玛规则图法 将经典的 Westgard 多规则逻辑判断图和 6σ 结合建立西格玛规则图,见

NOTE

图10-20。计算西格玛度量值可描述测量程序的精密度和正确度与质量要求之间的关系,同时可计算医学重要的临界系统误差,然后根据临界系统误差和质控方法的性能,选择适当的质控规则和每批质控测定值个数。

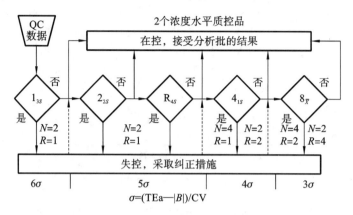

图 10-20　2个浓度水平质控品的西格玛规则
注:N代表每批质控测定值个数,R代表批数。

2. 标准化西格玛性能验证图法　用允许总误差、偏倚和变异系数绘制标准化西格玛性能验证图(图 10-21)。图中斜线划分的区域从右上到左下依次代表"$\sigma<2$(不可接受)",无可选的质控规则;"$2\leqslant\sigma<3$(欠佳)",无可选的质控规则;"$3\leqslant\sigma<4$(临界)",$1_{3S}/2_{2S}/R_{4S}/4_{1S}/8_{\bar{X}}$多规则,$N=4$、$R=2$或 $N=2$,$R=4$;"$4\leqslant\sigma<5$(良好)",$1_{3S}/2_{2S}/R_{4S}/4_{1S}$多规则,$N=4$、$R=1$ 或 $N=2$、$R=2$;"$5\leqslant\sigma<6$(优秀)",$1_{3S}/2_{2S}/R_{4S}$多规则,$N=2$、$R=1$;"$\sigma\geqslant6$(世界一流)",1_{3S}规则,$N=2$、$R=1$。将实验室某个定量检验项目获得的变异系数和偏倚分别除以该项目的允许总误差(TEa),得到 X 轴和 Y 轴数值,根据上述值可以确定该项目在图上的位置,根据其位置就可以找到相应的质控规则。

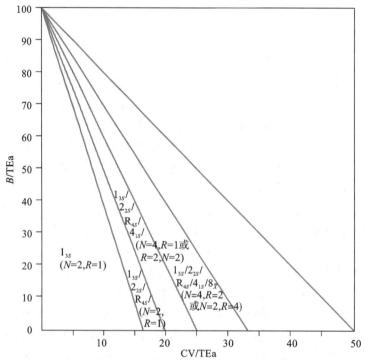

图 10-21　标准化西格玛性能验证图法
注:N代表每批质控测定值个数,R代表批数。

(蒋洪敏　曹越)

NOTE

第五节 定性检验室内质控

定性分析、半定量分析因其精密度难以用 S 或 CV 表示,其室内质控难以绘制 Levey-Jennings 质控图,必须针对其特点进行质量控制。

一、定性检验室内质控的特点

1. 检验项目、方法种类多 定性分析、半定量分析不仅检验项目多,而且方法类型也多,在临床免疫学检验、微生物学检验及尿常规检验中,大多数检验项目采用定性或半定量分析。如沉淀反应、凝集反应、荧光免疫检验、固相膜免疫测定及部分 ELISA 检测等。也有以半定量检验为主的检验项目,如化学发光分析技术、自动化电泳技术、流式细胞术等,因此选择何种质控方法必须要考虑其是否适合检测方法的特点,例如 HBsAg 检测可应用胶体金免疫层析法,也可应用 ELISA 法或者化学发光法,不同检测方法的质控手段有所区别。再比如尿蛋白、尿糖等干化学法检测属于半定量分析,那么相应的质控方法又有所不同。

2. 检测项目单份独检 许多定性分析、半定量检测往往是"单份"测定,其含义是该检测方法只能是一份标本单独检测,每份标本不一定在一个时间段内完成,这与定量检验的成批测量不同。如用试纸条进行检测时,一个试纸条只能测定一份标本,该试纸条的质控在控,只能说明这个试纸条的质量,并不能说明其他试纸条在控,这种检测无法在同一试条上做质量控制。"单份"测定的另一含义是这些检测往往是对一份标本"单独"进行检测,这与定量检验时的成批测定不同,在质量控制时应考虑此种特殊性。

二、定性检验室内质控的原则

定性检验结果的判断为反应性或非反应性、阳性或阴性。此类检测的室内质控关键点是测定下限(弱反应性或弱阳性),因此应选择靶抗原或抗体浓度接近试剂盒或方法的测定下限的质控品,或使用商品化的低值(水平)室内质控品进行室内质控,并与临床标本同时测定,此点对于使用目测判定结果的方法尤为重要。因此,除阴性、阳性对照外,最好还要有弱阳性控制物,其浓度在"判断值"(临界值)附近。当试剂盒(或试纸条)质量有轻微变化时,仅有阴性、阳性对照往往还发现不了,用弱阳性控制物就可发现。

定性分析、半定量分析的检测中,无论采用何种方法、选用何种试纸条或试剂盒,首先必须了解其"判断值"(临界值)的确定是否与临床需求相符,如 HBsAg 检测用于临床诊断时,阴、阳性的判断值应小于 2 ng/mL,用于输血机构的血源筛查时应小于 1 ng/mL,如试剂盒在 HBsAg 大于 1 ng/mL 不能检测出阳性时,则不能用来筛选献血员。因此,在选用试剂盒时必须向制造商索取这方面的资料,并用相应浓度质控品或被测样品验证后再使用。

如果选用试纸条进行检测,还应考虑试纸条之间质量的均一性,即结果在试纸条之间的复现性。在试纸条的使用、保存过程中,尤其是更换批号时应随机抽取若干试纸条进行对比测试,证明质量可靠后再使用。

三、定性检验室内质控应注意的问题

1. 质控品的选择

(1)质控品种类:免疫学领域的质控品,基质与临床检验中的待测样品一致,即为血清,均匀稳定,无已知的传染危险性,如 HIV、HBV、HCV 等质控品必须灭活处理。检测试剂盒中一般自带阳性和阴性对照,阳性对照多为中等或强阳性的样本,但这种强阳性对照并非严格意义上的理想质控品,如自身抗体检测的荧光免疫试验,目前国内市场上尚无弱阳性室内质控品,实验室可使用自制的室内质控品。微生物领域的质控品一般是指已知的被测样品,细菌学检验的质控品就是特定的细菌菌株,称为参考菌株。培养基可以自制也可以购买。输血领域的质控品,一般采用商品化质控品、第三方实验室提供或实验室自制质控品。商品化质控品一般由专业公司生产,使用较方便,但是价格昂贵、运输需低温保存、使用的有效期短,基层医院很难接受。另外,有些检验项目无法购买到商品化质控品,如输血相容性质控品等,实验室可自制质控品或阳性参考血清,每次与临床样品平行检测,保证每批次检验的平行性、可比性和准确性。

(2)选择合适浓度质控品:定性检验室内质控建议选择2个浓度水平质控品,即弱阳性和阴性。弱阳性质控品浓度一般为2倍临界值,阴性质控品浓度一般为临界值的50%,且弱阳性和阴性质控品基质与患者标本一致,引进新检验方法或更换试剂批号时,可选择高值或超高值阳性患者血清作为验证"钩状效应"的质控品。

2.临界值的界定 定性分析、半定量分析是根据"判断值"(临界值)来判断阴、阳性结果的,在临界值附近存在一个"反Z"现象(图10-22),即当被测标本为阴性或低浓度时,皆出现阴性结果,而当为阳性、强阳性时,不论试纸条间质量差异多大,也不论使用保存过程中试纸条的灵敏度是否已发生变化,皆出现阳性结果(当然这种差异及变化也要在一定程度内),因此仅用阴性、阳性质控品尚不能灵敏地反映试纸条的质量变化;而用弱阳性质控品时,有的试纸条可能100%出现阳性结果,有的试纸条可能有80%出现阳性结果,而有的试纸条可能只有50%出现阳性结果。弱阳性质控品可以较灵敏地检测试纸条在保存过程中及检测条件发生变化时可能出现的问题,可避免过多发生假阴性。如果弱阳性质控品出现阴性结果,这时检测为阳性的结果仍可报告,而阴性结果在查明原因前不宜报告。

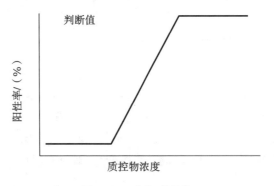

图10-22 "反Z"现象

在临床免疫定性检测中,临界值的界定非常关键,在判断阴、阳性时常存在临界值(灰区)的问题。例如,同一个项目由于方法学、生产厂家等不同,判断阴、阳性的临界值也存在差异,如在HBsAg的检测中,使用胶体金免疫层析和ELISA试验判断阳性的临界值存在差异,分别为2.0 ng/mL和0.5 ng/mL。对于测定结果处于"灰区"的样本,可通过复查(其他厂家试剂)、确认试验(定量检测、PCR确认、免疫印迹等)或动态追踪检测来确定为阴性还是阳性。尤其是一些涉及医学伦理、患者心理负担重的项目,如HCV、HIV、梅毒等,要做好解释和疏导的工作。

另外,免疫层析及免疫渗滤一类检测所用的试纸条设有"质控线"或"质控点",如呈色,表明检测过程无失误,也反映了被测物中没有抑制物,但不能完全说明检测灵敏度有无变化,因为大多数"质控线"或"质控点"为强阳性标本,即不能用"质控线"或"质控点"的结果代替试纸条的质量评价。

3.其他应注意的问题 没有一种方法能做到100%的灵敏度和特异度,即使是"金标准"的诊断也不例外。此外,病毒感染的"窗口期"、标本采集的时间和状态、标本本身的质量(溶血、乳糜等)均会影响定性检验的结果。当临床情况与实验室检测结果不符时,应及时与临床沟通,判断是否存在某些干扰因素,并向临床说明实验室检测方法的局限性。

NOTE

四、定性检验室内质控的方法和要求

定性分析、半定量分析有以下几种情况,不同情况应采用不同的质量控制方法。

1. 免疫定性检测 纯定性检验如胶体金试验、斑点渗滤、免疫渗滤、免疫层析等,除检测装置的内对照外,每检测日或分析批应使用弱阳性和阴性质控品进行质控。

2. 半定量分析 以尿蛋白检测为例,应根据不同尿液分析所用试纸条"＋"号判断标准对应的浓度,选用或自制质控品进行质量控制。可用与阳性"判断值"相同浓度的质控品进行测试,要求90%的结果完全与预期结果相符,10%的结果只允许相差一个"级差"。如尿蛋白测定预期结果为"＋＋"时,则90%的结果应为"＋＋",10%的结果可为"＋"或"＋＋＋",但不允许有"－"或"＋＋＋＋"。如与预期结果相符率不足90%,必须寻找原因。

3. 用信号值判断检测结果 用信号值来判断阴、阳性结果时,应选择合适的质控信号值。该类检测项目如 ELISA、化学发光技术等质控品的类型、浓度和分析频率的选择应满足临床要求的分析范围的测定。可使用 Levey-Jennings 质控图,质控批号改变时应绘制新的质控图,质控规则可以使用以下之一:①纯定性检验质控结果判断:由于定性检验结果不一定呈正态分布,所以定性检验质控结果判断应有别于定量检验,只要质控结果符合预期相应值就可判断在控,即弱阳性质控品检验结果为弱阳性,阴性质控品检验结果为阴性,阳性质控品结果为阳性;相反则为失控。②Westgard质控规则:至少利用其多规则中的一个偶然误差及一个系统误差规则。③Westgard 质控规则改良法:绘制中心线和上、下失控线三条线;中心线为质控品测量均值,利用临界值验证确定上、下失控限。超出失控限为失控。如用 ELISA 法检测 HBsAg,信号值可用 OD 值、S/N 值、S/CO 值等表示,其中 OD 值波动太大,测定过程中选用 S/N 值或 S/CO 值进行质控较好。如 S/N 值或 S/CO 值呈正态分布或变换后呈正态分布,可采用 Levey-Jennings 质控图进行质控,但质控图的下限必须保证不漏检、不出现假阴性结果。如质控特征不呈正态分布(含变换后也不呈正态分布者),不要勉强绘制质控图。ELISA 试验中的质控血清通常采用 2~3 个浓度水平,其中一个是 S/CO 值为 1.5 左右的质控血清,是最低检出限质控品;另一个为弱阳性质控品,S/CO 值应该在 2~4 之间,用于重复性监测;还有一个为阴性质控品,S/CO 值应该在 0.5 左右。每批的监测至少需要 2 个质控品,随机放置。阴性质控品是必须的,以防止假阳性结果的出现。

4. 根据滴度或稀释度判定阴、阳性结果的检验 如凝集试验,每检测日或分析批应使用弱阳性和阴性质控品进行质控。实验室定义自己的质控批长度,阳性质控结果在均值上、下一个滴度或稀释度以及阴性质控结果为阴性为在控,否则为失控。如血清学检测抗体用滴度报告结果,其质控判断标准是相差不超过上、下一个滴度,这是临床可以接受的标准,无须绘制质控图。

5. 染色分析 用组化、免疫组化、免疫荧光技术等进行分析时,在检测标本的同时应用阴、阳性对照同时染色,观察染色效果,以判断染色液的质量及染色过程是否可靠。

6. 其他检验质量控制 选择合适的质控品至关重要。微生物检验仍以分离培养为核心,以手工操作、定性试验为主,如细菌培养可将相应细菌接种在培养基上观察生长的菌落数、菌落大小、菌落特点等。血型鉴定等可定期或不定期验证标准血清或血球的效价及亲和力,也可用已知血型的新鲜血液标本作质控品监控检测过程。

上述各种情况,无论用何种方法进行质量控制,应详尽记录质控结果及对失控采取的措施。临床实验室应该依据国家规定和自身特点建立质量管理体系,对所有标本的检验前、检验中和检验后过程进行全程监控和管理,强调以服务对象(医生和患者等)为焦点,认真听取医患意见,及时收集反馈,及时发现问题,及时纠正处理,做到质量的持续改进。

(梁树芬 朱向星)

第六节　室内质控失控与室内质控的数据管理

一、室内质控失控处理与原因分析

（一）室内质控失控的处理流程

临床实验室应制定符合本实验室实际的质控规则和方法，用以判断质控结果是否在控。一旦发生室内质控失控，各个实验室应该按照本实验室制定的室内质控失控处理流程进行处理，一般的处理流程：①立即停止本分析批标本的检测、临床报告的审核以及发布工作，并评估可能受到分析误差影响的临床报告范围。填写失控报告单，报告专业组长、科室主任或质控负责人。②简单、迅速回顾整个操作过程，分析、查找最可能发生误差的因素，根据违背的质控规则判断误差来源和类型，寻找导致失控发生的具体事项。③根据质控失控的原因进行针对性处理。④采用质控品复测、仪器间比对、失控前后患者数据比对等方式评估失控处理的有效性，确认失控情况处理完成。⑤根据失控处理后评估的情况，判断是否可以进行标本检测以及临床报告发放，判断是否需要对患者标本进行评估以及有无必要追回已经发放的临床报告。⑥失控项目、触发的失控规则、失控时间、失控原因分析、处理后验证、患者报告评估等内容均需要进行记录，填写室内质控失控报告表，并由专业组长或有资质及授权的相关负责人员签字确认。

（二）质控数据分析

1.通过观察质控图的规律性变化分析误差

（1）曲线漂移：质控品测定值发生了向上或向下的突然变化（图10-23），提示存在系统误差，表示检测系统的准确度发生了一次性的向上或向下的改变。这种情况往往是由突然出现的新情况引起的，如校准品的生产厂家及批号的更换、试剂批号的改变或仪器操作人员的变换等。因此，在寻找非偶然误差因素时，应重点注意观察出现漂移现象前后发生了变动的因素。

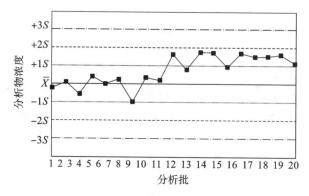

图 10-23　质控曲线漂移

（2）趋势性变化：质控图发生了显著连续向上或向下的趋势性改变（图10-24），提示检测系统准确度发生了渐进性的变化。这种变化往往由一个逐渐改变的因素引起，如质控品保存条件不当引起变质，试剂不稳定、挥发、蒸发、沉淀析出，检测器光源灯老化等。一定要查明具体原因，再采取相应的纠正措施。

（3）精密度变化：质控品测量值围绕均值的变化越来越大（图10-25），说明测量精密度逐渐下降，应查找原因如仪器管路是否污染、加样系统或加试剂系统是否需要更换垫圈等。

（4）质控图连续多点分布在中心线一侧：如质控品测量值连续10天以上出现在中心线同一侧（图10-26），应考虑系统误差。应加快查找原因，尽早使之恢复到围绕中心线随机分布的状态。在不会给临床带来较大影响的前提下，一般可以发报告。

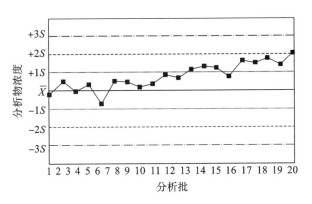

图 10-24 质控曲线趋势性变化

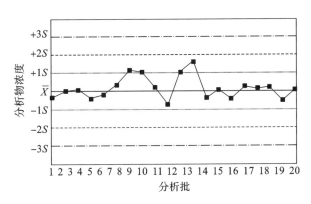

图 10-25 质控曲线精密度变化

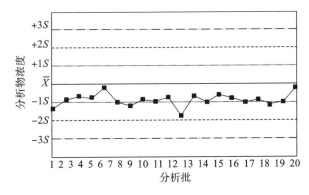

图 10-26 质控图连续多点分布在中心线一侧

(5)质控图的其他规律性变化:质控图的其他规律性变化还有周期性变化或隔日规律性变化等(图 10-27)。发生各种规律性变化都有其各自的原因,一旦发现了规律性变化,应努力寻找原因,迅速纠正非偶然误差因素。

2. 通过有关质控数据对比分析误差

(1)每月 $\overline{X}$、S 与中心线、质控限的比较:在月初将上月全部质控品测量结果的 $\overline{X}$ 和 S 分别与中心线和质控限比较,如上月的 $\overline{X}$ 发生偏离,提示正确度发生变化,存在系统误差;如上月的 S 发生偏离,提示精密度发生变化。

(2)每月 $\overline{X}$、S 与以前各月 $\overline{X}$、S 的比较:将同批质控品在数月中得出的 $\overline{X}$ 与 S 按月分析,如 $\overline{X}$ 逐月上升或下降,可能是质控品不稳定或已变质。如 $\overline{X}$ 基本一致,而 S 逐月加大,提示精密度下降,应重点从试剂、仪器及管理等方面查找原因。

(3)将每月的 CV 和失控现象列表分析:可用于对该项目测量质量的历史性回顾及趋势分析。

NOTE

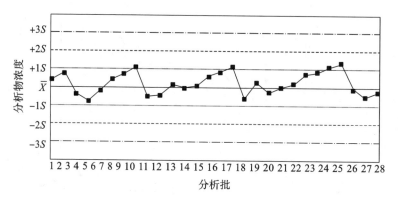

图 10-27　质控图其他规律性变化

（三）室内质控失控的原因分析

导致失控的原因很多，不同检测系统失控的原因也各有侧重，可以从以下途径来分析。

1. 分析质控图，确定误差类型　室内质控失控时说明有误差的存在，误差一般分为偶然误差和系统误差。不同质控规则对不同误差类型的灵敏度不同，根据质控图上质控数据点的分布，分析其所违背的质控规则，大致判断误差类型，再根据误差的不同类型采取相应的处理措施。对偶然误差要严密监测和控制，使其限制在临床允许的范围之内，并逐步使其缩小；对系统误差则要尽早发现，及时校正。

每一个检测结果中都不可避免地含有偶然误差，而其他类型的误差总是在偶然误差存在的前提下存在，常常容易被偶然误差所掩盖。通常，违背 R_{4s} 或 1_{3s} 指示偶然误差，违背 2_{2s}、4_{1s} 或 $10_{\bar{x}}$ 指示系统误差。一般来说，质控曲线的突然变化或者较大幅度的波动应多考虑偶然误差，而趋势性和渐进性改变应多考虑系统误差。此外，偶然误差和系统误差是相对的，它们在一定的条件下能够转化。因此，实验室在通过质控图图形分析偶然误差的大小及其变化的同时，应想方设法减少偶然误差的掩盖作用，及时发现非偶然误差，进而分析其发生的原因。

2. 根据误差类型确定失控的可能原因　偶然误差和系统误差往往由不同的原因引起，常规工作中，系统误差导致失控的可能性比偶然误差导致失控的可能性要大，也容易解决。

（1）引起系统误差的可能原因：检验方法不够完善；仪器未校准、恒温装置温度变化、分光光度计光源老化；加样器校准或定位错误；试剂、校准品、质控品更换批号、质量不佳、储存不当和失效；使用不同批号的校准品但未及时更新校准值等；操作人员固有的不规范操作习惯，如反应时间不足、加样不准等；环境恒定的不利因素。

（2）引起偶然误差的可能原因：测量过程中实验室温湿度、外部环境条件的变化；生化分析仪或其他定量检测仪器电流或电压的小幅度波动（即仪器噪声）、孵育温度不稳定；仪器操作人员的微小差异；试剂配制错误、试剂瓶或试剂通道中有气泡、试剂未充分混匀；计时、移液或个人技术变异导致加样重复性差和对反应时间控制差；标本或加样器中偶然存在气泡，或一次性使用消耗品偶尔的缺损等原因。

3. 分析多个检验项目在同一检测系统上的失控情况　如仅单个项目失控，确定失控误差类型后，按误差类型寻找可能的失控原因。若多个项目同时失控，排查失控原因，应分析失控共性因素，从共性因素中查找原因。如是否使用较小或较大标本用量、是否使用相同光源（相同滤光片、相同波长比色）、是否使用相同检测模式（终点法或连续监测法）、是否同时校准、是否具有特定且共用的光学组件或机械组件等。

4. 查找与近期改变关联的原因，逐一排除　分析检测系统的完整性和有效性，失控前有无更换部分硬件、修改反应参数，以及有无变更试剂、校准品、质控品等情况，应确认其更改的正确性，评估检测系统的可靠性。

5. 临床实验室失控常见原因及处理措施　临床实验室常见室内质控失控原因及处理办法见表

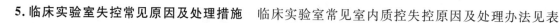

10-1。

表 10-1 临床实验室常见失控原因及处理办法

失控因素	具体原因	处理办法
仪器因素	温度、压力、空白读数改变;管道阻塞;携带污染;校准不准确;自动吸样器未校准;探针失调,无法对准;未按计划进行保养或维护保养而造成偏差;参数设置不当;检测结果在仪器检出限以外;仪器数据处理功能出错等	检查仪器状态;查明光源是否需要更换,比色杯是否需要清洗或更换;对仪器进行清洗、维护、校准;重新设置仪器参数等
试剂因素	过期;变质;批间差;瓶(盒)间差;储存条件不正确;试剂配制错误;更换厂家,未做性能验证等	检查试剂是否变质、失效或被污染;换一批试剂重新测定,如重测结果仍然不在控,需要进一步寻找原因;试剂储存于正确的条件下;换用原厂家试剂
质控品因素	超出有效期;变质;基质效应;未准确复溶;复溶后放置时间过长;质控品收到时包装有损坏;质控品储存、分装条件和分装后储存条件不正确;上样顺序不正确;质控品检测操作程序不全等	更换已平行检测的新批号质控品;重新溶解质控品;准确复溶质控品并按要求使用;质控品储存在正确的条件下;制定完整的质控品检测 SOP 等
校准品因素	超出有效期;变质;接近校准周期;配制错误;与试剂不配套;当日校准未通过;校准品定值错误;溯源性更改或不具溯源性;储存条件不正确;未严格执行校准程序的 SOP 等	用新的校准品校准;正确配制校准品;使用配套及具有溯源性的校准品;校准品储存在正确的条件下;严格执行校准程序 SOP 等
人为因素	未培训;能力有限等	更换操作人员;加强人员培训等
SOP 因素	SOP 编写错误或更改后未进行培训;未按 SOP 操作等	检查 SOP 编写的正确性;SOP 更改后及时进行培训;严格执行 SOP 等

(四)室内质控失控的纠正措施

通过以上分析发现室内质控失控的原因后需要针对性地采取处理措施,并在处理后重新测定质控品以确定失控是否得到纠正。常见的处理措施主要有以下几种。

1. 重新测定质控品 当失控原因为偶然误差或者人为操作不当时重新测定质控品往往能够获得在控的质控结果。若重测结果仍不在允许范围内,则进行下一步。

2. 新开一瓶质控品 若怀疑失控原因为质控品品质下降,如质控品变质或超出有效期、出现沉淀或混浊等非正常外观,或者质控图提示更换质控品后出现质控数据偏于一侧或渐进性升高或减低等趋势性变化时,更换合格的质控品,按照质控品的标准检测程序重新测定后,结果在允许范围内,在排除偶然误差的情况下可以确认失控原因为质控品。若重测结果不在允许范围内,则进行下一步。

3. 更换试剂 若怀疑失控原因为试剂品质下降,如试剂超出有效期、变质或被污染等,或者质控图提示更换试剂后出现质控数据偏于一侧或渐进性升高或减低等趋势性变化时,更换合格的试剂后重新测定质控数据,结果在允许范围内,在排除偶然误差的情况下可以确认失控原因为试剂品质改变。若重测结果不在允许范围内,则进行下一步。

4. 进行仪器维护或更换仪器耗材,重测失控项目 在怀疑失控的原因在于仪器状态,如仪器的背景检查提示本底过高,仪器提示激光或灯泡光源衰减,仪器报警提示穿刺针、样品针使用达到寿命,反应的比色杯需要清洗或者更换,仪器的维护记录提示近期未按照计划进行周期性维护等情况下,可以请仪器制造商工程师检查并进行仪器的清洗维护,或更换报警/接近寿命的耗材部件后重测失控项目。若结果仍不在允许范围内,则进行下一步。

5. 重新校准或者定标后再次质控 在排除了试剂、质控品以及仪器状态等原因的前提下,当质控图提示曲线出现系统性的漂移,如质控数据长期偏于一侧(触发 4_{1s} 或者 $10_{\bar{x}}$ 规则),则重新校准

NOTE

或者定标后测定该项目的质控。在实际工作中应该先执行哪一个步骤,应当根据失控原因的初步判断来决定。

6.请求帮助 若前面各步骤都未能得到在控结果则可能是更复杂的原因,此时可与仪器或试剂制造商联系请求技术支持。

(五)室内失控的相关记录

室内失控记录一般为室内质控失控报告表,一般包含失控项目、触发规则、失控原因、处理及结果确认等。见表 10-2。

表 10-2 室内质控失控报告表

专业组:_____　　　　　　　　　　　　　____年___月___日　　　流水号:_____

检测系统名称		检测系统编号	
失控项目		失控日期	
质控品名称		质控品批号	
试剂名称		试剂批号	
设定均值		设定标准差	
测定结果		失控情况	
失控原因分析			
纠正	是□　　否□	纠正日期:	
纠正措施			
纠正措施效果验证	纠正后质控结果:	是否在控:是□　　否□	

样本复测评价(原始记录附后)	复测结果 X_1	原结果 X_2	定性		定量			结论
			是否符合	判断标准(符合率)	偏倚	判断标准($\leq 1/3 TEa$)	是否符合	
			是□　否□				是□　否□	
			是□　否□				是□　否□	合格□
			是□　否□				是□　否□	不合格□
			是□　否□				是□　否□	
			是□　否□				是□　否□	

临床影响评估	□报告合格	□报告存在问题,追回报告单	
操作人员签字		日期	
组长签字		日期	

二、室内质控数据管理

室内质控是长期的日常工作,每天都会产生大量的质控数据,这既是每日室内质控工作的记录性文件,也是向服务对象提供质量保障措施的证明性文件,也体现了临床实验室对整个检测系统在较长时间内的控制及评价。因此,在周期性小结和分析之后,应该作为临床实验室十分重要的质量证据予以妥善保存。

1.每月室内质控数据统计处理 每月月末,应对当月的所有质控数据进行汇总及统计处理,至少应计算以下内容:①计算当月每个质控项目原始质控数据的均值、标准差和变异系数。②剔除失控数据后,当月各测定项目的均值、标准差和变异系数。③计算当月及以前各测定项目所有在控数据的累积均值、标准差和变异系数。④比较分析当月每个质控项目的均值、标准差和变异系数的变化趋势,为下月室内质控工作提供依据。⑤填写室内质控月数据汇总记录。

2.每月室内质控数据的保存 每月月末,应将当月所有整理汇总后的质控资料存档,存档的资料包括以下几种：①当月所有项目原始质控数据；②当月所有项目的质控图，包括质控图上失控点的标注和处理；③上述所有计算的数据（包括均值、标准差、变异系数及累积的均值、标准差、变异系数等）；④当月的失控处理记录表（包括违背的质控规则、失控原因分析、采取的处理措施及效果验证等）；⑤每台分析仪器的全月质控小结，包括全月质控的基本情况、失控的规律性分析、存在的主要问题、下月改进措施和使用提醒等内容。此外，各实验室还应对质控数据和资料的保存期限做出具体的规定，一般情况下，这些资料至少应保存两年。

3.每月上报的质控数据图表 每月月末，应将本月的所有质控数据汇总整理，并将以下汇总表上报实验室负责人：①当月所有测定项目质控数据汇总表；②所有测定项目全月的失控情况汇总表。

4.室内质控数据的周期性评价 每月月末，都要对当月质控数据的均值、标准差、变异系数以及累积均值、标准差、变异系数进行评价。按月绘制出逐月的均值和标准差（或变异系数）的折线图，可以更直观地反映其与以往各月是否有明显不同，如果发现有显著性的变异，应及时查找分析原因。若变异系数的折线图显示逐月增大，往往提示常规工作的精密度下降，应重点分析是否因日常仪器保养和维护不到位而导致；月均值出现偏离中心线的渐进性或趋势性改变时，应当分析并纠正导致这种改变的原因，包括试剂或者质控品的缓慢变质、仪器或光路的老化等。若原因不明，应向专业组组长或实验室主管汇报具体情况，并经同意后，对质控图的中心线、标准差及质控限进行调整，并在必要时根据持续质量改进原则更换现用的质控方法或质控品。

5.对室内质控数据进行实验室间比对 如多个实验室共用同一批号的质控品，可制订室内质控室间化比对计划并组织实施，相关统计资料可用来比较本实验室与其他实验室的不精密度和偏倚。

（蒋洪敏 王伟红）

第七节 室内质控的操作流程

为方便临床正确理解和应用室内质控相关知识，现将临床室内质控操作流程进行整理，供临床参考应用。

一、设定中心线（均值）

1.稳定期较长的质控品 在开始室内质控时，首先要设定质控品的均值。各实验室应对新批号的质控品的各个测定项目自行确定均值。均值必须在实验室内使用自己现行的检验程序进行确定。定值质控品的标定值只能作为确定均值的参考。

（1）暂定均值的设定：为了确定暂定均值，新批号的质控品应与当前使用的质控品一起进行测定。根据 20 批及以上独立批获得的至少 20 次质控测定结果（剔除异常值或离群值），计算出均值，作为暂定均值。以此暂定均值作为下一个月室内质控图的中心线进行室内质控；一个月结束后，将该月的在控结果与前 20 个质控测定结果汇集在一起，计算累积均值（第一个月），以此累积均值作为下一个月质控图的均值。重复上述操作过程，连续三至五个月，累积 100 个数据。

（2）常用均值的设立：以最初 20 个数据和三至五个月的在控数据汇集的所有数据计算的累积均值作为质控品有效期内的常用均值，并以此作为以后室内质控图的均值。对个别在有效期内浓度水平不断变化的项目，则需不断调整均值。

2.稳定期较短的质控品 在 3～4 天内，每天分析每水平质控品 3～4 瓶，每瓶进行 2～3 次重复。收集数据后，计算均值、标准差和变异系数。对数据进行异常值检验。如果发现异常值，需重新计算余下数据的均值和标准差。以此均值作为质控图的中心线。

二、设定质控限

1. 稳定期较长的质控品

(1)暂定标准差的设定:为了确定标准差,新批号的质控品应与当前使用的质控品一起进行检测。根据20批及以上独立批获得的至少20次质控测定结果(剔除异常值或离群值),计算出标准差,并作为暂定标准差。以此暂定标准差作为下一个月室内质控图的标准差进行室内质控;一个月结束后,将该月的在控结果与前20次质控测定结果汇集在一起,计算累积标准差(第一个月),以此累积标准差作为下一个月质控图的标准差。重复上述操作过程,连续三至五个月,或逐月不断进行累积。

(2)常用标准差的设定:以最初20次质控检测结果和三至五个月的在控结果汇集的所有数据计算的累积标准差作为质控品有效期内的常用标准差,并以此作为以后室内质控图的标准差。

2. 稳定期较短的质控品 对于标准差来说,使用的数据量越大,其标准差估计值将更好。由于这个原因,不推荐像稳定期较长的质控品那样用重复数据来建立新的标准差。而是采用以前的变异系数(CV)来估计新的标准差。以前的标准差是几个月数据的简单平均或是累积的标准差,这就考虑了检测过程中更多的变异。标准差等于上述均值乘以以前的变异系数(CV),也可以采用加权平均的不精密度乘以上述重复试验得出的均值得出标准差,作为暂定的标准差。加权平均的不精密度是基于累积的长期不精密度,累积的不精密度包含了不同时间同一仪器相同质控品不同批次之间的预期变异。每一批号质控批的数量不同时,可以按照以下示例进行计算,见表10-3

表 10-3　白细胞计数的质控情况

批号	均值($\times10^9$/L)	批的数量	不精密度/(%)
123	7.8	30	2.3
124	8.0	22	4.6
125	8.1	41	2.1

$$加权平均的不精密度=\frac{30\times2.3+22\times4.6+41\times2.1}{30+22+41}=2.76$$

这个加权平均的不精密度不是3个CV值简单的均值(3.0%)。在收集这些数据时不能抛除之前质控批次的数据。除非有合理的原因,否则会使累积的不精密度错误地偏低。用新批次的均值和加权平均的不精密度计算该批号合适的标准差(S)。假定新批号质控品的白细胞计数的均值为7.5,使用上面所得的加权平均的不精密度2.76,得出:

$$S=\frac{加权平均的不精密度\times均值}{100}=\frac{2.76\times7.5}{100}=0.20$$

待此一个月结束后,将该月在控结果与前面建立质控图的质控结果汇集在一起,计算累积均值和标准差,以此累积的均值和标准差作为下一个月质控图的中心线和标准差;重复上述操作过程,并进行逐月累积。

3. 质控限的设定 质控限通常是以标准差的倍数表示。临床实验室不同项目(定量测定)的质控限的设定要根据其采用的质控规则来决定。

三、质控品的检测

1. 应用 每一检测项目在规定的分析批内必须检测质控品。质控品的数量可以根据设计的质控规则进行选择,一般不少于2个水平。

2. 质控品检测的频次 在每一个分析批内至少对质控品做一次检测。检测系统或试剂的制造商应推荐每个分析批使用质控品的数量。用户根据不同情况,可增加或减少质控品测定次数。

3. 质控品的位置 用户应确定每批内质控品的位置,原则是在报告一批患者检测结果前应对质控结果做出评价。确定质控品的位置时须考虑分析方法的类型及可能产生的误差类型。

NOTE

4．更换质控品 拟更换新批号的质控品时,应在"旧"批号质控品使用结束前,将新批号的质控品与"旧"批号质控品一起测定,重复上述过程,设立新的均值和质控限。

四、绘制质控图及记录质控结果

根据质控品的均值和质控限绘制 Levey-Jennings 质控图(单一浓度水平),或将不同浓度水平绘制在同一图上的 Z-分数图,或 Youden 图。将原始质控结果记录在质控图表上。保留打印或电子的原始质控记录。

五、质控规则的应用

将设计的质控规则应用于质控测定结果,判断每一分析批是在控还是失控,至少包含一个偶然误差、一个系统误差的判断规则。

六、失控情况处理及原因分析

1．失控情况处理 操作者在测定质控品时,如发现质控数据违背了质控规则,应填写失控报告单,上交专业室主管(组长),由专业室主管(组长)做出是否发出与测定质控品相关的那批患者标本检验报告的决定。

2．失控原因分析 失控受多种因素的影响,这些因素包括操作上的失误,试剂、校准物、质控品的失效,仪器维护不良以及采用的质控规则、质控限范围,一次测定的质控品数等。提示失控时就意味着与测定质控品相关的那批患者标本报告可能作废。此时,首先要尽量查明导致失控的原因,然后再随机挑选出一定比例的患者标本进行重新测定,最后根据预先设定标准判断先前测定结果是否可接受,对失控做出恰当的判断。对判断为真失控的情况,应该在重做质控结果在控后,对相应的所有失控患者标本进行重新测定。如失控信号被判断为假失控,常规测定报告可以按原先测定结果发出,不必重做。当提示失控时,可采取的分析步骤为首先确定失控类型、分析查找原因、针对原因采取纠正措施、验证纠正措施的有效性、验证措施有效后恢复检验、评估最后一次成功质控活动后患者标本的检验结果、填写失控报告。

3．消除失控的原因 对失控的最佳处理是确认失控的原因,发现问题并提出妥善解决的办法,消除失控的原因,并防止以后再次发生。

4．验证患者结果 实验室应建立制度,在出现质控失控时,有相应措施验证患者标本检测结果。

七、室内质控示例

Westgard 多规则质控法实例分析:图 10-28 所示为某医院检验科临床生物化学实验室某月葡萄糖的检测质控图,分析说明其违背了哪些质控规则。

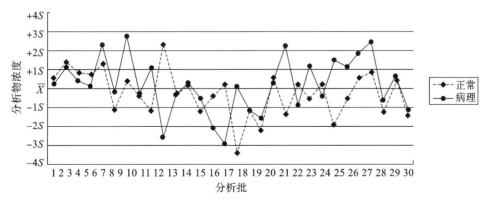

图 10-28 某医院某月葡萄糖检测质控图

NOTE

第 7 分析批：在控，但高浓度质控品测定值违背了 1_{2S} 警告规则。

第 10 分析批：失控，违背了 R_{4S} 规则。

第 14 分析批：在控，但高浓度质控品测定值违背了 1_{2S} 警告规则。

第 15 分析批：失控，高浓度质控品测定值违背了 2_{2S} 规则。

第 16 分析批：失控，低浓度质控品测定值违背了 1_{3S} 规则。

第 18 分析批：失控，违背了 4_{1S} 规则。

第 20 分析批：在控，但高浓度质控品测定值违背了 1_{2S} 警告规则。

第 27 分析批：失控，违背了 4_{1S} 规则。

（蒋洪敏　曹科）

本章小结

　　室内质控作为全面质量管理体系的一个重要环节，在评价患者结果可靠性、监测检测系统的稳定性、控制临床实验室常规工作的精密度和正确度方面都发挥着不可替代的作用。

　　本章节从室内质控的定义、质控品、质控图、质控规则、常用质控方法及数据管理、室内质控的实际操作、室内质控临床应用及注意事项等方面对室内质控进行了详细的介绍。为确保检验结果的可靠性，以及能够及时发现可能存在的系统误差，实验室必须根据临床的需求、检验项目的特点选择适宜的质控策略，所以本章从质控品的分类及性能指标、常用质控图的特点及作用、常用室内质控规则、室内质控失控与室内质控的数据管理、定性检查室内质控、室内质控的实际操作等多角度阐述了室内质控方法的选择、建立、实施及注意事项，具有很好的临床使用价值。

第十一章　实验室间比对和室内检测系统比对

学习目标

通过本章学习,你应能回答下列问题:

1. 如何理解实验室间比对的概念?
2. 室间质量评价的目的和作用是什么?
3. 室间质量评价的局限性有哪些?
4. 我国室间质量评价的一般流程是什么?
5. 目前我国室间质量评价定量成绩一般用 PT 反映,其计算方法是什么?
6. CNAS-CL02-A003:2018《医学实验室质量和能力认可准则在临床化学检验领域的应用说明》对实验室间比对的要求有哪些?
7. 《医疗机构临床实验室管理办法》要求临床实验室内采用不同方法或仪器检验同一项目时,应该如何比对?
8. 比对样品和频率一般有何要求?

实验室间比对是指按预先规定的条件,由两个或多个实验室对相同或类似物品进行检测的组织、实施和评价,是评价实验室检测能力的有效方法。通常实验室间比对是一个广义概念,包括室间质量评价(external quality assessment,EQA)和无室间质量评价计划的实验室间比对。其中,室间质量评价又称外部质量评价,是多家实验室分析同一样品并由外部独立机构收集和反馈实验室测定结果,并以此评价实验室对某类或某些检验项目的检测能力。在美国这种活动通常被称为能力验证(proficiency test,PT),即利用实验室间比对,按照预先制定的准则评价实验室的检测能力,或者为确定某个实验室进行某项特定校准或检测能力,以及监控其持续能力而进行的实验室间比对活动。室间质量评价概念源于欧洲,能力验证概念源于美国,在我国一般情况下室间质量评价与能力验证等同使用(EQA/PT),有时能力验证更强调法规或行政要求。

国际上实验室室间质量评价活动可以追溯到 20 世纪 30 年代,我国正式的室间质量评价则始于 20 世纪 80 年代初期,经过 30 多年的发展,已在全国形成较为完善的室间质量评价网络系统,为提高我国临床实验室检验质量提供强有力的支持。

第一节　实验室室间质量评价

一、室间质量评价的目的和作用

1. 目的　室间质量评价是临床实验室保证检验质量的重要措施之一,作为一种质控工具,其可帮助临床实验室有效发现实验中的质量问题。室间质量评价的主要目的:①帮助参评实验室提高检验质量,改进工作,提高检验结果的准确性,避免潜在的医患纠纷和法律诉讼。②建立参与室间质量评价的实验室室间检测结果的可比性和一致性,为区域性检验结果互认奠定基础。③为实验室认证、认可、评审、注册和资质认定等提供依据。④对市场上同类分析检测系统(仪器、试剂等)的

NOTE

185

质量进行比较,并协助生产单位改进质量等。

2.作用 临床实验室需充分了解室间质量评价的作用,并有效利用室间质量评价的结果解决实际工作中存在的问题。其主要作用如下。

(1)评价实验室的检测能力:室间质量评价结果可以帮助实验室管理人员正确识别本实验室的检测能力,识别实验室间检测结果的差异,对本实验室出现的差异进行评估。室间质量评价还能反映参评实验室在相同条件下(相同系统或相同分析原理)的结果所处的位置,及时发现本实验室与总体检测水平的差异,客观反映本实验室的检测能力。

(2)发现问题并采取措施进行改进:通过室间质量评价发现问题,并采取相应的措施提高检验质量是室间质量评价最重要的作用之一。如果本实验室的检测结果与靶值或公认值存在显著差异,甚至没有通过室间质量评价,则表明本实验室的检测系统可能存在问题,需要认真分析,找出可能存在的问题并有针对性地采取改进措施。

(3)为实验室改进实验方法提供参考:当实验室在选用新的实验方法或选购新仪器,以及拟改变实验方法时,可以从室间质量评价总体信息中找到参考依据。通过分析室间质量评价不同方法、仪器、试剂的统计资料,可以帮助实验室选择到更适合本实验室要求的实验方法和(或)仪器。

(4)确定重点投入或培训需求:室间质量评价可以帮助实验室确定哪些检验项目或专业需重点关注,加强培训工作。

(5)实验室质量保证的客观证据:实验室质量是否稳定可以通过室间质量评价结果来反映,如在医患纠纷和医疗事故处理中,实验室可以将参加室间质量评价计划作为其质量保证手段之一,并通过满意的成绩证明实验室检测结果的准确性和可靠性。

(6)支持实验室认可:在实验室认可活动中,室间质量评价及成绩越来越受到认可组织的重视,是实验室认可活动中重要的参考依据,如 ISO 15189:2012 的认可准则对实验室间比对提出了明确要求,其中室间质量评价是最重要的实验室间比对方式之一。

(7)增强实验室内部和实验室用户的信心:室间质量评价可以客观反映实验室的检测能力,满意的室间质量评价成绩不仅可以树立实验室人员的信心,还可以鼓励实验室的用户,即医生和患者在诊疗过程中可以充分利用实验室提供的检测信息。

(8)实验室质量保证的外部监督工具:美国国会 1988 年通过的《临床实验室改进法案修正案》规定,未能获得满意室间质量评价成绩的实验室,要追踪检查,甚至责令实验室暂停该检验项目。我国 2006 年发布的《医疗机构临床实验室管理办法》规定,室间质量评价成绩可作为各级管理部门对实验室质量实施监督的重要工具。

室间质量评价有一定的局限性。虽然室间质量评价有以上诸多重要作用,但需要明确传统室间质量评价不能全面地反映检验前和检验后的问题,如患者的准备、样品的采集、样品储存与运输等(质量指标计划除外)。因此,室间质量评价计划不能替代实验室全面的质量控制与管理体系。此外,一些人为因素也可能导致室间质量评价结果的不真实,如某些参评实验室为了取得较好的室间质量评价成绩,检测时没有按照常规样品的处理流程,而是挑选熟练的实验人员对系统进行专门维护,或采用多次检测的方式来完成室间质量评价,这种情况下室间质量评价反映的是实验室的最好检测能力而非常规检测能力。

二、实验室室间质量评价的类型

一般可将室间质量评价计划分为实验室室间检测计划、已知值计划、分割样品检测计划、定性计划和部分过程计划等。在我国,国家卫生健康委临床检验中心和各省市临床检验中心组织的室间质量评价多属于实验室室间检测计划或已知值计划。

1.实验室室间检测计划 实验室室间检测计划是由组织者准备质控品,同时分发给参与室间质量评价计划的实验室进行检测。实验室在规定时间内检测后将结果返回给组织机构,通过与靶值或公认值比较,确定本实验室该项检测结果与其他实验室结果的异同。每次比对中组织者提供给参与者的质控品必须数量充足,各瓶间无差异或差异极小。卫生健康行业主管部门、实验室认可机构等在判定实验室的检测能力时,通常采用该类型的实验室室间检测计划。

2.已知值计划 已知值计划是指组织者将经过参考实验室定值的检测物品发放给参与室间质量评价的其他实验室,并将各实验室的测定结果与参考实验室的定值进行比对。被检测物品通常是新鲜血、质控品或参考物质。

近年来,在我国较为成熟的计划是国家卫生健康委临床检验中心和部分省市级临床检验中心组织的血细胞分析参考实验室网络体系。组织者依据一级参考方法对新鲜血定值,然后将新鲜血分发给各实验室进行检测,并将各实验室测定结果与已知值进行比对。

3.分割样品检测计划 分割样品检测计划是指将样品分成几份,每个检测系统或实验室分析其中的一份。与实验室室间检测计划不同,分割样品检测计划主要用于少数实验室间的比对,或大型医院内各分院检验科之间的比对,或实验室内部检测同一项目的多个检测系统间的比对,如实验室内多个血细胞分析系统、多个生化分析系统间的比对。由于参加比对的实验室和检测系统较少,往往采用不含任何添加剂的新鲜血作为样品。这种计划可识别参与实验室或不同检测系统间检验结果的不一致。

此类计划需要保留足够的剩余样品,当参与实验室或检测系统间发现较大差异时,应将剩余留存样品交由其他实验室做进一步的分析和确认。在该计划中如某个实验室由于使用了参考方法或更为先进的设备,或某个检测系统参与了全球在线的质量控制体系并获得满意结果,则可以认为该实验室或该检测系统的结果是在较高的技术水平或较可靠的检测系统条件下获得的,因而可选作参考值使用。

此外,根据实验室参加形式,还可将室间质量评价计划分为自愿型和强制型。自愿型室间质量评价计划的主要目的是帮助实验室发现问题并解决问题,以提升实验室的检测能力。实验室自愿参与,如未能通过相关评价也没有惩罚措施,因此在室间质量评价设计上往往难易结合,形式多样,注重较高能力的评价。强制型室间质量评价计划根据法律规定,要求实验室必须参加,卫生健康行业主管部门对于不能通过的实验室可以有相应的惩罚措施。

三、实验室室间质量评价的过程和方法

室间质量评价是一项技术要求很高的工作,对组织者工作条件、能力及质量体系建立都有一定要求。一般流程为室间质量评价提供者预先设定条件,组织多个实验室对相同被测物品进行校准/检测,然后综合评价。

室间质量评价是一项技术要求高,专业涵盖全面的工作,如果室间质量评价的组织工作不规范或不科学,可能对参评实验室的结果做出不公正甚至错误的评价。因此,室间质量评价活动的组织者及其制订的室间质量评价计划就显得非常重要。近些年我国各级临床检验中心逐渐采用国际标准 ISO/IEC 17043:2010,开始与国际标准接轨。以我国室间质量评价活动为例,简单介绍活动流程。

1.室间质量评价计划制订、发布与申请 在活动正式开展前,应通过相关专家共同商议,制订出明确的具有可操作性的室间质量评价计划书,以文件的形式规定下列主要内容:做哪些项目、做多少个样品、采用哪些质控品、建议检测时间、结果回报的起止时间、质量评价报告发出时间等。除此之外,还应提供一些基本信息,如室间质量评价提供者的名称和地址、协调者的姓名和地址、室间质量评价计划的性质和目的、参与计划的实验室名称和地址、所提供质量评价样品的性质和检测性质、获取和运送检测物品的方式说明、参加者进行检测或测量可能需要采取的方法或程序、返回给参加者的信息和说明、能力评价的技术依据、对检测结果和根据室间质量评价结果所做出的公开程度的说明等。

2.室间质量评价计划轮次和活动内容

(1)每年在大约相同的时间段内,室间质量评价轮次应开展三次,特殊检测项目例外。

NOTE

(2)每轮次活动应提供 5 份质量评价样品,应具有不同的浓度水平,特殊检测项目除外。

(3)质量评价样品可通过邮寄方式送达参加者,也可由有关人员携带进行现场检测。

3. 室间质量评价样品准备、发放与接收 组织者应保证质量评价样品稳定,瓶间差足够小,不影响对结果的判断。在选择质评样品时应该包括各项目高、中、低值范围,并尽量选择与日常患者样品性质相似的质量评价样品。在发放质量评价样品时,包装和运输方法必须恰当,能保护样品的稳定性和特性。组织者还应提醒质量评价样品可能存在的生物危险,并采取适当措施,告知可能遭受潜在危害风险的相关部门和人员。实验室在收到室间质量评价样品后,应按要求将样品保存在适宜的条件下。对于冻存的样品在检测前应取出复温足够长的时间,需要复溶的样品,应该使用适当的溶剂和经校验的移液装置进行溶解,放置足够长的时间使其充分溶解。

4. 室间质量评价样品检测和结果回报 实验室必须将室间质量评价样品与其患者样品在完全相同的条件下检测。在样品检测过程中,特别强调以下内容。

(1)室间质量评价样品必须使用实验室的常规检测流程和方法,由当日在岗的常规工作人员检测。实验室主任和样品检测人员必须在室间质量评价提供者指定的文件上签字,确认室间质量评价的样品是按常规样品处理的。

(2)实验室检测室间质量评价样品的次数必须与常规检测患者样品的次数一样,对于定量检测的项目,不能多次测定上报平均值。

(3)实验室在回报结果前,一定不能交流各实验室对质量评价样品的测定结果。实验室应有记录性文件证明回报的结果与实验室信息系统、分析仪上的原始结果一致,即应保证回报结果有逐级溯源性。

(4)实验室应独立分析室间质量评价样品,不能将室间质量评价样品或样品的一部分送到其他实验室分析,否则室间质量评价提供者有权宣布该实验室本次成绩为零。

(5)实验室进行室间质量评价样品检测时,必须将样品的处理、准备、检测、审核等步骤以及结果与报告文件化。实验室应该保存所有记录资料或复印件至少 2 年,包括室间质量评价结果的各种记录表格,如室间质量评价计划的说明、实验室主任和分析人员的签字、室间质量评价样品与患者样品进行相同处理的证明性文件等。

(6)要求只在检测患者样品的主要检测方法或系统上进行室间质量评价样品的检测,其余检测方法或系统可以通过实验室内部比对来保证检测结果的准确度。

按室间质量评价样品的检测要求进行分析和结果回报,由参评实验室在规定的时间按规定的方式完成。在回报结果时,按要求填写实验室名称,测定日期,测定项目的名称、单位、结果及本实验室所用的参考区间,检测的方法、仪器、试剂、校准物,测定者姓名及联系方式等内容。通过"PT/EQA 信息系统"接收参加者回报的检测结果。

5. 能力评定、结果统计与成绩分析

所有的数据处理设备和软件在投入使用前,应依据程序确认。计算机系统维护应包括备份操作和系统恢复方案,并应记录维护和运作检查的结果。应用适当的方法记录和分析参加者提交的结果。应建立和执行程序以检查数据输入、传输、统计分析和报告的有效性。

目前我国室间质量评价定量成绩一般用 PT 反映,PT 的含义为能力验证。验证标准:单项 PT $\geqslant 80\%$ 为满意的室间质量评价成绩,$< 80\%$ 为不合格成绩,总项目 PT $\geqslant 80\%$ 也为满意的室间质量评价成绩。

PT 的计算:

$$单项 PT = 某项目合格数/某项目总数 \times 100\%$$
$$总项目 PT = 所有项目合格数/所有项目总数 \times 100\%$$

(1)室间质量评价提供者应根据室间质量评价计划目标制定有效评定方法及对评定依据的描述,并形成文件。

(2)参加者不能将质量评价样品送至其他实验室进行检测,任一参加者如从其他实验室收到质量评价样品必须通知室间质量评价提供者。当室间质量评价提供者确认某一参加者将质量评价样品送至其他实验室进行检测时,则该参加者此轮次室间质量评价成绩为不合格,成绩得分为 0。

(3)参加者在规定的质量评价样品检测结果回报截止日期前,未能将质量评价样品检测结果回报给室间质量评价提供者,则其本轮次的室间质量评价成绩不合格,成绩得分为 0。

(4)参加者每轮次活动某一检验项目 PT 成绩未能达到 80%(血型未达到 100%)的可接受结果,则其本轮次该检验项目的室间质量评价成绩不合格(微生物学专业除外)。

(5)参加者每轮次活动所有检验项目 PT 总成绩未达到 80%(血型未达到 100%)的可接受结果,则其本轮次的室间质量评价成绩不合格。

6. 各类室间质量评价计划具体要求 各类室间质量评价计划具体要求不尽相同。

(1)定量检验项目:应计算该检验项目的偏差或 z 比分数。

$$偏差(\%) = (测量结果 - 指定值)/指定值 \times 100\%$$

$$z 比分数 = \frac{x - X}{\hat{\sigma}}$$

上式中:x 为测量结果,X 为指定值,$\hat{\sigma}$ 为能力评定标准差。$\hat{\sigma}$ 可由以下方法确定:①与能力评价的目标和目的相符,由专家判定或法规规定(规定值);②根据以前轮次的能力验证得到的估计值或由经验得到的预期值(经验值);③由统计模型得到的估计值(一般模型);④由精密度试验得到的结果;⑤由参加者结果得到的稳健标准差、标准化四分位距、传统标准差等。

在每轮次室间质量评价活动中,某一专业全部检验项目得分的计算公式如下:

$$某一专业全部检验项目得分 = \frac{全部项目可接受结果个数}{全部项目总的测定标本数} \times 100\%$$

(2)定性检验项目:定值为阳性(有反应性)、阴性(无反应性)或非反应性。在每轮次室间质量评价活动中,某一专业全部检验项目得分的计算公式如下:

$$某一专业全部检验项目得分 = \frac{全部项目可接受结果个数}{全部项目总的测定标本数} \times 100\%$$

(3)临床微生物学检验项目:微生物学检验项目必须包括细菌的分离、鉴定、革兰染色和药敏试验,以确定参加者鉴定试验及药敏试验结果的准确性。如每轮次细菌鉴定室间质量评价活动得分的计算公式如下:

$$室间质量评价活动得分 = \frac{每次鉴定正确结果个数}{每次室间质量评价标本数} \times 100\%$$

(4)正确度验证计划:正确度验证计划属于定量计划的一种,其特点如下:①质量评价样品为新鲜(如血细胞计数正确度验证计划)或新鲜冰冻样品(如小分子代谢物、脂类正确度验证计划等),与常规临床样品性质接近,无基质效应。②采用参考方法确定靶值,而非公认值。对参加者不分组,实验室不能通过串通结果获得合格成绩。③验证参加者测量结果的正确度和量值溯源性。

(5)质量指标计划:质量指标计划在评价检验阶段的同时,也评价检验前和检验后的能力。在这类室间质量评价计划中,其所用质量评价样品的性质与传统室间质量评价可能有很大差异,这些"质量评价样品"可以是一个调查表或分析案例,由室间质量评价提供者发放给每个参加者并要求其反馈特定的答案(图 11-1)。

7. 室间质量评价报告发放与接收 室间质量评价报告一般应该包含以下内容:实施或协调该计划的组织名称、地址和联系方式;报告的发布日期;参加实验室的代码和检测结果;统计数据,包括靶值和可接受范围,必要时还应按各种分类提供统计资料,如分别按仪器、试剂、方法原理等的分类资料;测定结果的分布情况;评价结果及组织者对实验室的评价,包括每次的评价和阶段性的累积评价。定期向参加者提供各种总结报告,进行沟通,可以通过信件等通信方式和(或)报告,结合定期的公开会议,与参加者进行后续联络。目前我国各临床检验中心一般定期召开总结会议,发放详细评价数据以便参加者参考。

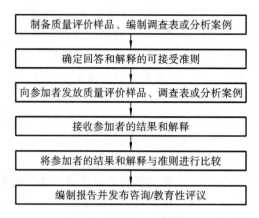

制备质量评价样品、编制调查表或分析案例

确定回答和解释的可接受准则

向参加者发放质量评价样品、调查表或分析案例

接收参加者的结果和解释

将参加者的结果和解释与准则进行比较

编制报告并发布咨询/教育性评议

图 11-1　质量指标计划的室间质量评价模式

8. 室间质量评价结果的利用

1）提供者对室间质量评价结果的利用

（1）某一轮次室间质量评价计划的合格表现可以代表这一次的能力，但不能反映持续的能力；同样，在某一轮次室间质量评价计划中的不合格表现，也许反映的是参加者偶然偏离了正常的能力状态。为此，不能使用室间质量评价作为唯一的手段。

（2）对报告了不合格结果的参加者，应有以下政策：①确保参加者在规定时间内开展调查和评议其能力，并采取适当的纠正措施。②（必要时）确保参加者进行后续的室间质量评价以确认其所采取的纠正措施有效。③（必要时）确保由合适的技术人员对参加者进行现场评价，以确定纠正措施是有效的。

（3）应将对室间质量评价计划表现不合格可能采取的后续措施告知参加者。这些措施可能包括在规定时间内确认有效纠正措施后维持承认、对相关检测暂停承认（视纠正措施情况而定），直至撤销相关检测的承认。

（4）应有政策，从参加者处获得对室间质量评价结果所采取的措施，尤其是对不合格结果的措施。

2）参加者对室间质量评价结果的利用

（1）参加者应从室间质量评价报告中得出有关自身能力的结论，应考虑的信息包括以下几点：①质量评价样品的来源和特性。②所使用的检测和测量方法，特定检测或测量方法的指定值。③室间质量评价计划的组织（如统计设计、重复测试次数、被测量、实施方式）。④用于评定参加者能力的准则。⑤相关的监管、认可或其他要求。

（2）在得到不合格的室间质量评价成绩时，应对相关人员进行适当的培训，对导致室间质量评价失败的原因进行分析并采取纠正或预防措施。保存文件化记录至少两年。

（3）可利用室间质量评价结果向其他相关方证明其能力，例如客户或分包协议中的相关方。在向其他相关方证明其能力时，有责任提供所有相关信息。

（4）如果参评实验室的检测结果与靶值或公认值存在显著差异，甚至没有通过室间质量评价，则表明该实验室的检测系统可能存在问题，需要认真分析，找出可能存在的问题并有针对性地采取改进措施。常见不合格的原因包括以下几种：①检测仪器未经校准并缺乏周期性维护。②未建立该项目的室内质控或室内质控不佳。③试剂质量不稳定，或试剂批间差较大。④检验人员的能力不能满足检验要求。⑤上报检测结果计算或抄写错误，如某些项目该室验室的惯用单位与质量评价回报要求的单位不同，存在数量级上的差异等。⑥室间质量评价的样品保存、运输，以及分析前的处理不当。⑦室间质量评价样品本身存在质量问题，或公认值有误等。

3）法定管理机构对室间质量评价结果的利用

（1）法定管理机构可利用室间质量评价结果，评价所辖地区参加者的能力。

（2）法定管理机构运作室间质量评价计划时，应符合中华人民共和国卫生行业标准 WS/T

(3)使用独立的室间质量评价提供者的法定管理机构应注意以下事项:①在承认室间质量评价计划之前,寻求其符合标准的文件化证据。②与参加者讨论室间质量评价计划的适用性,以便按相关规定恰当地判定参加者的能力。

(赵建宏 龚道元)

第二节 无室间质量评价的实验室间比对

《医疗机构临床实验室管理办法》规定,医疗机构临床实验室中,尚未开展室间质量评价的临床检验项目应与其他临床实验室的同类项目进行比对。临床检验项目比对有困难时,医疗机构临床实验室应当对方法学进行评价,包括正确度、精密度、特异性、线性范围、稳定性、抗干扰性、参考范围等,并有质量保证措施。ISO 15189:2012 的实验室认可评审中,也有多种替代方式,其中首选实验室间比对。

实验室间比对是检测或校准报告质量和改进的有效手段,比对活动及其结果可用于确定实验室能力、识别实验室存在的差异、发现实验室间的问题并采取纠正措施、确定新检测方法的有效性和可比性、监控已确立的检测方法的准确性等,是判断和监控实验室能力的有效手段之一,是进一步增强实验室客户信心的保证,也是中国合格评定国家认可委员会认可的条件之一。

无室间质量评价的项目一般包括以下几种:①实验室新开发的检验项目。②某些生物体的抗体、维生素 A 等不常见的检验项目。③某些特殊药物浓度检测。④与室间质量评价材料问题有关的检验,如材料的不稳定性或分析项目的易变性(如冷凝集素、血氨等);基质效应如游离药物检测、游离激素检测(胰岛素等);易污染的高灵敏分析(如基因扩增技术)。⑤样品需要复杂操作的检验,如某些特殊蛋白和 DNA、重金属。⑥不常见基质/环境的分析物,如组织间隙液、毛发分析(滥用药物检测)。⑦微生物学检验,如苛养菌等(如艰难梭菌、肺炎链球菌)。⑧体内检测,如出血时间等。⑨实验室处在无法提供相关室间质量评价的地方。

1. 比对样品要求 实验室间比对样品通常有患者样品、相关质控品及标准品。质控品的使用往往存在一定局限性,例如价格昂贵、有效期短、性质不稳定、容易变质等,且某些质控品与临床实际检测的样品存在一定的区别,不能完全反映样品的质量特征。使用患者样品则具有如下特点:它不依赖常规的质量控制体系,能较好地评价临床患者样品检测的检验前步骤,如样品采集、运输及处理等。不仅如此,还可降低检测过程中的基质效应。当然,用于比对的患者样品在保存及实验室间运输过程中,应注意保持其均匀性与稳定性,尽可能减少其在运输中的损坏、周围环境对其的影响,应考虑并提醒样品可能造成的危险等。

2. 比对方法的应用 实验室应根据自身情况,列出无法提供室间质量评价的相关检验,尽可能为这些检验制定比对评估程序。CNAS-CL02-A003:2018《医学实验室质量和能力认可准则在临床化学检验领域的应用说明》的要求:没有开展能力验证/室间质量评价的检验项目,应通过与其他实验室(如已获认可的实验室、使用相同检测方法的实验室、使用配套系统的实验室)比对的方式判断检验结果的可接受性,并应满足如下要求:①规定比对实验室的选择原则。②样品数量:至少 5 份,包括正常和异常水平。③频率:至少每年 2 次。④判定标准:应有 80% 及以上的结果符合要求。

实施比对程序前,实验室应当提前确定每一个定量评估程序的可接受范围。如果当前具备充足的质控数据,实验室可以通过内部质控数据建立可接受的范围(例如 $\overline{X}\pm2S$ 或 $\overline{X}\pm3S$),也可以根据文献的数据建立可接受的范围,即根据生物学差异或临床决策点导出的标准,或根据国外已有的室间质量评价的标准。当实验室间比对不可行或不适用时,实验室应制定评价检验结果与临床诊断一致性的方法,判断检验结果的可接受性。

(赵建宏 龚道元)

NOTE

第三节　实验室内部不同检测系统间比对

目前,大多数临床实验室仪器种类繁多,品牌多样,档次不一,制造商也不相同。相同检验项目可使用的往往不止一台分析仪,甚至有多台分析仪进行检测。同一医疗机构内,相同检验项目在相同检测系统的不同仪器上进行检测时,或不同人员在不同地点、使用相同检测系统检测同一检验项目或相同检验项目在不同检测系统上进行测定时,为保证检测系统的完整性和有效性,临床实验室内部应定期或不定期进行仪器间或检测系统间的比对,即验证不同仪器间或不同检测系统间的一致性。

仪器间或检测系统间比对或可比性验证,其目的是确认不同检测系统检测同一检验项目的结果一致性或可比性,所谓可比性是指使用不同检测系统测定某种分析物时所获得的检验结果间的一致性。当结果间差异不超过规定的可接受标准时,可认为结果具有可比性。

一、比对检验项目、检测系统或仪器

同一医疗机构内,使用多个仪器或检测系统向临床报告同一检验项目的结果均应进行比对,同样,同一仪器或检测系统由不同人员在不同地点使用,也应进行比对。使用不同的检测平台或参考范围不同的检验项目不能适用于内部比对方案。

比对时需要选定规范操作的检测系统或仪器作为参比检测系统或仪器,一般认为操作人员经过良好的培训、仪器性能良好、使用配套校准物和配套试剂、定期进行仪器校准、规范开展室内质控、参加室间质量评价成绩优良的检测系统或仪器作为参比检测系统或仪器,其他检测系统或仪器与之进行比对。

二、比对频率

1. 新仪器使用前比对　应与内部规范操作的仪器进行比对,至少使用 20 份临床样品,如果是非配套检测系统,应该按 CLSI EP9-A3 要求采用 40 份临床样品进行比对。

2. 定期比对　至少每年进行一次比对,一般常规生化项目、血细胞计数、尿液干化学等在实验室内不同仪器间的比对每 6 个月进行一次。具体比对频次参阅相关的 CSLI EP 文件。

3. 不定期比对　当实验室出现如下情况时,也应进行检测系统间的比对:①当室内质控结果有漂移趋势时;②室间质量评价结果不合格,采取纠正措施后;③更换试剂批号(必要时);④更换重要部件或重大维修后;⑤软件程序变更后;⑥临床医生对结果的可比性有疑问时;⑦患者投诉对结果的可比性有疑问(需要确认)时;⑧需提高周期性比对频率时(如每月或每季度一次)。

三、比对样品

1. 样品选择　首选临床新鲜样品,避免产生干扰因素,也可使用冷冻临床样品。如果不得不使用其他物质如室内质控品、室间质量评价样品或标准品时,应比对样品的互通性进行验证。所谓互通性是指用不同检测系统检测该物质时,各检测系统所得检测结果之间的数字关系的一致程度。

2. 样品浓度选择　需已知样品不同浓度水平对应结果的不精密度,因此,一般选择与质控品浓度水平相近的样品进行比对,所选样品浓度的分布应适当,应覆盖整个检测线性范围,尽可能使 50% 的样品浓度不在参考区间内,至少检测 2 个浓度水平(包括正常和异常样品)。具体比对方案请参阅行业标准或 CLSI EP 文件。

3. 重复测定次数选择　比对样品重复测定次数一般为 2~5 次,也可按我国卫生行业标准 WS/T 407—2012《医疗机构内定量检验结果可比性验证指南》来确定。具体依据不同比对方案而定。

NOTE

四、比对检测与结果计算

样品的检测应在各比对仪器间同时进行,在尽可能短的时间内完成检测。

检测结果的计算依据不同方案而不同,一般应计算出实际偏倚(相对偏差),与允许偏倚即可接受标准进行比较,如果小于或等于可接受标准即认为结果具有可比性,如果大于可接受标准,需要进一步计算该差异是否具有统计学意义。

五、比对结果可接受标准

1. 建立结果可接受的原则 比对结果的可接受标准应首先根据临床的需要来建立,同时考虑检测系统的性能状况,因此,每个检测系统进行比对前,应进行全面的性能评价或性能验证,如检测系统性能无法满足规定的比对标准,可比性将会经常失败,此时需改进检测系统性能(如更换检测系统或优化检测系统),以达到期望的比对标准。

2. 不同检验项目的分析质量要求 确认参与比对的各检测系统的不精密度均符合要求后,一般按以下优选顺序确定不同检测项目的分析质量要求。①依据临床研究结果得出的推荐指标。②依据医疗机构内医生的临床经验提出的建议指标。③依据生物学变异确定的分析质量要求。④依据室间质量评价数据设定的分析质量要求。⑤依据认可机构设置的最低标准。⑥如无适用的外部标准,可依据实验室内部的长期不精密度数据确定分析质量要求。⑦所选定的分析质量要求至少应满足国家或行业标准的要求。

六、不符合结果的处理

对不符合可比性要求的检测系统应分析原因,必要时应采取相应措施。将两个检测系统的结果分别与规范操作、性能良好检测系统的结果进行比较,剔除偏差较大的检测系统结果,对剩余检测系统结果计算比对偏差,并将比对偏差与分析质量要求进行比较,直到剩余检测系统的偏差小于或等于分析质量要求,以此方法筛出不同检验项目结果可比性不符合要求的检测系统。

维持结果可比性需以检测系统各质量保证环节标准化为前提,必要时通过校准改善结果可比性,当结果不可比且难以纠正时,应与临床进行沟通,采用不同参考区间和(或)医学决定水平并在检验报告单上标明。

七、定性检验内部比对

定性检验的样品应有弱阳性和阴性 2 个水平,如实验室既有定性检验,又有定量检验,则可先用定量检验测出样品值,判断其可能为弱阳性或阴性,再进行比对。比对者对阳性和阴性样品各做 20～40 次检验(阳性、阴性样品数量各一半),样品编号顺序应随机分布,计算比对者各自的检验阳性率和阴性率,阴性率和阳性率总符合率达 80% 以上为符合。

八、各亚专业比对方案

(一)临床体液学检验结果内部比对——尿液分析仪比对

1. 比对仪器 同一实验室的多台尿液分析仪。

2. 比对频率及样品 采用患者新鲜阳性尿液样品,即尿 10 项分析中至少 1 项为阳性。每半年或一年的定期比对每次至少 20 份样品,不定期比对每次 5 份样品。其他同比对一般原则。

3. 实验方法 同一份新鲜尿液样品 30 min 内在所有仪器上检测一次。取其中一台内部规范操作的仪器作为靶仪器,其他仪器与之比对。根据全国室间质量评价的允许误差标准来判断,即靶值±1 为 1 个量级,pH±0.5 为 1 个量级,相对密度±0.005 为 1 个量级。当与靶仪器检测结果完全一致时,判断为完全符合,相差一个量级时判断为符合,以总符合率大于或等于 80% 为符合要求。

应定期进行形态学检验人员比对,可采取至少 20 幅显微镜摄影照片(包括正常和异常)或其他

NOTE

形式进行形态学考核,检验人员的正确识别率应在80%及以上。

(二)临床血液学检验结果内部比对——血细胞分析仪比对

1. 同一临床实验室内不同血细胞分析仪间结果比对

(1)比对仪器:同一实验室2台或多台血细胞分析仪。

(2)比对频率及样品:新仪器使用前,配套系统至少使用20份新鲜临床样品与实验室内部规范操作的血细胞分析仪进行比对。如果新仪器是非配套系统,则样品增加到40份。血细胞分析仪常规使用过程中,应至少使用20份新鲜临床样品定期(至少半年)进行1次内部比对。血细胞分析仪比对样品浓度要求见表11-1。其他不定期比对至少采用3个质控品浓度附近的临床样品进行比对,具体比对方法参见卫生行业标准WS/T 407—2012。

(3)样品检测:采用相同的检测模式,在尽量短的时间内完成所有的样品检测。

(4)结果计算:以内部规范操作检测系统的检测结果为标准,计算各个样品在被比对仪器与实验室内部规范操作检测系统间的相对偏差。

(5)评判标准:检验项目的相对偏差符合表11-1的要求的总比例≥80%为该项目具有可比性。

表 11-1　可比性验证的允许相对偏差及比对样品的浓度要求

检验项目	浓度范围	样品数量所占比例	相对偏差
WBC$(\times 10^9)/L^{-1}$	<2.0	10%	≤10%
	2.0~5.0	10%	≤7.5%
	5.1~11.0	45%	≤7.5%
	11.1~50.0	25%	≤7.5%
	≥50.1	10%	≤7.5%
RBC$(\times 10^{12})/L^{-1}$	<3.00	5%	≤3.0%
	3.01~4.00	15%	≤3.0%
	4.01~5.00	55%	≤3.0%
	5.01~6.00	20%	≤3.0%
	≥6.01	5%	≤3.0%
Hb/(g/L)	<100	10%	≤3.5%
	101~120	15%	≤3.5%
	121~160	60%	≤3.5%
	161~180	10%	≤3.5%
	≥181	5%	≤3.5%
PLT$(\times 10^9)/L^{-1}$	<40	10%	≤12.5%
	41~125	20%	≤12.5%
	126~300	40%	≤12.5%
	301~500	20%	≤12.5%
	501~600	5%	≤12.5%
	≥601	5%	≤12.5%
HCT	—	—	≤3.5%
MCV	—	—	≤3.5%
MCH	—	—	≤3.5%
MCHC	—	—	≤3.5%

注:一表示对该项目无要求。

(6)可比性不符合要求的处理措施:对于可比性不符合要求的检测系统,应分析原因,必要时采取相应的纠正措施,如校准等措施。如结果不可比且难以纠正,应与临床进行沟通,采取不同的参考区间和(或)医学决定水平并在检验报告单上注明。

2. 同一血细胞分析仪不同进样模式间比对 目前许多血细胞分析仪具有多种进样模式,如自动模式、手动模式以及预稀释模式等,如果同一台血细胞分析仪采用了两种及以上模式进行检测,则需定期(半年或一年)进行比对。比对的方法为取 5 份临床样品分别使用不同模式进行检测,每份样品各检测两次,分别计算不同模式检测结果均值间的相对差异,结果应符合表 11-2 的要求。

表 11-2 血细胞分析仪不同进样模式的结果可比性要求

检验项目	WBC	RBC	Hb	PLT	HCT	MCV
相对差异/(%)	≤5.0	≤2.0	≤2.0	≤7.0	≤3.0	≤3.0

此外,血细胞形态学检验能力也应进行内部比对,实验室除了参加室间质量评价外,还需要组织科室内部比对,一般至少 3 个月 1 次,每次至少 5 份临床样品。

(三)临床生物化学检验结果比对

同一临床实验室内有两套及以上检测系统检测同一检验项目时,应进行检测结果一致性比较,比对至少一年一次,样品不少于 20 份,浓度水平应覆盖测量范围,包括医学决定水平,计算回归方程,在医学决定水平下的系统误差(偏倚)应小于 1/2 允许误差范围。依据不同目的可以采用不同的比对方案,见表 11-3。

表 11-3 临床生物化学检验实验室比对方案

方案	适用性	样品要求	实验方法	数据分析	结果判断
基于 CLSI EP9-A3 或其简化比对方案	采用非配套系统的新仪器使用前,评估其可比性	至少 40 份样品,简化方案可为 20 份样品	每天测定 8 份样品,每份样品各测定 1 次,连续检测 5 天	剔除离群值,进行回归分析和偏倚评估,将该项目的医学决定水平代入回归方程,计算实验方法和比较方法之间的系统误差	方法间系统误差小于或等于比对结果可接受标准为具有可比性
基于 CLSI EP15-A2 的比对方案	采用配套系统的新仪器使用前,验证其可比性,或定期比对时	20 份样品	可在同一天内测完,也可持续 3～4 天,每天测定 5～7 份样品	在两种方法间在检测的浓度范围内样品结果差异相对一致的情况下,采用平均偏倚与厂家声明偏倚进行比较	平均偏倚小于或等于厂家声明偏倚为具有可比性
基于 WS/T 407—2012 的比对方案	不定期比对	至少 2 份样品,其浓度与质控品浓度相近	确定的重复次数检测比对样品	计算每个检测系统的均值,然后计算所有检测系统结果的总均值,选取差异最大的两个检测系统的均值计算极差,并除以总均值得到比对偏差	比对偏差小于或等于比对可接受标准为具有可比性
简易方案	临时比对	至少 5 份样品	在比对仪器和被比对仪器上同时进行检测	计算两者的偏倚及系统误差,与比对的可接受标准进行比较	5 份样品中至少 4 份样品小于或等于可接受标准即具有可比性

(四)临床免疫学检验结果内部比对

1. 定性检验项目 相同定性检验项目采用手工或在不同检测系统上进行检测,每年至少做 1 次比对,包括检验人员和不同检测系统间的比对。每个检验项目至少 3 份阳性样品(至少含 2 份弱阳性样品)、2 份阴性样品(至少含 1 份其他标志物阳性的样品),检测结果符合率应大于或等

NOTE

于80%。

2.定量检验项目 同临床生物化学检验比对方案,相同定量检验项目在不同检测系统上检测,每半年至少做1次样品比对(20份样品),比对结果应小于1/2允许误差范围。

(五)临床微生物学检验结果内部比对

由于临床微生物学检验结果更依赖检验人员的个人分析、判断和识别,因此,应制定检验人员定期比对程序,规定由多个检验人员进行手工检验项目的比对方法和判断标准,至少包括显微镜检查、培养结果判读、抑菌圈测量、结果报告,定期(至少6个月1次,每次至少5份临床样品)进行检验人员比对。

九、比对示例

(一)实验室3套电解质检测系统检测结果的可比性验证

基于CLSI EP9-A3的简化比对方案,进行A品牌生化分析仪、B品牌电解质分析仪、C品牌血气分析仪三套检测系统检测电解质K、Na、Cl的实验室内部比对。

1.确立目标检测系统 以A品牌检测系统(室间质量评价结果优秀,定期校准)作为参考检测系统,B品牌、C品牌检测系统与其进行比对。

2.选择样品 采用20份新鲜临床血清样品,浓度尽量分布在高、中、低值范围,2 h内在三套检测系统上均进行一次测定。

3.计算 以A品牌测定结果为标准,对B品牌、C品牌的检测结果用SPSS上的相关分析系统进行统计学分析,计算回归方程和相关系数。见表11-4。

表11-4 各检测系统与A品牌检测系统比对的回归方程与相关系数

检测系统	项目	回归方程	相关系数
B品牌	K	$Y=0.980X+0.223$	0.998
	Na	$Y=0.929X+10.618$	0.978
	Cl	$Y=1.041X-1.561$	0.987
C品牌	K	$Y=0.982X+0.207$	0.998
	Na	$Y=0.976X+3.29$	0.976
	Cl	$Y=1.141X-12.703$	0.988

4.比对结果临床可接受标准 将K、Na、Cl医学决定水平处的值(X_C)代入相应的回归方程,计算Y值(Y_C),并计算两系统之间的系统误差(SE,SE$=|Y_C-X_C|$)和相对误差(RE,RE$=$SE/$X_C\times$100%),以相对误差小于CLIA'88允许误差的1/2作为临床可接受标准。K、Na、Cl的CLIA'88允许误差分别为(靶值±0.5)mmol/L、(靶值±4)mmol/L、靶值±5%,故K、Na、Cl的临床可接受标准分别为0.25 mmol/L、2 mmol/L和2.5%。

5.比对结果临床可接受性判断 比对结果临床可接受性判断见表11-5。

表11-5 K、Na、Cl比对结果临床可接受性判断

项目	医学决定水平/(mmol/L)	Y(B品牌)	SE 或 RE	Y(C品牌)	SE 或 RE
K	$X_1=3.0$	3.163	0.163	3.153	0.153
	$X_2=5.8$	5.910	0.110	5.900	0.100
	$X_3=7.5$	7.570	0.070	7.572	0.072
平均偏差			0.114		0.108
允许偏差			0.250		0.250
结果判断			可接受		可接受

NOTE

196

续表

项目	医学决定水平/(mmol/L)	Y(B品牌)	SE 或 RE	Y(C品牌)	SE 或 RE
Na	$X_1=115$	117.5	2.5	115.5	0.5
	$X_2=133$	134.2	1.2	133.1	1.1
	$X_3=150$	149.9	0.1	149.7	0.3
平均偏差			1.266		0.633
允许偏差			2.000		2.000
结果判断			可接受		可接受
Cl	$X_1=90$	92.12	2.3%	89.9	0
	$X_2=112$	115.03	2.7%	115.09	2.8%
平均 CV			2.5%		1.4%
允许 CV			2.5%		2.5%
结果判断			可接受		可接受

6.结论 B品牌及C品牌检测系统的K、Na、Cl检验项目与目标检测系统A品牌检测系统的结果具有可比性。

(二)实验室4台血细胞分析仪对RBC检测结果的定期可比性验证

1.仪器 某实验室有仪器1、仪器2、仪器3和仪器4,由于仪器1参加国家卫生健康委临床检验中心室间质量评价,成绩合格,以仪器1为参比仪器。

2.比对实验 按表11-1要求选取多个浓度水平的20份新鲜临床样品(样品采集后6h内),所选样品于2h内分别在各台仪器上测定,观察并记录红细胞计数(RBC)结果。

3.结果计算 以仪器1的测定结果作为标准值,分别计算另外3台仪器的检测值与标准值的相对偏差,观察比对符合率是否达到大于或等于80%的质量要求。如果比对符合率低于80%,需再调整校准系数,采用如下公式计算:新校准系数=原校准系数×(标准值/仪器测定值)。

4.结果 4台仪器的RBC批内精密度均小于或等于1.5%,批间精密度均小于或等于2.0%,比对结果见表11-6。

表 11-6 4台仪器的 RBC 比对结果

项目	范围(×10^12)/L^-1	允许偏差/(%)	样品数	仪器2 符合	超限	符合率	仪器3 符合	超限	符合率	仪器4 符合	超限	符合率
RBC	2.67~6.89	3.0	20	20	0	100%	19	1	95%	15	5	75%

5.结论 仪器2和仪器3符合率均大于80%,RBC检测结果具有可比性;仪器4符合率小于80%,其RBC检测结果与仪器1相比不具有可比性。对于仪器4,通过分析检测结果,发现其检测结果整体比仪器1偏低,通过调整校准系数后重新比对,比对通过。

(彭建明 赵建宏)

本章小结

本章内容为实验室间比对与室内检测系统比对。实验室间比对通常包括室间质量评价和无室间质量评价计划的实验室间比对。其中,室间质量评价是多家实验室分析同一样品并由外部独立机构收集和反馈实验室测定结果,并以此评价实验室对某类或某些检验项目的检测能力。在我国室间质量评价与能力验证等同使用(EQA/PT)。

NOTE

　　EQA/PT 一般流程为室间质量评价提供者预先设定条件,组织多个实验室对相同被测物品进行校准/检测,然后综合评价。质量评价成绩一般用 PT 反映,PT 的含义为能力验证。验证标准:单项 PT≥80% 为满意的室间质量评价成绩,<80% 为不合格成绩,总项目 PT≥80% 也为满意成绩。

　　正确度验证计划属于定量计划的一种,质量评价样品需新鲜,采用参考方法确定靶值,对参加者不分组,验证参加者测量结果的正确度和量值溯源性。质量指标计划在评价分析阶段的同时,也评价检验前和检验后的能力。

　　《医疗机构临床实验室管理办法》要求临床实验室内采用不同方法或仪器检验同一项目时,应进行一致性比较,定期进行比对,及时解决比对的问题,并保留记录。

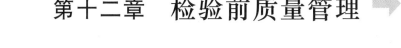

第十二章　检验前质量管理

学习目标

通过本章学习,你应能回答下列问题:

1.什么是检验前质量管理?为什么临床实验室将检验前质量管理放在重中之重?

2.为了让医务人员熟悉检验单申请、样品采集及运送注意事项,检验科有哪些工作可做?

3.样品检验项目选择、组合的原则是什么?

4.检验样品采集与样品转运过程中应注意哪些事项?

5.试述不合格样品的拒收标准及拒收后的处理办法。

6.试述溶血、脂血、黄疸对检验结果的影响。

7.试述样品保存应遵循哪些基本原则。

8.何谓质量指标? 质量指标有何意义? 检验前质量指标有哪些?

在实验室全面质量管理(total quality management,TQM)中,检验前质量管理是实验室全面质量管理的重要组成部分。检验前质量管理按时间顺序,始自临床医生开出检验申请单,到检验分析程序启动前,主要包括检验申请、患者准备、样品采集、样品转运、样品接收及检验前处理等。检验前质量管理具有影响质量因素的复杂性、质量缺陷的隐蔽性、非检验人员完全可控性、责任难确定性等特点,需要临床和实验室之间多方面的联系、咨询和监督,共同来加以保证。因此检验前质量管理作为全面质量管理中最薄弱的环节,越来越受到各临床实验室的重视。

第一节　检验申请

检验项目申请是临床实验室检测的第一环节,主要由临床医生根据患者的病情需要向实验室提出检验申请,并正确填写检验申请单。检验人员应全面、深入了解临床实验室检验项目的临床意义及诊断价值,并经常向临床医生介绍检验科新开展的检验项目,探讨和评估检验项目的检验方法和临床价值,为患者进行循证医学服务。

一、检验项目选择

(一)检验人员在检验项目选择中的作用

检验项目的选择主要由临床医生决定,为使检验项目得到正确、合理的选择,检验人员应做好以下几方面的工作。

(1)向临床提供本实验室开展检验项目的检验手册(用户手册),其至少应包含以下内容:①检验项目名称及英文缩写;②检测的方法;③样品类型及采集方法;④样品采集注意事项;⑤样品送检注意事项;⑥生物参考区间;⑦结果回报时间;⑧主要临床意义。

检验项目清单应不定期更新,同时应该保证实验室所开展的检验项目均为临床准入项目,即为国家卫生健康委员会规定的临床检验项目。已经停止临床应用的项目或已淘汰、临床价值尚不明确、技术条件尚不成熟的项目都不应该开展。

NOTE

(2)因条件、场地等限制,本实验室尚未开展而临床有需求的检验项目,可委托外部实验室(如第三方实验室,也称独立实验室)进行检测,但必须明确固定的委托实验室,外送检验项目必须通过医院检验科送出。委托实验室必须是经过资格认证的有样品接收方式、结果回报时间、咨询服务等整套相关规定制度的实验室,并与检验科签订委托协议书。

(3)因临床诊治需要拟新开展的项目应有审批手续,对于那些技术成熟、其他医疗机构已经开展且有成熟经验的项目,向本院有关部门申报,并通知临床科室即可。对于新出现的检验项目,在开展前必须充分考虑此项检验项目的临床应用价值、检查技术是否成熟、本实验室是否具备开展此项检验项目的条件等因素。

(4)新增加的临床检验项目或超出已登记的专业范围开展的临床检验项目,应按《医疗机构临床实验室管理办法》有关规定办理变更登记手续。

(二)检验项目选择原则

检验项目选择的正确与否,是保证检验信息是否有效的前提。为了使检验项目选择正确、合理,临床医生选择检验项目时应遵循针对性、有效性、时效性及经济性四个原则。

1. 针对性 在疾病的诊断和监测过程中,每一项检验项目都有其不同的临床意义。所以,临床医生应根据患者不同疾病阶段选择最佳检验项目。如多数肿瘤标志物用于早期诊断效果并不理想,但用于疗效观察的价值很大。

2. 有效性 目前,尚没有一项检验项目的灵敏度和特异度同时为100%。因此,选择检验项目时,主要考虑该项检验对于疾病诊断的灵敏度及特异度。当用于人群筛查或排除诊断某些疾病时,可以选择灵敏度高的项目,防止漏诊;为了确诊疾病,可以选择特异度较高的项目,避免误诊。如对于发热的患者,首先检测降钙素原(PCT)来判断有无细菌感染,其次依靠细菌培养来鉴定为哪种细菌感染。

3. 时效性 早期诊断和早期治疗是医务人员与患者的共同目标。在检验工作中需持续优化检测流程,满足临床和患者的需求,但某些检验项目,如细菌培养、骨髓片及染色体检查等,检测时限较长,在检验报告未发出来的一定时间内,需要相应的补救办法。如急性心肌梗死患者就诊时,在用化学发光法检测有关项目的同时,可用胶体金免疫层析法对肌钙蛋白I/T进行快速定性或半定量检测;在细菌培养前不妨同时做涂片检查,做出初步报告。但是,快速的筛查方法不能完全代替传统的培养和定量经典方法。

4. 经济性 选择检验项目时,需要考虑成本与效益的关系、患者的经济支付能力。临床医生应结合患者具体病情及医院的实验室条件,在不影响疾病的诊断和治疗的前提下,选择费用较少或尽可能少的检验项目组合,以减轻患者的经济负担。

(三)检验项目的组合原则

目前临床检验项目的数量逐年增多,同一检验项目有多种检测方法,不同方法各有其特点。但任何一项检验项目的灵敏度、特异度、预测值都有限,单一检验项目难以满足临床诊疗的需求。如何进行检验项目组合,为临床提供有价值的实验室诊断依据,是临床医生和检验技师共同面临的问题。检验项目的组合原则包括五个方面。

1. 根据疾病发生和发展特征的优化组合 利用不同标志物在疾病发生和发展的不同阶段出现或浓度不同的规律进行检验项目组合,对疾病诊断、治疗和预后具有重要的临床意义。例如WHO确定实验室检查为心肌梗死的三个诊断标准之一,即肌红蛋白(myoglobin,Myo)、肌酸激酶同工酶2(creatine kinase isoenzyme MB,CK-MB)和心肌肌钙蛋白I(cardiac troponin I,cTnI)三个标志物组合而成的心肌标志物组合,不仅可以发现是否有急性心肌梗死发生,还可以推测心肌梗死发生的时间,以及有无再梗死,为抢救患者节省了宝贵的时间。

2. 根据疾病筛检、监测过程的优化组合 糖尿病是由遗传因素和自身免疫共同作用于机体导致胰岛素分泌不足和(或)胰岛素抵抗等引发的糖、蛋白质、脂肪等代谢紊乱的疾病。不同的检验项目或组合对糖尿病的分型、病情判断、疗效观察、并发症诊断和监测有着重要的意义。具体可参考

表 12-1。

表 12-1 糖尿病诊断的相关检测指标

用途	项目
糖尿病的诊断与监测	血糖(空腹血糖、末梢血血糖)
血糖控制程度的监测	糖化血红蛋白、糖化白蛋白
监测疾病的进展,糖尿病肾病的早期发现	尿微量白蛋白
糖尿病急性并发症检测	酮体、血液乳酸、丙酮酸
糖尿病分型的依据	胰岛素、C 肽、自身抗体等

3. 根据检测方法学特点的优化组合 同一检测指标采用不同检测方法,其灵敏度和特异度有明显的差异。因此,可采用不同的检测方法进行联合检测,以增加其诊断价值。例如抗双链 DNA 抗体的检测,间接免疫荧光法对于系统性红斑狼疮的诊断特异度好,但灵敏度不高,可能会漏检;酶联免疫吸附法灵敏度高,且定量用于疗效监测的优势得到充分的体现,但其特异度低于间接免疫荧光法,因此,可采用间接免疫荧光法和酶联免疫吸附法组合,综合分析检测结果,可提高检测结果的准确度,以利于系统性红斑狼疮的诊断。

4. 根据组织器官功能特点的优化组合 评估器官功能时需要考虑该器官的各种功能。例如肝脏是人体代谢的重要器官,其功能包括物质代谢、生物转化、分泌和排泄、解毒、免疫、凝血因子合成等,单一指标难以全面反映肝脏功能,可选择反映肝脏不同功能的项目组合,结合临床表现,对肝脏功能进行全面的评估。如表 12-2 所示。

表 12-2 肝脏功能检测有关指标

用途	组合指标
肝实质细胞损伤	AST、ALT、ADA、ChE、LDH
肝脏分泌、排泄及解毒功能	TBIL、DBIL、TBA、NH$_3$
肝脏蛋白质合成功能	ALB、ChE
凝血因子合成功能	PT
肝脏肿瘤筛查	AFP、AFU
再生及胆道通畅情况	ALP、5′-NT、GGT
肝纤维化指标	PCⅢ、Ⅳ-C、LN、HA、MAO

注:ALT 为丙氨酸转氨酶;AST 为天冬氨酸转氨酶;ADA 为腺苷脱氨酶;ChE 为胆碱酯酶;LDH 为乳酸脱氢酶;TBIL 为总胆红素;DBIL 为直接胆红素;TBA 为胆汁酸;NH$_3$ 为血氨;ALB 为白蛋白;PT 为凝血酶原时间;AFP 为甲胎蛋白;AFU 为 α-L-岩藻糖苷酶;ALP 为碱性磷酸酶;5′-NT 为 5′-核苷酸酶;GGT 为 γ-谷氨酰转肽酶;PCⅢ 为 Ⅲ型前胶原;Ⅳ-C 为Ⅳ型胶原;LN 为层连黏蛋白;HA 为透明质酸;MAO 为单胺氧化酶。

5. 检验项目组合主要基于临床意见 随着循证检验医学的发展,检验人员为临床提供项目时,要与临床医生一起讨论和评估检验项目的检验方法和临床价值,找出最直接、最特异、最有效、最经济的项目或项目组合,其中临床意见尤为重要。在选择项目时应考虑临床的应用效能,即真实性、可靠性和实用性。①真实性:诊断准确度,包括诊断灵敏度和特异度。②可靠性:同一诊断试验在完全相同的条件下,重复测定获得相同结果。③实用性:该项诊断试验能否帮助临床医生提出诊断、治疗和预防策略。因此,临床实验室在设置检验项目组合时,应充分听取临床意见,为患者提供最佳服务。

二、检验申请方式和内容

(一)检验申请单和检验申请

检验申请单有两种形式,一种是传统的纸质申请单,一种是电子申请单。随着信息技术的发展,检验医学已步入了一个以自动化、信息化、网络化为主要特征的新时期,医院信息系统(hospital

NOTE

information system, HIS)和实验室信息系统(laboratory information system, LIS)实现了无缝对接。可以根据要求在 HIS 设计检验申请单格式,临床医生可在 HIS 进行检验项目的申请,生成相应患者的检验条形码标签,检验科通过条形码可知晓患者的基本信息与需检查的检验项目。电子申请单对检验申请单的规范化和提高临床医生的工作效率具有重要意义。

为了满足临床需求及应对突发事件发生,临床医生可根据患者需求及病情轻重缓急,通过不同方式向临床实验室提出检验申请,常见方式如下:①按检验专业领域项目申请,分为血液学检验、体液学检验、生化检验、免疫学检验、微生物学检验、基因扩增检验等,又可进一步分为单项检验和组合检验。②按检验报告单发放时间申请,分为急诊检验、常规检验和特殊检验。③某些特殊情况下,允许临床医生进行口头申请,但临床实验室应针对口头申请情况制定一个书面规定。当临床实验室收到申请后,应根据临床医生申请要求完成各项检测并及时发出检验报告单。

(二)检验申请单基本内容

合格的检验申请单至少应包含以下内容:患者的标识如姓名、性别、年龄、科室、住院号或门诊号,床位号,临床诊断,检验项目,样品类型,条形码号,申请医生,申请日期,执行护士,样品采集时间,样品接收时间,收费情况,其他如用药情况等。

三、检验申请操作程序与质量保证

(一)检验申请操作程序

由于临床检验样品对结果的影响因素较多,医生在详细了解患者的基本病情后,根据病情需要开具相应的检验申请单,向患者告知检验目的、样品采集时的注意事项、要点及采集时间等。填写要求:检验申请者应详细、规范、正确地按照申请单格式逐项填写检验申请单,字迹清楚、不得涂改,保证样品信息齐全。"年龄"项需填写具体年龄;突发事件中的昏迷患者,"姓名"项可填写"无名氏";新生婴儿可填写"×××之子";在保密性体检时可用阿拉伯数字编码。初诊患者的"临床诊断"项可写"拟诊×××病"或"×××病?",确诊患者的如实填写,健康体检或普查时,可写"体检"二字。

(二)检验申请质量保证

临床实验室应建立检验申请质量保证体系,以减少检验申请因素对检验结果的影响。

1. 检验申请质量管理 检验申请质量管理是检验前质量管理体系的重要组成部分,它并非检验人员完全可控,需要临床医生、护士共同参与和配合,也需要医院职能科室如医务科(部)、护理部参与协调。所以,应将检验申请质量管理纳入医院医疗质量管理体系来管理。

2. 临床实验室应制定检验申请的标准操作程序 对检验申请的要求应有明确规定,可以"采集样品简易指南"或"用户手册"的形式发放给临床医生及护士。

3. 检验人员在检验申请质量管理过程中的作用 ①熟悉影响检验申请的各种因素。②实验室应有临床沟通人员,采用现场培训、信息平台等各种方式定期向全院医护人员讲解检验申请的要求、注意事项及重要性,介绍新项目的特点、临床意义以及与已有项目的区别,帮助医生更好、更快地掌握检验新知识。③临床医生有时忽视对某项目的检查,检验人员有责任予以提醒。如患者抗核抗体阳性,检验人员需要建议临床医生做抗核抗体谱的检测。④定期统计、回顾分析检验申请执行过程中出现的错误,主动走出实验室,深入临床科室了解原因,进行指导和帮助。

4. 临床医生在检验申请质量管理过程中的作用 医生是患者诊断和治疗计划的制订者,检验过程始于临床医生的检验申请单。因此,临床医生应掌握检验项目的临床意义、影响因素及与疾病的内在联系,根据病情需要,严格按照检验申请单的要求开出检验申请单。如果临床医生对临床实验室开展的检验项目或对检验项目的临床应用评价指标不甚了解时,应及时向检验人员咨询。

(曹友德 龚道元)

第二节 样 品 采 集

样品质量的好坏直接关系到检验结果的准确与否。如何为临床实验室提供合格的"原材料"是检验前质量管理的重要内容之一。样品的质量与患者的准备、采集时间、采集方式和部位、采集技术、盛装容器和添加剂、样品量、样品采集顺序等均有关,存在影响因素多、质量缺陷隐蔽性强和潜在变异性大等问题。加强对采集人员的培训指导,使之了解和控制影响样品采集的各种因素,做到标准化、规范化采集样品,才能把好"原料"关,达到保证检验前质量的目的。

一、影响检验结果的常见因素

(一)生理或生物学影响因素

生物变异是生物个体体内的固有变异,不受人为控制。受检者的生理或生物学因素,如年龄、性别、月经和妊娠、昼夜节律、季节变化和海拔高度等均可影响临床生物化学、血细胞计数和凝血功能等检验结果。为使检验结果能真实地反映患者体内实际情况,在采集样品时应尽可能了解患者生理状况,记录可能使检验结果变异的因素,保证对检验结果的正确判读。

1. 年龄 不同年龄阶段很多检验项目的结果存在差异,结果解释时要注意与患者实际年龄的参考区间进行比较。

(1)新生儿:新生儿的白细胞计数可达正常成人的 3~4 倍,淋巴细胞、红细胞计数和血红蛋白含量也明显高于成人。出生后新生儿体内血氧浓度升高造成大量红细胞破坏,体内间接胆红素增加,由于缺乏葡萄糖醛酸转移酶,非结合型胆红素转变为水溶性结合型胆红素的能力不足,使血清中总胆红素和非结合型胆红素浓度增高,出现新生儿黄疸。

(2)儿童与成人:血清中的碱性磷酸酶主要来自肝脏和骨骼。骨骼生长和发育过程中,活跃的成骨细胞大量分泌骨型碱性磷酸酶,因此骨生长期的儿童和青少年血清中碱性磷酸酶活性明显高于成人。

(3)老年人:总胆固醇及低密度脂蛋白胆固醇、促甲状腺激素、白介素-6、抗利尿激素、醛固酮等含量与年龄的增长呈正相关。随着年龄增大,机体肾功能下降和肌肉量减少,肌酐清除率也逐渐降低。老年人体内促肾上腺皮质激素、肾上腺皮质甾体激素、血清三碘甲状腺原氨酸水平下降。

2. 性别 由于男性和女性生理上的不同,许多检验指标存在性别差异,如男性和女性的性激素水平差异明显;血液中蛋白类、葡萄糖、甘油三酯、胆固醇、转氨酶、碱性磷酸酶、酸性磷酸酶、尿素、肌酐、尿酸、肌红蛋白、胆红素、红细胞、血红蛋白、IgG 等检验指标的水平男性高于女性;而成年女性的高密度脂蛋白胆固醇、网织红细胞、红细胞沉降率和铜的水平比男性高。这类存在性别差异的检验项目,实验室应根据性别的不同分别制定参考区间。

3. 昼夜节律 许多检验指标受生物钟的影响,存在昼夜节律的变化(表 12-3),如生长激素在同一天中,峰值与低值相差 3~4 倍;血红蛋白含量白天较高,晚上较低。这类项目检验时需要规定统一的样品采集时间或者根据诊疗需要选择采集时间。如:为避免昼夜节律对检验结果带来的影响,可以规定在清晨采血;在其他时间采集血液时,应做好记录,以保证结果的正确判断。

表 12-3 部分检验指标的昼夜变化情况

检验指标	峰值期	低值期	变化幅度/(%)
生长激素	21:00~23:00	1:00~21:00	300~400
促肾上腺皮质激素	6:00~10:00	0:00~4:00	150~200
肾上腺皮质激素	5:00~8:00	21:00~次日 3:00	180~200
睾酮	2:00~4:00	20:00~24:00	30~50

NOTE

续表

检验指标	峰值期	低值期	变化幅度/(%)
促甲状腺激素	20:00～次日2:00	7:00～13:00	5～15
甲状腺素	8:00～12:00	23:00～次日3:00	10～20
催乳素	5:00～7:00	10:00～12:00	80～100
醛固酮	2:00～4:00	12:00～14:00	60～80
血管紧张素	0:00～6:00	10:00～12:00	120～140
肾上腺素	9:00～12:00	2:00～5:00	30～50
去甲肾上腺素	9:00～12:00	2:00～5:00	50～120
血红蛋白	6:00～18:00	22:00～24:00	8～15
嗜酸性粒细胞	4:00～6:00	18:00～20:00	30～40
铁	14:00～18:00	2:00～4:00	50～70
钾	14:00～16:00	23:00～次日1:00	5～10
磷酸盐	2:00～4:00	8:00～12:00	30～40

4. 月经和妊娠

（1）月经：正常情况下，成熟女性的性激素（如雌二醇、促卵泡激素、黄体生成素等）水平随月经周期不断发生变化，参考区间在月经周期的三个阶段各不相同，如血液中雌激素在月经期降到最低，到卵泡期时水平逐渐升高。

（2）妊娠：妊娠是妇女特殊的生理过程，由于胎儿生长发育的需要，在胎盘产生的激素参与下，母体各系统发生一系列适应性生理变化，不仅激素检测结果有独特的"妊娠参考区间"，其他血液检验指标也会发生相应改变，见表12-4。

表 12-4　妊娠期血液主要检验指标变化

变化	机制
脂肪动员增加	载脂蛋白AⅠ、载脂蛋白AⅡ、甘油三酯、总胆固醇，特别是低密度脂蛋白胆固醇显著增多
血浆运输蛋白增多	甲胎蛋白、甲状腺素、脂质、血浆铜蓝蛋白含量升高
血浆稀释	总蛋白、白蛋白含量降低
体重及代谢增加	肾小球滤过率降低、肌酐清除率上升
凝血系统功能亢进	凝血因子活性增强，凝血酶原时间、活化部分凝血酶时间缩短，纤维蛋白原含量升高
需要增加造成的相对缺乏	铁、转铁蛋白缺乏
急性反应期蛋白含量增高	红细胞沉降率升高

临床医生在分析检验结果时，应充分考虑女性生理周期及妊娠的影响。

5. 季节变化和海拔高度　我国大部分地区处于地球北半球，夏季日照时间较冬季长，维生素D₃水平明显高于冬季。总甲状腺素、三碘甲状腺原氨酸、促甲状腺激素释放激素、总胆固醇等的水平在冬季较高，甘油三酯水平偏低。

高海拔地区居民的血细胞比容和血红蛋白含量普遍高于低海拔地区；而血清转铁蛋白、血浆肾素、雌三醇、尿肌酐和肌酐清除率等指标水平随海拔的升高反而降低。

（二）患者的状态

样品采集时患者的状态，如饮食、个人习惯、运动、情绪和压力、药物，以及采集时体位的改变等可以影响某些检验指标的结果。

1. 饮食

部分检验项目受进食的影响较大,如餐后血液中脂类、葡萄糖、蛋白、尿素、尿酸、氨基转移酶、钾、钠等检验结果较空腹均有不同程度的升高。除此之外,高脂饮食会使血清浊度(乳糜微粒)增加,在方法学方面影响生物化学、免疫学、凝血功能等的检验结果。在食用香蕉、菠萝、番茄后,尿中5-羟色胺水平可增高数倍。

过度禁食也会对检验结果产生影响,如空腹时间过长(超过 16 h)可导致血液中葡萄糖、脂类、血清蛋白、尿素、补体 C3 等含量下降,而血肌酐、尿酸、胆红素、脂肪酸含量上升。当禁食超过 24 h后,血中酮体含量开始升高。

2. 个人习惯

(1)吸烟:吸烟后血浆肾上腺素、肾上腺皮质激素、醛固酮、甘油三酯、游离脂肪酸、癌胚抗原等水平将增高,而 IgG、血管紧张素转换酶活性下降。长期吸烟者,血中一氧化碳结合血红蛋白水平、血红蛋白水平、白细胞计数、红细胞计数、平均血细胞比容升高。

(2)饮茶或咖啡:茶或咖啡中的茶碱或咖啡因会影响代谢,可使血浆游离脂肪酸达正常值的 3倍。另外,血液中肾素、茶碱、儿茶酚胺类激素、转氨酶、淀粉酶、碱性磷酸酶等有不同程度的增高。

(3)饮酒:饮酒后血液中乳酸、乙酸、尿酸等水平增高,酒后 2～4 h 的血糖、碳酸氢盐水平下降;长期饮酒者高密度脂蛋白和平均红细胞容积增加,血中转氨酶、γ-谷氨酰转移酶等血清酶活性升高,特别是 γ-谷氨酰转移酶活性明显增高。

3. 运动 剧烈运动可加快机体有氧和无氧代谢,血氧和二氧化碳含量发生改变,影响体内电解质和酸碱平衡,导致血液中钾、钠、钙、肝功能、肾功能检验结果异常。运动时,与肌肉有关的酶如肌酸激酶、乳酸脱氢酶、天冬氨酸转氨酶等活性有不同程度的增加,以乳酸脱氢酶最为明显;运动也会使许多激素(如肾上腺素、去甲肾上腺素、生长激素等)、血糖、血乳酸、血尿酸的水平升高,胰岛素水平下降。

4. 情绪和压力 压力大或情绪焦虑会影响机体神经-内分泌系统,使儿茶酚胺、肾上腺皮质激素、血糖、白蛋白、纤维蛋白原、胆固醇、肾素、胰岛素、促甲状腺激素释放激素、催乳素等水平升高,铁水平降低。

(三)药物因素

很多药物对检验结果有影响,药物的影响主要分为分析干扰(体外影响)和生物学影响(体内影响)两大类,其中主要是药物和(或)其代谢产物对分析物的体外分析干扰。药物主要通过以下途径影响测定结果。

1. 通过对反应系统待测成分物理性质的影响 如钡餐造影后可使大便呈灰白色;利福平、呋喃唑酮、维生素 B 等药物会改变尿液颜色;大剂量青霉素可导致干化学法尿蛋白假阴性等。

2. 通过参与检验方法的化学反应 某些药物或其代谢产物的氧化还原性对检验结果可产生很大的干扰,如维生素 C、多巴胺、左旋多巴、去甲肾上腺素、肾上腺素等药物具有较强的还原性,对酶偶联 Trinder 反应测定尿酸、葡萄糖、胆固醇和甘油三酯有明显的负干扰;某些药物可作用于酶和蛋白,封闭或改变其活性中心从而产生干扰,如茶碱可抑制碱性磷酸酶的活性。

3. 通过影响机体组织器官的生理功能和(或)细胞活动中的物质代谢 如补碱对电解质的影响、胰岛素使用后会降低血糖和血钾水平等。

4. 通过对器官药理活性、毒性的作用 如某些药物对肝脏有损害,造成转氨酶、碱性磷酸酶和肌酸激酶等肝功能酶活性上升;化疗药物可使血细胞计数降低,特别是白细胞计数和血小板计数。

二、对样品采集有关人员的培训与指导

临床实验室的样品除少数项目(如门诊血常规检验样品)由实验室技术人员采集外,大部分样品由实验室外的人员(如医生、护士、患者等)负责采集。因此,实验室的专业技术人员一定要指导样品采集人员规范化采集样品,以助于检验质量的提高。

NOTE

1. 对临床医生的培训与指导　临床医生在遵照临床诊疗指南、行业规范或专家共识申请检验项目的同时,应知晓样品采集要求,熟悉生物因素、药物等对检验结果的影响,并正确解读检验结果。

脑脊液、浆膜腔积液、骨髓等特殊样品一般由临床医生采集。对于脑脊液和浆膜腔积液等样品,在行穿刺术后,因检验项目不同需采集多管样品。对脑脊液样品,临床医生应了解并标注采集管的顺序;对浆膜腔积液样品,应注意防止凝块的形成,常规和细胞学检查管常用 EDTA-K$_2$ 抗凝,生化检查管用肝素抗凝,还有一管不加抗凝剂用于观察有无发生凝固,如需微生物培养,则需增加采集管。为了防止细胞变性、细菌被破坏和自溶,上述样品在采集后应立即送检。

2. 对护士的培训与指导　临床上护士承担了相当一部分样品的采集任务,对样品质量至关重要。临床实验室应与护理部门联系沟通,对护士进行样品采集的理论培训和技术指导,并通过一系列评价体系,促使护士熟练掌握各种样品的规范化采集程序,正确使用采集容器、添加剂和把握采集时机,尽可能减少检验前误差。实验室应将一些影响检验结果的医疗因素写入《样品采集手册》,例如:输注葡萄糖可引起体内血糖水平升高,输注电解质可引起电解质浓度升高;采集血样时不得在输液同侧血管采血;为避免溶血,采血过程中需注意下列细节,即消毒乙醇干透后再行静脉穿刺、止血带压迫时间尽可能短(一般不超过 1 min),勿让患者做反复攥拳动作,混有抗凝剂及添加剂的试管应上下颠倒 180°轻轻摇匀 5~8 次,避免剧烈振摇等。

另外,要加强护士生物安全防护意识,护士在操作过程中穿戴好个人防护设备,如手套、口罩、帽子等,并能及时采取措施解决诸如针刺伤、体液溅入眼睛等意外事件。

3. 对患者的指导　大部分患者缺乏医学知识,对采集样品的目的和过程不甚了解。医护人员在样品采集前应与患者就饮食、体位和运动等方面对检验结果的影响进行充分沟通,消除患者的紧张情绪,争取患者积极配合,从而最大限度地保证检验结果的准确性。一般情况下,血液样品须空腹 8~12 h,且前一餐清淡饮食,尤以清晨空腹为佳。一些特殊检验项目,如内生肌酐清除率检测要求检查前 3 天禁食肉类,化学法粪便隐血试验要禁食动物血等,同时注意避免外源性目的物质的干扰。为避免运动和体位的变化带来的影响,最好嘱患者休息静坐 30 min 后进行采血。

三、样品采集

(一)样品采集手册

原始样品的正确采集过程是保证样品质量的关键环节。临床实验室应按照相关卫生行业标准(如 WS/T 225—2002《临床化学检验血液标本的收集与处理》、WS/T 348—2011《尿液标本的收集及处理指南》、WS/T 640—2018《临床微生物学检验标本的采集和转运》等)的要求,结合本单位实际,制定统一的《样品采集手册》,明确规定各类样品的采集要求,一般包括下列内容:检验项目、检验方法、适应证/禁忌证、样品类型、样品采集与转运所需要的装置/容器/转运培养基、添加剂以及添加剂的类型与比例、样品采集方法与采集部位、最佳时间和样品量、转运时限和储存条件、样品的标识、重复检验和采样的频率、生物安全防护要求、可能需要提供的临床资料等。

(二)样品容器

采集不同种类的样品(如血、尿、粪、浆膜腔积液、脑脊液、精液、白带等)应选择相应的样品容器,并检查容器的保质日期,容器是否密闭、清洁、干燥且无污染,微生物培养样品的容器是否无菌等。如采集血液样品前,首先应检查采血用具是否在保质期内,因为过期的真空采血管和采血针存在管负压降低、管内的添加剂变质、细菌污染等风险,不得使用;其次,为了防止溶血,还应该检查真空采血管是否完整密闭、洁净,管壁是否光滑,以及样品添加剂是否正确等。

盛装样品的容器应当进行标识,除了唯一性编码外,还应至少包括下列项目:患者姓名、性别、检验项目、送检科别、病床号、住院号、送检样品名称及量、采集时间、备注说明等。要求标识清楚、信息准确。应用了 LIS 或 HIS 的单位,使用条形码作为唯一性标识贴在样品容器上,这种条形码标签包含患者资料及检验项目等详细信息,减少了人为差错,提高了检验质量和工作效率。

(三)添加剂使用

实验室中样品添加剂主要包括抗凝剂、促凝剂、稳定剂以及防腐剂等。正确选择添加剂的种类、掌握添加剂和样品的比例非常重要,可减少添加剂对检验结果的干扰。

1. 抗凝剂、促凝剂和稳定剂的使用 ①抗凝剂:采集全血或血浆样品和浆膜腔积液行细胞计数时,为防止样品凝固需要加入抗凝剂。因检查项目不同,所添加抗凝剂的种类也不同。对抗凝剂的一般要求是用量少、溶解度大、不影响测定。②促凝剂:在血液中加入促凝剂以加速凝血过程,快速得到用于急诊生化检验的血清样品。③稳定剂:氟化钠或碘乙酸钠可抑制糖代谢过程中烯醇化酶的活性,在血细胞未分离的情况下,葡萄糖在 22~25 ℃时可以稳定 24 h。常用的血液样品添加剂见表 12-5。

表 12-5 几种常用的采血管和添加剂

头盖颜色	检验项目	添加剂	影响的检验项目
红	生化、免疫	无	血氨
浅蓝	凝血试验(与血样比为 1:9)	枸橼酸钠	Na、Ca、Mg、ALT、ALP、CK、CK-MB、5′-NT、AMY、ACP,pH
紫	血液常规、血液流变学	EDTA-K₂ EDTA-K₃	K、Na、Ca、Mg、ALP、CK、CK-MB、5′-NT、AMY、LD、Cr、ACP,pH、Tf
绿	血气分析、血氨、红细胞脆性试验、生化、血液流变学	肝素钠 肝素锂	白细胞计数及分类
黑	红细胞沉降率试验(与血样比为 1:4)	枸橼酸钠	Na、Ca、Mg、ALT、ALP、CK、CK-MB、5′-NT、AMY
黄	急诊血清生化、药物动力学	惰性分离胶 促凝剂	ACP
灰	血糖、葡萄糖耐量试验	Na、Ca、Mg、ALT、ALP、AMY、ChE、草酸钾 氟化钠	5′-NT
橘红	急诊血清生化	促凝剂	血清

2. 防腐剂的使用 尿液检查要留取新鲜样品及时检查,否则尿液易生长细菌,使其中的化学成分发生变化。在留取 24 h 或 12 h 尿液时,尿液样品应置冰箱 2~6 ℃保存(最好的方式)或加入防腐剂。常用的尿液样品防腐剂见表 12-6。

表 12-6 常用的尿液样品防腐剂

防腐剂	检验项目	样品类型	用法
浓盐酸	尿儿茶酚胺、香草扁桃酸(VMA)、17-羟皮质类固醇和 17-酮类固醇	24 h 尿	每 100 mL 尿液加 0.5~1.0 mL 浓盐酸,使尿液 pH 为 2~3
甲苯	肌酐、糖、蛋白质、丙酮等生化项目	24 h 尿	每 100 mL 尿液加 10~20 mL 甲苯
冰醋酸	醛固酮	24 h 尿	加 5~10 mL 冰醋酸
麝香草酚	钾、钠、钙、氨基酸、糖、尿胆原、胆红素等	24 h 尿	每 100 mL 尿液加 0.1 g 麝香草酚

(四)采集时间

样品采集时间对检验结果有较大影响,应根据样品类型和检测目的等因素选择最佳采样时间。

1. 清晨空腹采集样品 住院患者大部分检验项目一般在清晨空腹(一般指空腹 8~12 h 后)采集血液样品。此时,待检者一般处于安静状态,可减少昼夜节律变化带来的影响,受饮食、体力活

NOTE

动、生理活动等影响较小,易发现和观察病理情况,而且重复性较好,同时便于组织管理。该采集时间适用于住院患者。

2. 随时或急诊样品 无时间限制或无法规定时间而必须采集的样品,被检者一般无法进行准备。常用于门诊、急诊、抢救患者的检查项目。

3. 特殊采样时间 即指定采集时间的样品,根据不同的检测要求有不同的指定时间。尿液早孕试验应在怀孕 35 天后送检尿液样品;精液样品应在禁欲 2～7 天后采集;细菌培养血液样品尽可能在高热、寒战时及抗生素使用前采集;血液中班氏微丝蚴检查应在晚上 10 点到次日 2 点之间采集样品,阳性率最高;心肌肌钙蛋白 T 或肌钙蛋白 I 测定时,选择心肌梗死后 4～6 h 采样较好;药物输液结束后 2～4 h 采集样品,而地高辛、洋地黄毒苷在输液后 6～8 h 采集样品等。

(五)样品类型

1. 血液检验样品 不同部位的血液成分有一定的差异。血液样品采集时,应根据检验目的与检验项目,选择合适的采血部位,如:动脉血的氧含量较高,静脉血中二氧化碳的浓度较高,故血气分析常用动脉血;输液处静脉血中相关离子、葡萄糖或药物浓度高于其他部位静脉血,需采集对侧血液样品;全血细胞分析仪推荐采集受外界影响较小的静脉血,而非血液循环较差、受温度影响较大的手指血。

2. 细菌检验样品 无菌部位采集的样品更具有临床价值,有菌部位采集的样品需要清除正常菌群和定植细菌才有意义;在病灶深部采集的样品较远离病灶的样品更易获得大量的感染性病原菌。

3. 粪便检验样品 为了提高检出率,挑取含有黏液或脓血部位的粪便进行检查,外观无异常的则应从粪便表面不同部位挑取粪便进行检查。

(六)采样顺序

在一次穿刺留取多管检验样品时,样品采集顺序会对检测结果产生影响,需要样品采集人员注意和了解采集管的顺序,必要时进行记录和标注。

1. 采血顺序 为了保证血液样品采集质量,减少不同试管间的相互影响。如果使用真空管采血,WS/T 225—2002《临床化学检验血液标本的收集与处理》中对多项样品采集的采血顺序推荐如下:①血培养管(厌氧优先);②凝血项目管(蓝帽);③血沉管(黑帽);④血清管(红帽或黄帽);⑤肝素血浆管(绿帽);⑥EDTA 管(紫帽);⑦抑制血糖酵解管(灰帽)。

2. 脑脊液采集顺序 第 1 管用无菌容器,做细菌学检查;第 2 管用于化学或免疫学检查;第 3 管用于细胞学检查。

(七)采样量

合适的采样量是保证检验质量的前提,采样量不能过少,不足的应当拒收。《样品采集手册》中制定的样品最低采集量应当满足下列用量要求:①满足检验要求;②对结果复查的需要;③对初筛阳性的样品进行确证试验的需要;④对样品溯源和回顾性分析的需要。同时,也应考虑抽血给患者带来的痛苦,尽可能合并检查项目。但下列情况样品量采集不足时可考虑接受:①小儿等特殊人群采样困难者;②创伤性大、采样风险较高的,如脑脊液样品;③处于抢救期的危急重症患者等。对于这类样品,应与临床协商可检验的项目,并在报告单上注明"样品量不足,结果仅供参考"。

部分检验的样品量要求非常准确,如:①精液常规分析时,精液量是重要检测指标;②24 h 尿检验项目的尿量必须准确,如 24 h 尿蛋白、肌酐、17-羟皮质类固醇等。③凝血检验样品采集量须在样品管刻度处等。

(八)采集方式

样品的采集方式,如血液样品的采集体位、止血带的使用和输液都会影响检验结果。

1. 体位的影响 人体分别处于不同体位时,体内电解质及水分会在血管及组织间隙之间流动、重新分布,小分子物质如葡萄糖、激素、药物、部分代谢产物的游离成分受体位影响不大,血管内不能滤过的大分子物质浓度则升高,如血清醛固酮的立、卧位结果完全不同;直立位时的血清丙氨酸转氨酶水平升高明显,红细胞、白细胞、血红蛋白、碱性磷酸酶、甘油三酯、蛋白类、铁、钙等的水平有一定程度升高。

2. 止血带的影响 静脉采血时,止血带压迫时间过长可使多种血液成分发生改变,如压迫 40 s 时总蛋白和天冬氨酸转氨酶水平升高;压迫超过 3 min 时,血清白蛋白、碱性磷酸酶、胆固醇和血清铁、钙等水平升高,血清钾水平上升更明显;同时,由于无氧酵解加强,乳酸水平升高而 pH 降低。因此,应尽量缩短止血带的压迫时间,见回血后立即解开止血带,最好能在 1 min 内采完血。当需要重复使用止血带时,则需选择另一上臂。

3. 输液的影响 为保证血液样品质量,应尽可能避免在输液过程中采血,尤其不能在输液的肢体采血。因为输液不仅使血液稀释,而且输入液体的成分会严重干扰测试结果,最常见的是葡萄糖或电解质的测定。一般情况下,输入碳水化合物、氨基酸、蛋白质或电解质的患者应在输液结束 1 h 后采血,而输入脂肪乳剂的患者应在 8 h 后采血,且不能在输液装置的近心端采血。

(任伟宏 李锐)

第三节 样 品 转 运

样品采集后,因血细胞的代谢活动、蒸发、微生物降解、渗透作用、光学作用、气体交换等直接影响样品的质量,应尽量减少样品的转运和保存时间,尽快处理,尽早检验,以保证检验结果的可靠性。

为了保证样品的质量,临床实验室应制定《实验室样品转运制度》,并严格监控样品的运送过程,以确保样品能按有关要求在规定时间内运达;确保原始样品在规定的温度范围内运送;确保运送过程不对运送者、公众及接收实验室造成危害。

一、样品转运人员培训

样品转运人员必须经过专业培训,掌握相关知识如各种检验样品的来源、样品传送的要求、样品采集合格与否的判断、送检样品的生物危险性及其防护等,并有实验室负责人的授权。

目前,样品的转运一般由医院招聘的临时工(护工)或外包公司负责,他们大部分都未接受过正规相关知识的培训,或只接受过简单培训,缺乏医学相关知识,不了解样品采集过程,主观上对样品的重要性认识不足,导致不良事件时常发生,严重影响医学检验质量。因此,医院应建立完善的培训及考核体系,培训包括岗前培训和在职培训,由检验科、护理部、独立实验室管理人员组成的培训小组负责培训与考核工作。

岗前培训的主要内容包括职业道德、劳动纪律、基本工作技能等。在职培训的具体内容主要有不同样品的采集方法、特殊样品的储存、样品运送过程中的注意事项、意外情况的应急处理措施、样品转运的工作流程等,培训结束经统一考核合格后方可进入科室从事样品转运工作。

二、样品转运方式

(一)专人运送或专用运输系统

样品的运送应做到专人、专业,以确保样品采集后能在第一时间送达检验部门。原则上应由经过专门训练的医护人员或护工运送,不得由患者本人或患者家属运送(门诊患者自行留样如粪、尿等样品除外)。有条件的医院可采用管道传递系统运输样品,这既可加快样品传递速度,又可避免样品的错误传递。

需外送的样品,应将密封的试管装入乙烯塑料袋并存放于合适温度(按检验项目要求选择合适的温度)的样品运送储存箱中,运送过程中应防震、防漏、防污染。

(二)专用样品运送储存箱

样品在运输过程中可能会发生丢失、污染、过度振荡、容器破损、唯一性标识丢失以及高温、低温或阳光直射等使样品变质等情况,为了避免以上情况的发生,运送时需使用专用的样品运送储存箱,在样品运送储存箱上应标有生物危险标识、警告用语和提示用语。对于疑为高致病性病原微生物的样品,应按照《病原微生物实验室生物安全管理条例》和各医疗机构制定的生物安全管理规定的相关要求进行传染性标识、运送和处理。

三、样品转运时间、温度与控制

样品转运的基本原则是样品采集后应立即送检,尽量缩短转运时间。如受各种条件限制不能及时送检,应将样品放置于阴凉处,避免样品受热、破损,必要时冷藏放置。样品在转运过程中应密闭、防震、防漏、防污染。检验申请单与样品应同时送达,并将检验申请单与样品分开,避免申请单被污染。

采样后须立即送检的常规项目有细菌培养(特别是厌氧菌培养)、血液细胞学、体液细胞学、涂片找细菌与霉菌、血气分析、血糖测定等。如血气分析的样品,室温稳定时间小于 15 min,如不能及时送检,应置于冰上运输,运送时间不得超过 1 h,有条件的科室可开展即时检验(POCT);血液离体后其中的葡萄糖将以每小时 6%的速度下降,因此样品采集后应立即送检或分离血清或血浆,或通过添加稳定剂(如氟化钠)抑制红细胞的糖酵解,减少葡萄糖的消耗,稳定血糖浓度。

一般性检验样品在采集后的转运时间应控制在 2 h 内,如各种蛋白质类、脂类、激素类、酶类、抗原与抗体检测等。尿液样品从留取到检验应在 2 h 内完成。

某些特殊生化样品运输方式极其重要,如胰岛素、前胰岛素、C 肽等样品采集后应立即置冰盒内送检,及时在 4 ℃分离血清,并保持低温直至测定为止。若进行较长距离的样品转运,应将样品进行预处理,如分离血清或血浆、采用特殊容器等。进行肺炎链球菌和(或)脑膜炎奈瑟菌培养的样品应保温送检,将脓汁放入无菌的容器中,并放在一个密封的塑料袋里,应尽可能快速运送和处理。

此外,在夏季高温或冬季低温地区,应注意防蒸发或保温等问题。

四、样品转运过程中的安全

为了确保检验样品的运送安全,医院实行样品运送专人管理、密闭容器转运、固定运送路线、严格样品交接登记,并有防污染的应急措施。

样品转运人员应该严格遵守《病原微生物实验室生物安全管理条例》《医疗机构临床实验室管理办法》《实验室样品转运制度》等相关法律法规,应视所有样品为具有生物危害的物品。因此,在接触、转运样品时必须采取严格防护措施,如穿隔离衣,戴帽子、医用口罩、乳胶手套,必要时戴护目镜、穿鞋套等。

样品转运人员应树立"患者的样品比自己的生命还重要"的理念,增强责任心,特别是一些特殊样品(如高致病的病原微生物学样品)应做到专人负责,确保在最短时间内及时送达。在运送过程中无论遇到什么情况,都要做到样品箱不离手,禁止让别人代送或寄存某处。样品箱要保持密闭性,外贴统一的标识。

若样品在转运过程中发生泄漏,必须严格进行消毒处理,具体的操作办法如下所示。

(1)检查样品的包装袋是否破损,如未破损直接采取高浓度的消毒方法对其进行消毒,并按感染性废物处置。

(2)如包装袋有破损,则首先检查是否污染同一运送箱的其他样品试管外表,以及转运箱是否污染等。

(3)若明确病原微生物,可选择敏感的消毒剂;不明确病原微生物时则选用 2000～5000 mg/L 含氯消毒剂或其他合适的消毒剂进行擦拭消毒。

(4)对于污染的样品转运箱内部,首先清除感染性物质,再选择 $2000\sim5000\ \mathrm{mg/L}$ 含氯消毒剂或其他合适的消毒剂进行擦拭消毒。擦拭消毒过程中应注意防止对样品标识标签的损坏。

(5)特殊病原体泄漏则采用特定方式处理,并做好风险评估。

同时,医院应建立样品转运意外事件处理的紧急预案。一旦样品在转运的途中出现意外,如样品损坏或丢失,应立即采取相应的措施,并通知主管医生、上报相关领导,取得相关部门的配合,积极查找或采取补救措施,把患者的损失降到最低,做好记录工作。同时注重培养工作人员良好的心理素质和应对能力,使其能做到遇事冷静、沉着应对。

(黄泽智　忽胜和)

第四节　样品核收、拒收及传递

一、样品核收

(一)样品状态与信息资料

临床实验室要根据检验项目对样品的要求,制定样品核收的标准文件,建立严格的样品验收制度和不合格样品的拒收制度,以保障送检样品的质量,保证样品符合检测要求,确保检验结果的可信度和有效性。

(1)样品转运和收检人员应具备相应的专业知识,上岗前应接受过专业培训。收检人员在样品接收时应与样品转运人员履行交接手续并签字,内容至少应包括患者姓名信息、申请项目、样品种类、样品外观、样品数量、样品收取时间等。物流送达的样品也应由专人验收并及时与发送科室核对与记录。

(2)临床实验室人员在接收样品时,应认真检查样品的状态。样品收检时应检查样品的存放条件是否符合要求,样品包装以及运输温度等条件是否符合相关检验项目要求,样品所用的容器是否正确,容器有无破损,唯一性标识是否准确,申请的检验项目与样品是否相符,样品采集量是否符合要求,需要抗凝的血液样品是否有凝块,样品是否溶血、血清是否乳糜状等情况。对不符合规定要求的样品应拒收,并及时反馈给相应的申请科室,建议重新采集样品送检。

(3)临床实验室人员在检测样品时,应认真核查检验申请单上的信息是否填写完全。检验申请单上应包括的主要内容有患者标识、姓名、性别、出生日期、病历号、科室(病床号),样品采集时间,采集人和医生签字等。为便于检验人员对结果进行分析,检验申请单上应填写临床诊断,诊断不明者可注明重要的阳性体征。

临床实验室应对急诊样品的接收、标识、处理和报告过程制定快速处理的程序,保证满足临床和患者的需求。对急诊检验项目的检验申请单及样品要有特殊标识,实验室要规定急诊样品运送的方式,建立急诊检验结果报告制度。

(二)样品核收标准

①样品标识的唯一性,如患者姓名、年龄、性别、住院号、床位号等应与检验申请单的信息一致。②按检验项目要求使用相应的真空采血管,试管无破损,血量在规定的范围内,抗凝血无血凝块。③无溶血、无脂血或不影响检验结果的轻度溶血、轻度脂血。④按要求进行了防腐或特殊处理。⑤采集时间、转运时间、转运条件符合规定。⑥细菌培养的样品未被污染。

二、样品拒收

(一)样品拒收标准

在分析前,对不符合样品采集要求的样品应拒收,除检验申请者有特殊要求外,具体标准:①标

NOTE

识脱落、不清楚或样品标签信息与检验申请单信息不一致。②样品量不准确,样品量太少不足以完成检验申请单所要求的检验项目的检测,未按规定要求留取样品,凝血检验样品量过多或过少。③抗凝样品凝固,样品与抗凝剂比例不正确。④样品容器使用错误、容器破损,样品流失或受污染。⑤溶血和脂血样品。⑥要求与空气隔绝的样品与空气接触。⑦采集时间或转运时间超出规定时间。⑧转运条件不当等。

(二)样品拒收后处理

对不合格的样品,应及时与送检部门相关人员联系,共同商定样品的处置办法;对特殊样品或再次取样确有困难的则可与临床医生协商进行部分内容的检验,但必须在检验报告上对不合格样品进行详细的描述,提示该样品的状况可能会对检验结果产生影响,并注明"检验结果仅供参考"字样。

三、样品在实验室内传递

合格样品接收后,应根据样品检验项目不同进行分拣,统一放置在固定部位并有明显标识(如生化室、细菌室、免疫室等),以便实验室的检验人员来拿取。对于急诊样品,应催促实验室有关人员尽快拿取,并做好记录。

同一患者有多张检验申请单时,原则上要分装,随检验申请单分别放置到相应样品盒。对采样困难者要主动跟踪样品,并做详细记录,以免漏检。

四、样品状态对检验结果的影响

样品状态可通过改变被测物含量、活性或干扰检验方法从而影响检验结果。

1. 溶血　通常游离血红蛋白水平$\geqslant 300$ mg/L 时才能被肉眼看见,称为显性溶血。溶血对检验结果的影响大致可分为以下几种:①血细胞成分的释放,使血清或血浆中被测物水平增高,如 K^+、ALT、AST、LDH、CK、ACP 等。②干扰检测方法,血红蛋白可引起部分检验项目的检验结果假性增高,影响程度与溶血程度、标准品及试剂等有关。③红细胞溶解可释放过氧化物酶、腺苷酸激酶等,前者对 ELISA 方法影响较大,后者则干扰肌酸磷酸、转移酶的测定。

一般情况下,溶血可作为样品拒收的标准,但对弥散性血管内溶血(DIC)患者则应区别对待。应主动、及时与临床医生联系,排除血管内溶血的可能。如果排除体内溶血,应将溶血样品弃之,建议重新采血送检。

2. 脂血　脂血常由进食或高脂血症引起。进食可引起血脂、总蛋白等指标水平假性升高;脂质可以置换水(5%~10%),可使电解质、部分代谢产物浓度下降。脂蛋白亦可以结合亲脂成分,降低与抗体的结合,从而干扰免疫检测结果及影响电泳和层析。另外,由于血浆或血清混浊,可干扰比色和比浊。但对于脂代谢异常的患者,血脂分析具有较重要的临床意义。

3. 黄疸　血清总胆红素水平增高,常会干扰许多指标的检测,如血糖、肌酐(Jaffe 法)、尿酸、胆固醇等的测定,会导致检验结果假性降低。

(黄泽智　忽胜和)

第五节　样品检验前处理

一、样品离心

血液样品采集后,若不及时分离血清或血浆,血液中的红细胞与血清之间的成分就会发生相互转移,或细胞中的某些酶分解待测物等,从而影响一些项目的检验结果。因此,应及时采用离心法分离血清或血浆(采血后 2 h 内)。加抗凝剂的血液样品可以立即离心分离血浆;无抗凝剂的血液样品分离血清时,可先将样品置于室温或 37 ℃水浴箱中,待血块部分收缩并出现少许血清时再离心。离心前不宜使用竹签或类似器材去剥离附着于试管壁和管塞上的凝块,因为人为剥离会诱导溶血。

一些温度依赖性分析物(如促肾上腺皮质激素、环腺苷酸、儿茶酚胺、血氨等)应在 4 ℃分离;温度低于 15 ℃可导致血钾测定值增高;无特殊温度要求的分析物,离心温度应设定在 20～22 ℃。因此,血液样品离心时最好选用温度控制离心机。样品离心最好一次完成,若需再次离心,应与上次离心相隔时间很短。

尿液、脑脊液、浆膜腔积液和羊水等特殊样品常需立即离心再进行相关项目的分析。

二、样品保存

若样品保存不当或储存时间过长,细胞的代谢、蒸发、化学反应、微生物降解等均可造成检验结果不准确,如放置时间过长会使血钾测定值过高、血糖测定值过低等。因此,分离后的样品如果不能及时分析,必须进行预处理或按要求以适当方式保存,以降低由于存放时间过长引起的测定误差。样品保存应遵循的原则:①样品应加盖(塞)防止蒸发。②血液样品应尽快分离血清或血浆。③保存温度一般为4 ℃。④保存中应注意避光,尽量隔绝空气。⑤保存期限视样品种类及检验目的不同而定,以保证检验结果的可靠性。血清、血浆、体液常规样品大多于 2～8 ℃储存,而血凝样品应分离后将血浆保存于－20 ℃,因在 2～8 ℃易激活部分凝血因子;检验 LDH 的血清存放于冰箱中可使其亚基解聚,导致 LDH 活性明显降低,置于室温反而更稳定;血培养样品应在常温下保存,不能放在冰箱中;菌种、蛋白质、核酸样品常于－70 ℃保存,避免反复冻融。

(魏建威 王伟红)

第六节 检验前质量指标监控

检验前过程的质量管理主要包括检验申请、患者准备、样品采集、样品转运和实验室内传递等环节,其中任何一个环节出现问题都可能导致检验错误。据有关资料报道,临床实验室所有的误差中,检验前的差错几乎占总差错的 60%以上。因此,检验前质量管理已成为实验室质量管理的主要内容,是全面质量管理的前提。

一、检验前的质量指标

(一)质量指标

质量指标(quality indicator)是指一组内在特征满足要求的程度的度量,即临床实验室从其服务的各个分过程中挖掘出来用以评价质量过程好坏的程度,是评价临床实验室质量体系是否健全的重要标志。质量指标可以识别、纠正和持续监测临床实验室服务中的质量问题,并通过采取纠正措施来改进质量性能和患者安全,同时也可用于临床检验关键过程的质量一致性的提高和标准化。

质量指标可用产出百分数(在规定要求内的百分数)、缺陷百分数(在规定要求外的百分数)、百万机会缺陷数(defects per million opportunities,DPMO)或六西格玛级别表示。如未达到微生物学检验样品要求的各类样品所占的比例就是此过程质量的一个度量。

(二)检验前主要质量指标

2009 年,卫生部临床检验中心组织有关专家,根据美国病理学家协会(CAP)的质量探索(Q-Probes)和质量跟踪(Q-Tracks)计划中所制定和监测的质量指标、美国临床和实验室标准化研究院(CLSI)有关文件、我国《医院管理评价指南》《患者安全目标》(2010 年版)及《医疗机构临床实验室

NOTE

管理办法》中对临床实验室质量和管理的规定要求,制定了一套系统的、连贯的临床实验室质量指标,用来收集、分析、评估和改进临床实验室的工作质量。

临床实验室质量指标体系共 60 项,其中检验前 20 项、检验中 11 项、检验后 29 项。这里所列的检验前质量指标只是部分重要指标,实验室可以此为基础,根据工作实际设计、拓展其他指标。

1. 样品类型错误率　类型不符合要求的样品数占同期样品总数的比例,反映所采集样品的类型是否符合要求。

$$样品类型错误率 = \frac{类型不符合要求的样品数}{同期样品总数} \times 100\%$$

2. 样品容器错误率　采集容器不符合要求的样品数占同期样品总数的比例,反映用于采集样品的容器是否符合要求。

$$样品容器错误率 = \frac{采集容器不符合要求的样品数}{同期样品总数} \times 100\%$$

3. 样品采集量错误率　采集量不符合要求的样品数占同期样品总数的比例,反映样品采集量是否准确。样品采集量过多或过少都可能影响检验结果,临床上出现情况较多的是样品采集量不足。

$$样品采集量错误率 = \frac{采集量不符合要求的样品数}{同期样品总数} \times 100\%$$

4. 抗凝样品凝集率　凝集的样品数占同期需抗凝的样品总数的比例,反映样品采集过程中正确使用抗凝剂的情况。

$$抗凝样品凝集率 = \frac{凝集的样品数}{同期需抗凝的样品总数} \times 100\%$$

5. 溶血样品率　溶血的样品数占同期样品总数的比例。

$$溶血样品率 = \frac{溶血的样品数}{同期样品总数} \times 100\%$$

6. 血培养污染率　污染的血培养样品数占同期血培养样品总数的比例,反映整个血培养操作过程是否正确,而大部分污染是因为采血过程防污染不够所致。

$$血培养污染率 = \frac{污染的血培养样品数}{同期血培养样品总数} \times 100\%$$

7. 运输时间不合格样品率　运输时间不合格的样品数占同期运输的样品总数的比例,反映样品运送的及时性和效率。

$$运输时间不合格样品率 = \frac{运输时间不合格的样品数}{同期运输的样品总数} \times 100\%$$

8. 实验室接收到不合格样品率　实验室接收到的不合格样品数(如溶血、凝血、标识不清、污染等)占同期实验室接收的样品总数的比例。

$$实验室接收到样品不合格率 = \frac{实验室接收到不合格的样品数}{同期实验室接收的样品总数} \times 100\%$$

二、检验前质量管理的特点

检验前质量管理具有以下特点。①影响检验结果的环节、因素和涉及人员多:主要包括检验申请、患者准备、样品采集、样品转运、样品接收及样品处理等环节,每个环节有许多因素均可影响检验结果,如样品转运就有转运时间、转运温度等,涉及医生、护士、患者、护工及检验人员等。②影响检验结果的影响因素隐蔽性强:如检验结果质量问题发生在检验前,由于影响检验前质量的环节多、因素多、涉及人员多,很难找到影响检验结果的因素出现在哪个环节。③临床实验室可控性弱:影响检验前质量的因素涉及医生、护士、患者和护工等,临床实验室很难控制。因此,需要临床和实验室之间多方面的联系、咨询和监督,共同来加以保证。检验前质量管理作为全面质量管理中最薄弱的环节,越来越受到各临床实验室的重视。

三、检验前质量管理体系的建立

检验前质量管理工作是临床实验室质量管理体系的重要组成部分,它不仅仅是一个技术问题,更多的还是管理问题。因此,应该将检验前质量管理工作纳入医院医疗质量管理体系,要求医院各相关科室人员、患者等共同参与和配合。

（一）临床实验室应制定各类样品采集、转运的标准操作规程

对各类样品的采集应有明确规定和要求。临床实验室应该制定《样品采集指南(手册)》发放至各临床科室,其内容应包括检验项目的名称、采集样品的程序、患者的准备、采集最佳时间、样品采集量、抗凝剂的种类及用量、保存方法、转运时间及转运要求等。

1.明确工作流程及交接规范 制定样品转运人员的工作流程(图12-1)。每个病区固定样品存放地点,样品采集后应立即通知样品转运人员,并要求样品转运人员在规定时间内运送样品到相关实验室。有护士与样品转运人员之间、转运人员与实验室样品接收人员之间的交接记录,明确每一份样品的去向。样品转运和收检人员应严格执行样品签收、拒收制度。物流送达的样品也应由专人验收并及时与发送科室核对并记录。

2.规范样品储存方法 样品采集后应及时送检,以免影响检验结果。有些样品如遇特殊原因确实不能及时转运,则应由专业人员按样品的具体要求采用常温保存或冰箱内冷藏,并认真做好交接班,以便在可以转运的时间内及时转运。

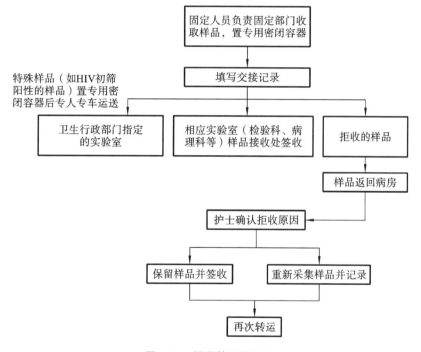

图 12-1 样品转运流程图

（二）充分发挥检验人员的作用

(1)检验技术人员应掌握影响检验前质量的各因素。

(2)临床实验室应有专人(最好是检验医师)负责定期为全院医护人员进行样品采集的相关内容培训。同时,检验人员应主动走出实验室,深入临床科室了解样品采集情况,并进行帮助和指导。

(3)坚持原则与标准、严格把关,确保检验质量。

（三）全院联动,加强管理

检验前质量管理工作是医院医疗质量管理工作的一个重要组成部分,是一个全院性的质量管理工作,医院职能科室如医务处、护理部、门诊部及各临床科室要高度重视、积极参与和协调。

NOTE

（1）健全层级管理制度，建立从检验科、护理部到临床科室管理的模式，注重样品转运人员的选拔，加强业务培训，并定期召开沟通会。培训内容主要包括责任心、基本素质及操作规范。

（2）制订检验申请、患者准备、样品采集、样品转运和实验室内传递等每一个环节的质量保证措施，并有相应的检查、评比及考核制度等办法。

（3）统一供给质量可靠的采集样品所需的用具、容器及试剂（包括抗凝剂、防腐剂等）。

（黄泽智　胡志坚）

本章小结

检验前质量管理始自临床医生的检验申请，止于分析检验程序的启动，主要包括检验申请、患者准备、样品采集、样品标识、样品转运和保存、实验室内传递等环节。这几个环节的工作都是在临床实验室外由临床科室完成的，涉及的人员多、范围广，完全超出临床实验室的管理范围。因此，检验前的质量管理工作具有影响因素和环节多、质量缺陷的隐蔽性强、临床实验室的非可控性等特点，目前已成为影响检验质量的一个主要因素。

检验前质量管理工作不仅仅是临床实验室质量管理体系的重要组成部分，而且是医院医疗质量管理工作的一个重要组成部分，它不仅仅是一个技术问题，更多的还是管理问题。因此，医院职能科室如医务处、护理部、门诊部及各临床科室要高度重视、积极参与和协调，加强检验前过程的规范化管理，制定标准化的检验前操作流程，执行科学化的质量指标监控，为提高临床实验室的检验质量提供保障。

NOTE

第十三章 检验中质量管理

学习目标 ▎···

通过本章学习,你应能回答下列问题:

1. 检验过程中影响检验结果的主要因素有哪些?
2. 如何理解原始记录在检验过程中的重要性?
3. 临床体液学检验过程中质量控制有哪些主要特点?
4. 临床血液学检验过程中质量控制有哪些主要特点?
5. 临床免疫学检验过程中质量控制有哪些主要特点?
6. 临床微生物学检验过程中质量控制有哪些主要特点?
7. 临床输血学检验过程中质量控制有哪些主要特点?
8. 临床分子生物学检验过程中质量控制有哪些主要特点?

检验过程是指从样品检测开始至获得检验结果的整个过程。检验过程中影响检验结果的因素有很多,为了保证检验结果准确可靠,临床实验室通常按照相关行业标准、制定的各种程序文件或规章制度,对检验过程中各个要素及检测过程的质量要求进行有效的控制和管理,确保检测系统性能可靠和操作规程得到严格执行。各专业实验室要根据各自具体情况,加强室内质控、实验室间比对等。

第一节 检验过程中质量管理主要因素

一、检验人员

人员素质和能力是影响实验室检验质量的关键环节之一。足够数量的专业人员、良好的专业素养和敬业精神以及合理的授权分工是临床实验室完成日常工作,实现全面质量管理和持续改进的有力保障。临床实验室应拥有与其临床检验工作相匹配的专业技术人员;专业技术人员应具备相应职称、所从事检验医学各专业(如体液学、血液学、免疫学、微生物学等)相应学历和业务能力,通过各种培训途径经考试、考核等方式合格后获取相应的资格。实验室应建立相应的规章制度和程序,对实验室技术人员进行管理和记录,如岗位要求、人员资质、培训考核等。

二、检验方法

选用性能可靠的检验方法是保证检验工作质量的前提之一。按照《医疗机构临床实验室管理办法》要求,实验室应当采用国家规定的检验项目和检验方法开展临床检验工作。新的临床检验项目和检验方法由卫生部(现国家卫健委)定期发布。用于临床的检验方法原则上应选择《全国临床检验操作规程》、卫健委发布的临床检验标准或技术规范中所列的检验方法;各实验室在选用检验方法时,要严格按照有关文件对检验方法分析性能进行评价,确保该检验方法在本实验室能获得满意的结果。

三、检验仪器设备与试剂

检验仪器设备和试剂不仅是临床实验室开展正常检验工作的重要资源,也是影响检验质量的重要因素。

1.试剂　包括检测试剂/试剂盒、培养基、标准(校准)品、质控品等。目前临床实验室使用的大多为商品化试剂盒,少数需要人工配制。实验室在选择商品化试剂盒时,应对其组成、方法性能指标等方面进行仔细阅读并加以分析,用于自动分析仪的试剂盒要注意其检验参数是否与本实验室自动分析仪的检验参数相符。推荐使用检验仪器设备厂家的配套试剂,便于溯源。试剂盒选定后,一般情况下勿轻易更换。

试剂的质量直接影响检验结果,必须严格管理,按要求妥善保藏、专人专管,并在有效期内使用。试剂盒应用时要注意以下几点:①检测试剂需按照试剂说明书正确配制和使用,同时要注意不同品牌试剂或同一品牌不同批号试剂不要混用。对于需要一定储存条件的试剂,如暂时不使用,必须迅速保存至要求的保存环境(如温度、湿度、避光等)中,以防止试剂挥发、变质、失效。一般情况下,经冷藏/冷冻的试剂需恢复室温后方可用于检测,但注意避免反复冻融。②检测样品前应验证试剂的可靠性,根据不同专业的要求利用阴、阳性对照品、质控品等进行验证,对不符合检验要求的试剂应当及时更换。③检验中所需的各种试剂(如清洗液、校准品、质控品等)、耗材等需提前准备齐全和足量,避免在分析过程中因试剂不足而重新配制或添加。④有试剂仓、带有冷藏装置的检验仪器设备(如生化分析仪),如长期续加试剂会因剩余的近失效或已失效试剂将新试剂稀释,使新加入试剂的质量或生物学活性下降甚至失效,应制定专门程序对续加试剂加以控制。

2.仪器设备　检验仪器设备是检测系统的重要要素,仪器设备的正确使用与科学管理不仅关系到仪器设备的使用寿命,而且影响检验结果的准确性。临床实验室检验仪器设备应专人专管,建立仪器设备检定或校准、使用和维护保养制度,做到定期进行检定/校准和期间核查,以保证仪器设备时刻处于最佳状态。各种对检验结果有影响的辅助设备如压力表、温湿度计、电导仪等也需要定期检定或校准,并有记录。操作人员特别是精密、贵重仪器设备的操作人员,除具备相应资质、足够的技术能力外,还必须有高度的责任心,当发现仪器设备在运行过程中出现问题或发生故障时,应立即停机避免更大的损失,并及时向相关负责人以及维修部门汇报,不能擅自处理。使用检验仪器设备时,为保证检验质量,应从以下几点入手。

(1)开机前检查:每天上班启动仪器前,需做好准备工作。检查检验仪器设备及配套或辅助设备设施是否完好、功能是否正常,如生化分析仪的制水系统能否正常运转,能否制备出符合要求的纯水;试剂管道、废料通道、废液通道是否畅通;盛装容器如废液瓶(桶)是否已经被清空;试剂量是否足够、试剂位置是否摆放正确等。

(2)开机:当各项准备工作完成并确认无误后,按仪器说明书或标准操作规程的要求执行开机程序。检验仪器设备在电源接通或复位之后通常会执行自检程序,这个设定是对检验仪器设备正式投入分析之前所进行的全面检查(如血细胞计数仪自检会自动清洗管道、本底空白计数等)。分析仪在自检中如果没有发现问题,通常自动转到检测分析界面,方便实验室操作人员检测使用;如发现问题,则会发出报警提示工作人员及时进行处理,避免仪器带病工作。自检通过后,仪器还需稳定一段时间(一般 30 min)方可用于样品的检测。

(3)不随意更改参数:为保证检验结果的准确性和仪器设备稳定性,实验室一般工作人员不得随意或私自更改自动分析仪器的运行参数和测量参数,在确实需要改变时(如检验仪器设备经校准)应由具备相应权限的人员进行,通过相应流程向技术负责人或科室负责人申报并征得同意后方能更改,并做好相应的记录。

(4)关机与保养维护:除需 24 h 待机的仪器设备外,仪器设备在使用完毕后一般要执行关机程序(仪器设备自动进行完机内清洗工作,如管道、加样针等的冲洗),再关闭电源。关机后,在确保安全的前提下,做好相应的清洁、消毒等日常保养工作。除了日保养,为了降低仪器设备失效或功能

NOTE

退化的概率,按预定的时间间隔或规定的标准进行周、月、年的维护保养。

四、检验样品

合格的样品是保证检验结果准确可靠的前提,临床实验室应从下面几个方面来考虑检验样品对结果可能产生的影响。①样品的信息:核对样品类型、唯一性标识、检验申请与样品的患者信息、检验信息等是否一致。②查验样品在保存或送检过程中的温度等条件是否符合要求,确保检验结果不会受到影响。③样品量是否足够,添加剂如抗凝剂、促凝剂、防腐剂等是否正确使用。④样品需前处理才能检验分析的,注意前处理过程中可能对分析项目检验结果产生影响的因素,应加以控制。如血液样品是否存在因离心而导致的溶血,微生物转运培养基是否无菌或有效等。⑤溶血、黄疸和乳糜对检验结果的影响及控制:实验室工作人员通常用肉眼观察样品的质量,但不能准确地评估溶血、黄疸和乳糜对临床化学检验项目的分析结果的影响。有些临床化学分析仪有自动检测溶血指数(hemolytic index)、黄疸指数(icteric index)、乳糜指数(lipaemic index)的 HIL 系统,为估算溶血、黄疸、乳糜造成的干扰提供了客观的方法。这三种干扰物对不同检验项目干扰的方式和程度各不相同,临床生化分析除了正确选择纠正方案外,有必要报告患者的血清指数,便于临床医生了解生化检验项目结果的准确性及受 HIL 影响的程度,以正确判断患者的病情,及时准确地进行诊断和治疗。⑥巨分子酶(巨酶)对检验结果的影响:免疫球蛋白与酶的复合物称为巨酶,它几乎存在于所有诊断酶中,提高酶的半衰期和酶活性。在生化检测中,酶活性异常增高而无相应症状时,一定要警惕巨酶,如巨淀粉酶使血中淀粉酶活性测定结果升高,尿中淀粉酶活性测定结果则正常。

五、分析测定与室内质控

分析测定过程中应严格遵守各项操作规程,认真做好分析过程中的实验记录并坚持开展室内质控,确保检验过程稳定。

1. 严格遵守操作规程 操作规程是检测系统的组成部分,亦是实验室重要的技术档案,同时也是保证检验结果准确性的基本依据。临床实验室要确保本实验室所开展的检验项目和所使用的检验仪器设备都有按照 WS/T 227—2002《临床检验操作规程编写要求》中的标准操作规程(SOP),操作程序应该具备可操作性、规范性以及有效性,便于工作中使用。实验室工作人员应当严格遵守相应的操作规程进行分析作业。

2. 原始记录完整收集及保存 原始记录是实验室工作人员在实验过程中记录的原始观察数据和信息。它不仅是检验结果的记载,也是进行检测溯源的基础,因此在检测中原始记录尤为重要,必须客观、真实、规范、完整,能直接反映检测过程。按《医学实验室质量和能力认可准则》要求,实验室应制定文件化程序用于对质量和技术记录进行识别、收集、索引、获取存放、维护、修改及安全处置,应在对影响检验质量的每一项活动产生结果的同时进行记录,并妥善保管。

3. 坚持开展室内质控 根据临床实验室自身的质量要求结合该检验项目的特点、检测系统等情况来制定合适的室内质控策略和程序,包括质控品的选择,质控品的数量,质控方法,质控频度,质控图绘制,质控规则,失控的判断、原因分析及处理措施,质控数据管理要求等内容。根据质控品结果来评价检验过程是否在控,决定该批检验报告可否发出。一旦出现失控情况,需及时查找失控原因和采取措施进行系统纠正,并做好详细记录,不断提高常规检验批间、批内检验结果的一致性。控制标准可按照GB/T 20468—2006《临床实验室定量测定室内质量控制指南》。

室内质控每月应当有总结,其内容通常如下:①当月检测项目的均值、标准差、变异系数;②与以往月份质控结果的比较,并进行动态观察;③失控项目、次数和原因分析;④持续改进措施。

六、实验室间比对与实验室内部检测系统比对

1. 实验室间比对 实验室间比对又称能力验证,分为室间质量评价和无室间质量评价计划的替代方案。开展实验室间比对,可以识别实验室存在的问题和实验室间的差异,促进实验室质量改

进,使实验室之间的结果具有可比性,是判断和监控实验室检测能力的有效手段之一。各实验室要积极参加实验室间比对,根据比对情况按照 WS/T 414—2013《室间质量评价结果应用指南》改进实验室的质量。

2. 实验室内部检测系统比对　目前,许多实验室可能存在多台仪器检测同一检验项目的情况,而不同检测系统之间的结果通常会存在一定的差异,将会给临床诊疗工作带来一定的困难,影响检验质量。临床实验室需要制定相应的程序文件,定期或根据情况不定期进行实验室内部检测系统的比对,从而实现不同检测系统之间结果的一致性和可靠性,满足临床的需要。

七、实验室信息系统

实验室信息系统(LIS)通过与 HIS 的无缝连接,实现了对检验前环节如医生检验申请、样品采集、运送信息等的追踪,检验中环节各要素的监控和数据处理,检验后环节的结果自动审核、提供咨询服务以及为行政管理提供所需的信息、决策和预测手段等,几乎监测了整个实验室的运行,是实验室管理自动化的理想工具。但 LIS 依然有它的薄弱点,只要有细小环节失控就可能发生运行故障甚至瘫痪。为防止 LIS 故障影响到正常诊疗工作,实验室需制定程序和应急预案来确保患者数据的完整性以及在特殊情况下患者也能得到及时、有效的救治。LIS 的运行、维护及安全管理可参照 CNAS-CL02:2015《医学实验室质量和能力认可准则》。

2017 年由国家卫计委发布并实施的 WS/T 496—2017《临床实验室质量指标》规定了实验室临床检验质量水平持续改进所需要的具体质量指标。该标准按照检验过程的不同阶段,将临床实验室质量指标分为检验前、检验中和检验后的质量指标。检验中的质量指标和计算方法见表 13-1。

表 13-1　检验中的质量指标

质量指标	计算方法
分析设备故障数	每年分析设备故障导致检验报告延迟的次数
实验室信息系统(LIS)故障数	每年 LIS 故障导致检验的次数
LIS 传输准确性验证符合率	LIS 传输准确性验证符合数/LIS 传输结果总数×100%
室内质控项目开展率	开展室内质控项目/检验项目总数×100%
室内质评项目变异系数	室内质控项目变异系数值
室间质评项目覆盖率	参加室间质评项目数/已有室间质评项目总数×100%
室间质评项目不合格率	每年参加室间质评不合格项目数/参加室间质评项目总数×100%
实验室间比对率(无室间质评计划项目)	实验室间比对的项目数/无室间质评计划项目数×100%

实验室工作人员可根据指标反馈的监测数据决定是否采取补救措施,并制订纠正或预防措施,以改进临床实验室的服务质量。

(李锐　龚道元)

第二节　各临床专业组检验中质量控制要点

一、临床体液学检验过程中的质量控制要点

临床体液学检验是临床检验中最常见、最基础的工作,包括尿液、粪便、精液及前列腺液、阴道分泌物、脑脊液和浆膜腔积液、胆汁及十二指肠液、关节液等样品的常规检查,涉及物理性状检查、有形成分显微镜下检查和化学成分分析等内容。临床体液学检验主要有下列特点:①手工与仪器检查相结合,定性与半定量检查相结合。②形态学检查是重点内容,临床体液学检验大部分要依赖

显微镜检查,对检测人员能力要求较高。③样品采集、送检以患者为主,检验时限性短,特别是门诊的尿液、粪便、精液、痰液等检验的样品基本由患者自行采集和送检。工作人员应与患者及家属充分沟通,确保采集的样品具有代表性,能真实、客观地反映患者的状态,并能及时送检。实验室需要专门制定程序对此加以控制,保证检验质量。

临床体液学检验质量控制要注意:①样品需及时检验,防止放置过久而导致其成分发生改变或变质;②需对临床体液学检验的仪器设备进行性能验证和校准,分析设备和辅助设备如离心机和显微镜等的内部校准应符合 CNAS-CL31:2011《内部校准要求》;③因为手工检查较多,每个检查项目要制定详细的 SOP 文件,操作时要严格遵守;④开展室内质控,选择恰当的质控方法、质控规则,绘制质控图,以监控检验过程的稳定性;⑤按照 CNAS-RL02:2018《能力验证规则》的要求参加相应的能力验证/室间质评,并对回报结果加以分析,做到持续改进;⑥显微镜形态学检查是质控重点,应加强形态学检验人员培训,定期组织考核和评估,其考核与评估内容按照体液学检验形态学识别要求,采取至少 50 幅显微摄影照片(包括正常和异常有形成分)或其他形式进行形态学考核,检验人员的正确识别率应不低于 80%。

下面以尿液分析、粪便常规检验,以及脑脊液、浆膜腔积液分析为例,说明临床体液学检验中的质量控制要点。

(一)尿液分析的质量控制要点

尿液分析包括尿液理学检查、化学成分与有形成分的检测,内容包括物理观察、使用尿液分析仪进行尿干化学分析、尿沉渣有形成分的筛查、使用显微镜复检等。实验室应制定专门的文件规定尿液分析样品的采集时间与保存方法。最好在样品采集后 1~2 h 完成检测。

(1)尿液干化学分析仪性能验证的内容至少应包括阴性和阳性符合率;尿液有形成分分析仪性能验证的内容至少应包括精密度、正确度、携带污染率和可报告范围。

(2)显微镜下有形成分的分析作为金标准,如可行,尿液样品应全部进行显微镜有形成分检查;如使用自动化仪器做有形成分筛检,实验室应制定尿液有形成分分析的显微镜复检程序,并进行确认。

①明确显微镜复检程序制定的依据、方法。尿液有形成分复杂且多变,出现下列情况时应当进行尿常规显微镜复检:a. 仪器提示有真菌、滴虫、管型、结晶,仪器拍摄的图像在电脑上识别不清;b. 干化学全部指标阴性,尿沉渣结果异常;c. 干化学指标阳性,尿沉渣结果正常;d. 肾病患者样品;e. 医生医嘱要求显微镜复检等。②规定验证方法及标准,对复检程序进行验证,假阴性率应≤5%。

(3)应至少使用 20 份健康人尿液样品验证尿液有形成分分析仪检验项目的生物参考区间。

(4)尿液有形成分分析中的红细胞、白细胞计数检验项目,可参照 GB/T 20468—2006《临床实验室定量测定室内质量控制指南》进行室内质控。

(5)尿液干化学分析:尿液分析试纸条放置在干燥的环境中,开瓶后不能放置过久,不能长久暴露在空气中。至少使用阴性和阳性质控品进行室内质控,每工作日至少检测 1 次,偏差不超过 1 个等级,且阴性不可为阳性,阳性不可为阴性。使用生产厂家配套的质控品,注意保存有效期。质控品从冰箱中取出后恢复至室温后才能检测。

(6)积极参加能力验证/室间质评活动,特别是形态学方面的质评活动,提高辨识能力。

(7)通过与其他实验室(如与已获认可的实验室或其他使用相同检测方法的同级别或高级别实验室)比对的方式确定检验结果的可接受性时,应满足如下要求。

①规定比对实验室的选择原则。

②样品数量:至少 5 份,包括正常和异常水平。

③频率:至少每年 2 次。

④判定标准:应有 80% 及以上的结果符合要求。

(8)实验室内部结果比对应符合如下要求。

①检验同一项目的不同方法、不同检测系统应至少每6个月进行1次结果的比对:a.尿液分析仪的比对应在确认分析系统的有效性及其性能指标符合要求后,至少使用5份临床样品(含正常和异常水平)进行比对。b.定性检测偏差应不超过1个等级,且阴性不可为阳性,阳性不可为阴性。c.尿液干化学分析仪、尿液有形成分分析仪如型号不同,则不宜比对。

②对于尿液中有形成分检查,尿液干化学分析仪、尿液有形成分分析仪、尿液沉渣显微镜检查之间不宜进行比对。

③定期(至少每6个月1次,每次至少5份临床样品)进行形态学检验人员的结果比对、考核并记录。

④比对记录应由实验室负责人审核并签字,并保留至少2年。

(二)粪便常规检验的质量控制要点

粪便常规检验一般有粪便肉眼性状观察,显微镜下检查如细胞、食物残渣、真菌以及寄生虫检查等,化学检查如隐血试验、粪胆原检查、粪胆素检查等。粪便常规检验时应注意以下几点。

(1)粪便样品应及时检验,防止放置时间过久影响检验结果,如细胞破坏后难以观察。

(2)选择脓血、黏液等病理性部分的样品进行检验。涂片时应混合均匀,薄厚适宜,以尚能透过字迹为宜,常采用双份检测法来减少抽样误差,提高检出率。但要注意女性生理性出血时采集的样品可出现假阳性结果。

(3)粪便中常见的红细胞、白细胞、上皮细胞和巨噬细胞的形态有别于它们在血液中的形态。检验人员应定期参加培训,掌握病理成分与正常成分形态的鉴别要点,提高识别能力。定期进行检验人员之间的比对,保证检验人员认识能力的一致性。

(4)虫卵的检验:应根据其不同的特性选择适当的检验方法:如直接盐水涂片法适用于蛔虫卵、鞭虫卵;碘液染色涂片法适用于阿米巴原虫、蓝氏贾第鞭毛虫等的包囊或卵囊;沉淀法可用于相对密度相对较大的血吸虫卵、华支睾吸虫卵、布氏姜片吸虫卵等;浮聚法可检查大多数线虫卵和绦虫卵。

(5)粪便分析仪的质控部分:实验室采用了粪便分析仪进行粪便常规检验,提高了工作效率,有助于实验室生物安全,有些可提高病理有形成分检出阳性率。

①粪便自动化有形成分分析仪在投入使用前应进行性能验证,要求粪便自动化有形成分分析仪对有临床意义的有形成分检出率不低于标准人工方法检出率的90%。即同时使用待测仪器与标准显微镜检查方法检查1000份样品(有病理意义的样品不应少于30%),与标准镜检方法比较,仪器筛检阳性率应大于90%。

②任何原理的粪便自动化分析设备发现有阳性有形成分时,均应对仪器拍摄的实景图像进行人工审核,确认后方可发出阳性报告。

③每天至少2个不同水平的配套质控品进行质控检测。

(6)粪便隐血试验常见的有化学法和免疫胶体金法,各有优缺点,采用免疫胶体金-化学双联法检测可弥补两种方法的不足,提高准确度和阳性率。

(三)脑脊液、浆膜腔积液分析的质量控制要点

脑脊液、浆膜腔积液分析包括物理学观察、化学成分的分析以及有形成分的分析。物理学观察包括颜色、透明度、有无凝块等,化学分析属于生化检测领域。本节主要针对有形成分分析,包括有核细胞计数、白细胞分类计数以及细胞形态学观察等内容,可分为手工法及仪器法。

1.手工法质量控制要点

(1)样品质量的评估:样品穿刺出血、样品有凝块、镜下观察到细胞聚集或者大量细胞碎片、未及时送检等均可影响检验结果,最终报告时要说明。

(2)样品检测的稀释:有的样品细胞较多,需要对样品进行稀释,不管是自配或商品化稀释液,均要进行本底检测。稀释样品所需器具均需校准。

(3)细胞计数池:定期检查计数池质量,计数池应刻度明晰、清洁、无划痕。使用牛鲍氏计数板,

应在使用前对计数板的体积进行校准。使用盖玻片时应进行厚度、重量、平整程度等质量认定。

（4）室内质控：至少每天进行 1 次质控；若样品量大，应每 8 小时进行 1 次质控。质控方式包括使用商品化质控品、留样再测、患者样品双份测定。

（5）有核细胞计数：处理后的样品采用旋转式混匀方式混匀。计数板充池时，尽量保证使用微量吸管一次性充池成功，以减少细胞分布误差。每个样品应计数 2 份，应规定其偏离误差，超出偏离误差应重新计数。

（6）有核细胞的分类计数：使用显微镜在非染色情况下对有核细胞进行分类，只能分类多核、单核细胞；分类时注意红细胞的干扰，必要时进行酸洗脱后重新分类，或使用相差显微镜。也可以离心制片染色后用显微镜分类。

（7）人工镜检样品的制备：离心机定期校准，样品离心时，一般用 400g 低速离心 5～10 min，保证细胞不被破坏。样品中细胞较少时，采用直接玻片收集法；细胞较多时，采用沉渣直接涂片或推片。制片干燥后染色，染色液定期进行质量检测。

（8）检验人员的能力培训：应准备相关参考资料如图谱、照片、书籍等供参考，定期（至少半年一次）对检验人员进行形态学能力评估，保证所有检验人员报告结果的一致性。实验室应针对相应人员的评估方法、标准、结果以及后续培训制定程序。

（9）定期回顾性评估：对脑脊液、浆膜腔积液检验结果与临床诊断的吻合性，及与其他部门如流式检测、病理检测、骨髓细胞学检测等的符合性进行总结和评价，特别是对部门间不吻合的病例进行分析与讨论，以提高检测水平。

2. 仪器法质量控制要点　　仪器的校准、性能验证、室内质控过程同血细胞分析仪；每次测定标本前检查试剂的本底合格后才能使用；注意仪器对于体液细胞计数的最低检测量，低于最低检测量的结果不可靠，此时应采用人工显微镜计数；制定相应复检程序，必要时使用人工检测方式复检，每天至少 2 个水平的配套质控品检测。

二、临床血液学检验过程中的质量控制要点

临床血液学检验的主要内容有血细胞分析、凝血功能检验、贫血有关检查、骨髓细胞检验等，目前，大部分血细胞分析和凝血功能检验以仪器分析为主。骨髓细胞形态学检验主要通过显微镜检查，需提供诊断分析报告，要求高。

（一）血细胞分析的质量控制要点

1. 室内质控

（1）商业化质控品：一般选用"正常"和"高值"两个分析水平的质控品。血细胞分析质控品的有效期较短，应在 3～4 天内，每个浓度水平重复测定 3～4 次，收集至少 10 个质控数据，剔除离群值后将计算出的均值作为质控图的中心线，根据本批次的均值和上批次的变异系数计算出标准差作为上、下界限用于质控。每 24 小时检测至少 2 个浓度水平的质控品，可以选择在开机后和关机前与样品一起进行质控操作。对于失控项目，需要进行失控情况的描述，包括分析失控原因、提出纠正措施并实施纠正、纠正效果的评价。

（2）用患者样品进行质控：因保留的患者样品不稳定，该质控方式只能作为商业化质控品的补充方式。用患者样品进行质控的方式包括双份测定分析、留样再测、患者样品的人机比较（用于白细胞分类计数准确性验证）。

2. 血细胞分析质量控制的其他因素

（1）临床样品质量的控制：实验室要加强对样品溶血、凝固、稀释、采集量、脂血及冷凝集现象的观察和控制。应制定样品采集标准操作手册，指导临床医护人员采集样品，同时应制定血细胞分析样品的接收和拒收标准。

（2）仪器工作状况的控制：包括仪器的定期校准，仪器的定期性能验证，仪器的不同检测模式的比较，仪器定期参加室间质评或仪器间比较，不同仪器（或检测系统）应制定不同的复检规则。

NOTE

(3)试剂质量的控制:试剂更换批号应进行质量验证,通常需要与上一批试剂进行比对。还需注意试剂开瓶后的使用期限。对于血细胞分析染色液的质量控制,可通过正常细胞的着色情况进行判断。

(4)建立复检规则:实验室应建立复检规则,规则中应该包含建立或验证显微镜复检程序的方法和数据;复检规则验证结果的假阴性率应不高于5%,同时不应该遗漏临床影响巨大如恶性肿瘤的样品。

(5)人员的质量保证:实验室应定期(至少每3个月)对血细胞分析检测人员进行考核评估,保证形态学报告的一致性。

(二)凝血功能检验的质量控制要点

1. 室内质控

(1)质控品的选择和频率:原则上选择有效期长的配套试剂和质控品。凝血功能检验的质控品通常为冻干血浆,使用前按说明书要求进行配制和储存。开机检测患者样品期间,应至少每8小时用2个不同浓度水平的质控品进行质控,如果使用手工法进行凝血功能检验,在每次更换试剂时也需要进行2个浓度水平的质控品检测。

(2)质控图:凝血功能检验质控品属于有效期长的质控品。应测定至少10天获得20个质控数据的均值和标准差,分别作为质控图的中心线和质控限。如果更换新批号的质控品,则新批号质控品应与当前使用的质控品一起测定,获得至少20个测定值。

(3)质控结果分析:对于失控项目,进行失控情况的描述,分析失控原因,提出纠正措施并实施纠正,评价纠正效果。

2. 凝血功能检验质量控制的其他因素

(1)临床样品质量的控制:血液凝固分析仪检测原理不同,脂血、黄疸、溶血样品对检验结果的影响程度可不同;当样品发生凝固、抗凝比例不正确时,对凝血功能检验结果有较大影响;另外,样品采集后放置时间过久对检验结果有影响。应根据实验室情况制定样品采集标准操作手册,指导临床医护人员采集样品;同时应制定凝血功能检验样品的接收和拒收标准。

(2)仪器工作状况的控制:仪器的定期校准,包括仪器的检测系统、温控系统的校准,仪器的定期性能验证,仪器维护保养、维修完成后的性能验证,定期对仪器检测项目的最大稀释倍数进行验证,仪器定期参加室间质评或仪器间比较,仪器检测过程中出现的各种报警信号的处理与纠正。

(3)试剂质量的控制:凝血试剂推荐使用配套试剂。凝血试剂应有标识,包括内容物、数量、浓度、储存条件、开瓶日期、配制日期、有效期等。凝血试剂的稳定性是凝血功能检验的重要影响因素,凝血试剂的准备、储存均应按照制造商的说明完成。需对现用凝血试剂对于溶血、脂血及黄疸等干扰物的抗干扰能力进行验证。凝血功能检验在不同的检测系统、不同的试剂批次之间均存在较大的差异,因此更换试剂批次时需要进行相关的验证,包括国际敏感性指数(ISI)验证、正常对照值的确认和国际标准化比值(INR)验证。同时各实验室应制定本实验室的参考区间。

(4)人员的质量保证:凝血功能检验人员应具有相应的专业技能和经验,在仪器使用前,要认真阅读使用说明书和操作规程,并严格按要求操作。应定期对凝血功能检验人员进行考核评估,保证报告的准确性。

(三)骨髓细胞形态学检验的质量控制要点

骨髓细胞形态学检验是血液系统疾病实验室诊断的基础,也是血液系统疾病临床诊断的常用手段。骨髓细胞形态学检验的操作流程包括开具申请、骨髓穿刺取材、制片染色、镜检计数、分析判断和审签报告等程序,各实验室应建立完善并严格执行骨髓细胞形态学检验的室内质控文件,以确保骨髓细胞形态学检验质量。

1. 样品准备 严格按照标准操作规程进行骨髓样品采集和骨髓涂片的制备。

2. 信息核对 实验室工作人员需认真核对送检骨髓涂片的信息,登记编号。

NOTE

3. 样品的处理

(1)选取两张骨髓片、一张外周血片行瑞氏染色8～15 min,染色时间视骨髓片厚薄和实验室温度等具体情况而定,可以适当延长或者缩短时间。根据涂片染色状态的评价标准可区分染色质量,如染色良好、染色过深或过浅、染色偏碱或偏酸。

(2)根据患者临床诊断、申请医生要求及检验过程中的需要,对样品进行其他染色,如铁染色、过氧化物酶染色、过碘酸-希夫染色、碱性磷酸酶染色、α-醋酸萘酚酯酶染色等特殊染色。

4. 镜检前准备 镜检前选择合乎要求的显微镜进行操作,必要时安装高清图文系统用于摄片及采图;了解患者简要的临床及实验室信息;再次核对涂片与申请单上患者信息是否一致。

5. 镜检分析

(1)低倍镜观察:通过观察涂片的厚薄、骨髓小粒多少,油滴,染色等判断骨髓涂片的质量。可进行骨髓增生程度判断、巨核细胞计数并分类,观察是否存在成团聚集或体积较大的异常细胞。

(2)油镜观察:选择在体尾交界细胞分布较均匀的区域进行有核细胞计数及分类,计数至少200个有核细胞。观察粒细胞、红细胞、淋巴细胞、单核细胞系统及其他细胞的增生程度,各阶段细胞比例及细胞形态,对于有病变的细胞系统观察应更仔细。

6. 诊断意见的把握 诊断意见应以形态学的证据为基础,同时结合临床和其他实验室结果,客观、全面、慎重地反映骨髓形态学所呈现出的结果。对符合临床诊断的应给予肯定性或符合性诊断报告,对非肯定性(如提示性、描述性)诊断应提出进一步检查的建议,对诊断已明确的疾病,经治疗后做骨髓细胞学检查,要与以前的骨髓片进行比较得出意见。

三、临床生物化学检验过程中的质量控制要点

临床生物化学检验(临床生化检验)是由化学、生物化学、临床医学等学科交叉渗透逐渐形成的一门独立学科,其主要任务是研究机体病理过程中出现的特异性生物化学标志物或体内特定成分的改变。全自动生化分析仪的出现及使用让临床生化检验变得更快速、更微量和更准确,信息化程度更高。在实际工作中,临床生化检验的中间环节较多、过程烦琐,结果易受各种因素的影响而出现偏差,进而影响临床的准确判断。生物化学检验过程中的质量控制要点如下。

1. 建立标准操作程序 临床生化检验项目应建立相应的标准操作程序,便于工作人员随时查阅,并确保在检验中得到实施。

2. 人员培训 临床生化检验项目的干扰因素多,为了保证生化检验结果的准确性,确保各种因素和环节都处于可控状态,工作人员需要有高度的专业素养。因此实验室应对检验人员进行专门培训,使每个工作人员都能认识到质量控制的重要性,掌握室内质控方法、质控图的绘制等,并能通过质控图的分析及时找出工作中存在的问题,讨论并制定对策。

3. 仪器设备 应参照 CNAS-CL02-A003:2018《医学实验室质量和能力认可准则在临床化学检验领域的应用说明》中对仪器设备的要求进行以下管理:①应按国家法规要求对强检设备进行检定;②应进行外部校准的设备,如果符合检测目的和要求,可按制造商校准程序进行;③应至少对分析设备的加样系统、检测系统和温控系统进行校准;④设备故障修复后,应首先分析故障原因,如果设备故障影响了分析性能,应通过合适的方式进行相关的检测和验证。同时,为了实现自动化和准确化检验,保持仪器设备正常工作,应按照仪器设备操作规程做好仪器设备的使用、保养和维护,减少或避免偶然性故障的发生。

4. 室内质控 室内质控是确保生化检验结果准确的必要前提,它控制着从吸取样品到获得检测结果,并对结果做出分析的整个过程,因此必须重视室内质控,使其正规化、制度化,以确保检测质量。质控品是保证质控工作的重要物质基础,较理想的临床生化质控品至少应具备以下特性:①人血清基质,分布均匀;②无传染性;③瓶间变异小;④冻干品复溶后稳定,2～8 ℃时不少于24 h、−20 ℃时不少于20天;某些不稳定成分如胆红素、碱性磷酸酶(ALP)等在复溶后前4 h的变异应小于2%;⑤到实验室后的有效期应在1年以上。生化质控品属于有效期长的质控品,开始室内

NOTE

质控时,应获得至少 20 个检测数据,计算均值和标准差并作为质控图的暂定靶值和质控限,累计 3 ~5 个月后,以最初 20 个数据和 3~5 个月在控数据汇集的所有数据计算的均值和标准差作为该批号质控品有效期内的常用靶值和质控限。如果需要更换质控品批号,新批号质控品在使用前应与现用质控品平行测定至少 20 次。当出现下列情况时,可对质控图的均值和标准差进行修改:更换质控品批号时;检测系统发生改变,造成月测定均值明显偏离靶值 1S 以上;连续 3 个月变异系数增加并出现多次失控,且排除检测系统问题。对于失控项目,需要进行失控情况的分析和记录,包括分析失控原因,提出纠正措施并实施纠正,评价纠正效果等。实验室应做好质控数据的管理。

5. 室间质量评价　实验室开展的生化检验项目必须参加国内已有的室间质量评价计划以验证实验室检测能力。参加室间质量评价活动得到不合格的室间质量评价成绩时,实验室应对相关人员进行适当的培训,同时对导致室间质量评价失败的问题进行原因分析并纠正,对整个过程进行文件化的记录。

6. 重视检验结果与患者临床信息的符合性　实验室工作人员对异常偏高或偏低的生化结果要高度重视。即使结果重复性好,当日质控在控,也要分析患者的临床信息,必要时与临床医生进行沟通与交流,找出异常原因。在实际工作中,应重视临床医生对检验结果的投诉,对反映的质量问题要认真分析,首先要检查室内质控情况,如果在控,应查找分析过程之外的因素。临床医生会更多地比较某个个体在不同时间测定结果的变化,有时会对自己认为不合理的测定结果提出质疑,实验室工作人员应当给予合理的解释与建议。

总之,临床生化检验是受多环节、多因素干扰的系统过程,只有进行全面质量管理,才能最大限度地保证生化检验结果的可靠性。

四、临床免疫学检验过程中的质量控制要点

临床免疫学检验主要包括两部分:一部分为检测免疫活性细胞、抗原、抗体、补体、细胞因子、细胞黏附分子等免疫相关物质,如乙肝五项、肝炎标志物检测、梅毒试验、HIV 抗体筛查试验等;另一部分为利用免疫检测原理与技术检测体液中的微量物质,如激素、酶、微量蛋白等。目前,临床免疫学检验既有定性或半定量检验项目,又有定量检验项目。临床免疫学专业性强,一些特殊岗位如HIV 抗体筛查等需要技术人员获得相应上岗证。临床免疫学检验过程中定性检测项目的质量控制要点如下。

1. 仪器设备　临床免疫学检验相关仪器设备的性能会直接影响检测的结果。实验室的水浴箱、恒温箱、冰箱、离心机、温度计、酶标仪、分光光度计、比浊仪、微量加样器等仪器设备都必须定期检定或校准,以使它们符合检验的具体要求,最终保证检验结果的准确性。洗板机要注意加注洗液的针孔有无堵塞、液体进出的有效性以及洗涤液温度,测定时某些板孔出现非特异性显色,常与洗板不彻底有关。设备新安装时应按法规或制造商建议进行校准,并保留性能测试记录;投入使用后注意按要求进行维护保养,校准周期应按法规或制造商建议进行。

2. 试剂　试剂的质量对临床免疫学检验的结果有很大的影响,同一份样品使用不同厂家和不同质量的试剂得到的结果也不完全相同,因此,应慎重选择试剂,并对其性能做必要的验证工作。应按照 CNAS-CL02-A004:2018《医学实验室质量和能力认可准则在临床免疫学定性检验领域的应用说明》要求对免疫学检验试剂进行以下管理:①实验室应选用有国家批准文号的试剂,特殊项目如艾滋病抗体初筛试剂应有批批检定合格证书。应保留制造商提供的试剂性能参数。②应有校准物(适用时)和质控物,如为自制质控物应有制备程序,包括稳定性和均一性的评价方案,以及配制和评价记录。③新批号试剂和(或)新到同批号试剂应与之前或现在放置于设备中的旧批号、旧试剂平行检测以保证患者结果的一致性。比对方案应至少利用一份已知阳性、一份弱阳性样品和一份已知阴性的患者样品(HIV 筛检等特殊项目除外)。④不同批号、相同批号不同试剂盒、同一试剂盒内的不同组分不应混用,如果混用则实验室应提供混用的方法及确认程序和结果。⑤检验项目校准及校准验证周期应遵循制造商建议;在试剂批号改变、失控处理涉及时、仪器重要部件更换

后性能验证涉及时应做项目校准。⑥注意酶标板的质量,如微孔存在欠注、毛边、表面光洁度差,底部出现波纹或划伤以及肮脏等情况应剔除。⑦应提供试剂和耗材检查、接收或拒收、储存和使用的记录。商品试剂使用记录还应包括有效期和启用日期。自配试剂记录包括试剂名称或成分、规格、储存要求、制备或复溶的日期、有效期、配制人。

3. 室内质控　临床定性免疫学检验重要常规检验项目的分析质量指标有精密度、准确度、分析灵敏度(即检测下限)、对转化血清盘的检测能力以及分析特异性和干扰因素等。定性免疫项目的结果判定为有反应性或无反应性、阳性或阴性,此类检测的质控关键点是检测下限(弱反应性或弱阳性)。质控品选择原则为选择靶抗原或抗体浓度接近试剂盒或检测方法的检测下限的质控品或使用商品化低值水平的质控品,并与临床样品同时检测。室内质控要点包括以下几点。

(1)对于定性检验,每日检测应设置阴、阳性对照,还需使用阴性质控品(浓度宜在 0.5 倍临界值左右)、弱阳性质控品(浓度宜为 2～4 倍临界值)进行质控。

(2)使用滴度或稀释度判定阴、阳性结果的检验,如凝集试验,每次检测应使用阴性质控品、弱阳性质控品。阳性质控结果在均值上、下一个滴度或稀释度,以及阴性质控结果为阴性即为在控。

(3)可使用 L-J 质控图,质控品批号更换时需重新绘制质控图,亦可使用下列之一质控规则判断。①纯定性规则:阴、阳性质控检测结果分别为阴性、阳性,表示在控。②Westgard 质控规则:至少利用多规则中的一个偶然误差及 1 个系统误差规则,同时阴、阳性质控检测结果分别为阴性、阳性。③Westgard质控规则改进法:绘制中心线和上、下控制线三条线,中心线为质控品测量均值,上、下控制线使用临界验证值确定,超出控制线为失控。上、下控制线＝均值×[1±(临界值－临界验证值)/临界值]。

(4)在免疫学检测中,常见的失控原因如下:①测定操作的偶然误差:样品、试剂取样的重复性差、试剂未混匀、洗涤不充分、温育时间及环境条件不一致。②仪器的系统误差:光路不洁、比色波长不对、管路堵塞等。③试剂的系统误差:校准品不正确或变质、显色底物变质、试剂污染、试剂储存不当导致失效等。

4. 其他　临床免疫学检验的基本原理是抗原抗体反应,其检测方法中能改变抗原抗体结合能力的物质均可能对结果造成干扰,导致假阴性或假阳性,影响临床对疾病的诊断及治疗的评估。任何一种方法都不能保证100％的特异度和灵敏度,金标准也不例外;病毒感染的"窗口期"、样品采集时间和状态、样品本身的质量(如溶血、脂血)等会对检测造成影响。只要发现检验结果与临床不符合,应及时与临床沟通,判断是否存在干扰因素。此外,应向临床沟通宣传实验室免疫学检验项目方法学的局限性、检验结果的不确定性,加强解释工作。

(1)基质效应:基质效应指干扰抗原和抗体反应但与分析物无关的非特异性因素,与测定模式和抗体选择有较大的关系。因此不同免疫测定的影响方式也有所不同。基质效应通常由蛋白、盐、磷脂、嗜异性抗体、高浓度的非特异性免疫球蛋白、补体、抗免疫球蛋白、某些自身抗体、人抗动物抗体、药物和可能污染样品的物质等引起,比如类风湿因子、狼疮因子。

(2)抗原的不均一性和交叉反应性:免疫检测特别是在蛋白激素检测中,人体血液循环中除了有生物活性形式外,还有其他形式存在如前激素、片段和亚单位等,存在抗原的不均一性。此外通过免疫学方法检测病毒等项目时,相同属的病毒间比如疱疹病毒(水痘、单纯疱疹、巨细胞等)可能具有相似的抗原表位,检测中可能出现交叉反应。

(3)实验设计问题:主要涉及抗原抗体反应的浓度及比例、反应温度、反应时间、测定模式等。一般来说,这些因素较高或较长可以改善免疫学检验的检测下限。实验设计不合理,免疫检测易出现钩状效应。钩状效应即 HOOK 效应,是指由于抗原抗体比例不合适而导致假阴性的现象,其中抗体过量叫作前带效应;抗原过量叫作后带效应。在临床工作中一定要注意前带效应和后带效应,以免出现假阴性结果,尤其以前带效应明显,这种情况可以通过进一步稀释样品进行解决。

(4)临界值的界定:在临床免疫学定性检验中,在判断阴、阳性时常存在临界值(灰区)的问题。同一项目由于方法学和厂家等不同,判断阴、阳性的临界值也有差异。对于检验结果处于"灰区"的样品,可通过复查、确认试验或动态追踪检测来确定阴性还是阳性,必要时,要做好对患者的解释和疏导工作。

五、临床微生物学检验过程中的质量控制要点

临床微生物学是检验医学中重要的学科之一,能为感染性疾病的诊断和治疗提供快速、准确的病原学报告。临床微生物学检验主要包括两部分,一部分为细菌培养、鉴定、药敏检测;另一部分为细菌涂片检测,如革兰染色、抗酸染色、墨汁染色等。参照第4版《全国临床检验操作规程》,对临床微生物学检验的质量控制要点介绍如下。

1. 建立标准操作规程 微生物学实验室应制定相应文件及程序监控样品质量和检验全过程,及时发现并消除错误,采取纠正措施,达到预期的质量标准。如制定安全处理样品的操作规程,至少包括以下内容:遵循标准防护措施,使用密闭、防渗漏容器运送样品,处理样品时符合生物安全要求,含有经空气传播的病原体的样品或具有潜在危险的操作应在生物安全柜内进行。

2. 仪器设备和试剂 实验室应在仪器设备性能符合检验要求的前提下使用,对仪器设备进行定期维护、检定、校准等。如生物安全柜的类型和安装应满足工作要求;自动化鉴定仪、血培养仪的校准应满足制造商建议;每6个月进行检定或校准的设备至少应包括浊度仪;每12个月进行检定或校准的设备至少应包括生物安全柜(高效过滤器、气流、负压等参数)、CO_2浓度检测仪、细胞离心机、高压蒸汽灭菌器、游标卡尺、培养箱、温度计、移液器、微量滴定管或自动分配器。新批号及每一货次试剂和耗材使用前,应通过直接分析参考物质、新旧批号平行实验或常规质控等方法进行验证并记录;新批号及每一货次的药敏试验纸片使用前应以标准菌株进行验证;新批号及每一货次的染色剂(革兰染色、特殊染色和荧光染色)应用已知阳性或阴性(适用时)的质控菌株进行验证;凝固酶、过氧化氢酶、氧化酶、β-内酰胺酶、各种诊断血清试剂宜在实验当日做阴性和阳性质控。

3. 培养基 实验室应购买有质量保证的培养基,应了解制造商所遵循的质量保证标准,以及每新批号产品完成无菌试验及质量控制性能的合格证明等文件,质量控制性能应包括培养基生长性能质量控制和一般质量控制。验收产品时需检查外观并记录,并要求制造商提供无菌试验及质量控制性能的合格证明等文件,并存档保存。哥伦比亚血琼脂平板、嗜血杆菌巧克力琼脂平板、SS琼脂平板和M-H琼脂平板等商品培养基需用相应的菌株进行质量监测,并记录。自制培养基也应检测相应的性能,包括无菌试验、生长试验、生长抑制试验(适用时)、生化试验(适用时)、平行试验等。

4. 染色 革兰染色、特殊染色和荧光染色等染色剂应定期进行质控,质控周期满足行业要求。检测频率低的项目,可与样品同步操作进行质控。实验室可将质控菌制备成菌悬液备用,如金黄色葡萄球菌菌悬液和大肠埃希菌菌悬液,用于革兰染色的质量控制。

5. 质控品 临床微生物学实验室所用的质控品指的是已知的被测样品,也就是特定微生物菌株,也称为参考菌株。参考菌株可购买于美国模式菌种保藏中心(ATCC)、中国工业微生物菌种保存管理中心的标准菌株,但临床实验室难以获得与其检测能力相对应的所有标准菌株,可依次选择标准菌株、能力验证或室间质评菌株,以及其他来源的已知菌株用于质量控制。

6. 抗菌药物敏感试验 根据行业标准制定常规采用的药敏试验方法(纸片扩散法、琼脂稀释法、微量肉汤稀释法、E-test法等)的操作程序,包括含各类病原体的检测样品、质控标准、结果解释等。以单个菌落或纯培养物,而非混合培养物制备菌液,保证菌液浓度符合检测要求。为保证结果的准确性,操作程序应涉及对少见或矛盾的药敏试验结果的处理。应建立多重耐药细菌检测方法。新批号及新批次药敏试验纸片、试剂或培养基使用前,用质控菌株验证。自动或半自动仪器宜遵循制造商的质控建议。纸片扩散法药敏试验质控标准为药物对特定标准菌株的抑菌圈直径不大于均值±2倍标准差范围,以抑菌圈直径质控允许范围表示。稀释法药敏试验以特定标准菌株对某药物的最小抑菌浓度(MIC)与已知标准比较。若为连续10个浓度梯度,质控菌株的MIC宜位于第3~7浓度;若仅3个浓度,选择MIC位于高浓度和低浓度的两个质控菌株。

7. 结果准确性评价 通常以参加能力验证或实验室室间质量评价活动评估检验结果的准确

性。无能力验证/室间质量评价的项目,可采用以下方法:与参考实验室或其他实验室分割样品检测;与本实验室建立的已获证实的方法分割样品检测;分析纯物质、地方数据库或临床证实资料;其他适宜的和规定的方法。检验结果准确性评价应由从事常规工作的人员进行,使用与患者样品相同的检验方法,且检测内容与患者样品一致。禁止与其他实验室核对检验结果,对"不满意"和"不合格"的评价结果需进行分析,采取纠正措施并记录。

8.其他 实验室宜制定人员比对程序,规定由多名专业人员实施的手工检验项目的验证方法和判断标准,定期进行工作人员的能力比对,包括显微镜检查、培养结果判读、抑菌圈测量、结果报告。

六、输血科(血库)实验室的质量控制要点

输血是一个涵盖采供血和临床输血的复杂过程,涉及献血者招募、献血者征询与健康检查、血液采集、血液筛查、血液成分制备、血液储存与运输、血液发放以及临床输注等一系列子过程。其中,输血科(血库)是连接采供血与临床输血两个环节的纽带,在血液运输、血液储存与监控、血液成分选择与发放、与安全输血相关的实验室检测等过程中发挥着重要作用,这些过程中任何一个环节的疏忽或差错都可能造成血液的浪费或输注无效,可能导致患者发生输血不良反应甚至死亡。输血科(血库)的工作主要分为储发血和实验室检测两部分。实验室检测包括输血相容性试验和新生儿溶血病血清学相关试验等,其中输血相容性试验的血型鉴定、不规则抗体筛查和交叉配血是所有输血科(血库)均开展的工作。输血科(血库)应遵循《医疗机构临床用血管理办法》《临床输血技术规范》的规定和《内科输血》《全血和成分血使用》等行业规范的要求,建立完善的质量管理体系,对血液储存与运输过程进行有效监控,同时不断提高实验室的检测能力,确保临床用血安全。储发血过程的质量控制主要通过严格的冷链监控和血液外观检查实现,而实验室检测的质量控制更复杂,其要点如下所示。

1.人员培训 输血的高风险决定输血科工作人员必须有高度的责任感,工作要仔细,稍有疏忽就可能造成严重的后果甚至危及生命。人员培训首先是让工作人员认识到输血的重要性和特殊性,告知其需要有高度的责任心,用严谨、科学的态度投入工作。实验室再有针对性、分层次地对工作人员进行输血相关专业理论知识、试验的操作规程、设备仪器的使用操作规程及各项工作程序的培训,从而丰富其理论知识,提高其业务能力,保障输血安全。

2.仪器设备 对血型血清学离心机、移液器、全自动血型配血系统加样泵、温度计等量具要严格按照国家及行业相关规定定期进行计量检定。自动温度监测系统应定期校准监测点的准确性。全自动血型配血系统等检测设备要按相关要求定期进行校准或性能评价,同时对不同检测系统之间和全自动检测系统与手工方法之间定期进行比对,以确保检验结果的正确性和一致性。

3.室内质控

(1)质控品:可采用商品化质控品或实验室自制质控品。商品化质控品最好能包含弱阳性质控品。自制质控品必须经鉴定,明确其抗原或抗体特异性表达结果,排除冷凝集、自身抗体、异常蛋白干扰等情况。

(2)质控频次:应在每天检验开始前进行质控,检验中途更换试剂批号后应重做质控。

(3)过程控制(以微柱凝胶法为例)。

①ABO、RhD 血型鉴定:一般选择 2 个质控样品,要求 1 个样品 A 型,1 个样品 B 型。按照 ABO 血清试剂标准反应强度,设置"+++"为最低检出标准,RhD 设置以阳性细胞"++"为最低检出标准。

②不规则抗体筛查:一般选择 2 个质控样品,一个不含有不规则抗体,一个含有已知其类型的不规则抗体。因为血清(浆)便于保存,可以自制标准化 IgG 抗 D 作为抗体筛查的质控品。室内质控品的血清(浆)最好包含一个弱阳性标本,弱阳性质控品的反应强度为"+",可用于监测筛查的试剂细胞在储存过程中的抗原减弱程度,有利于保证抗体筛查试验的灵敏度。

NOTE

③交叉配血试验:选择1个含有不规则抗体的质控样品作为受者。选择2个与受者ABO同型的质控样品作为供者,要求两个供者样品中,一个含有可与受者不规则抗体反应的抗原,另一个不含有可与受者不规则抗体反应的抗原。再选择2个与受者ABO血型不同型的质控样品作为供者(两个供者之间要求也不同型)。5个样品要求直接抗人球蛋白试验均为阴性。质控的目的在于验证特定抗体检测的有效性。

(4)质控结果判定:以上检验多为定性检验(抗体效价测定为半定量)。将质控品检测结果的阴、阳性反应及其阳性强度与既定结果进行比较,出现阴、阳性结果的不一致或阳性质控与预期结果超过一个凝集强度的差异均视为失控。对于输血科实验室而言,除了利用质控品外,在检测过程的判定中,至少还有两种原则可以视为质量控制的措施:一是"抗原抗体不见面"的原则,即红细胞上还有某种抗原,血清中就不会含有某种抗体,这个原则可用于ABO血型鉴定和不规则抗体特异性鉴定;二是与历史检验结果进行核对的原则,这个原则既有助于监控样品采集和血液检测过程的差错,又有利于避免给患者输注不相合的血液,不相合的血液可能因输血间隔时间过长致抗体衰减或检测方法灵敏度不够等导致假阴性从而被错误输注。

(5)失控原因分析:实验室人员需认真分析失控原因,并做好记录。常见失控原因:①人为因素:主要包括人为差错(如加样错误、试剂及样品识别错误、结果判读错误等)和个人操作技术缺陷(如加样不准确、操作不标准、离心条件选择不当等)。②试剂因素:主要包括试剂临近有效期或试剂过期,或不同批号试剂的检测条件发生改变。③质控品因素:主要包括质控品临近有效期或过期,或者因保存不当、操作造成质控品失效或意外污染。④设备因素:如离心机故障致离心力不正确,孵育箱或水浴箱温度异常等。

七、临床 PCR 实验室的质量控制要点

聚合酶链反应(polymerase chain reaction,PCR)是体外酶促反应合成特异DNA片段的一种方法。PCR技术诞生于20世纪80年代,目前已成为分子生物学研究必不可少的一项常规手段,被视为分子生物学领域最重要的一项技术突破。PCR技术自1989年开始被应用于临床检验,协助临床医生对疾病进行诊断、病情观察、预后判断、易感性评估,已成为临床实验诊断学的一个技术热点。

临床PCR检测容易受到扩增产物的污染,或在核酸提取过程中样品间的交叉污染,可导致假阳性结果的出现。同时,也会因为试剂和耗材的质量不过关、仪器设备的维护校准不到位或操作不规范,出现假阴性结果。为确保临床基因扩增检验报告质量符合要求,必须对检验的各个环节和步骤加以监控,以避免假阳性和假阴性的出现,同时实验室应当按照《医疗机构临床基因扩增检验工作导则》开展实验室室内质控,参加国家卫生健康委临床检验中心或指定机构组织的实验室室间质量评价。临床PCR实验室质量控制要点介绍如下所示。

1.人员培训 按原卫生部《医疗机构临床基因扩增检验实验室管理办法》规定,医疗机构临床基因扩增检验实验室人员经省级以上卫生行政部门指定机构技术培训合格后,方可从事临床基因扩增检验工作。临床基因扩增检验的结果涉及病原微生物感染、个体化治疗及疾病预测等多个方面,需要通过非常专业的培训后方能进行相关的工作。

2.仪器设备 临床PCR实验室需要配置的仪器设备根据所采用的具体产物分析技术的不同而异,扩增过程中涉及的仪器主要有核酸扩增仪、生物安全柜、微量高速离心机、混匀器、水浴箱或加热模块、微量加样器、冰箱、可移动紫外灯等,以及耗材如一次性手套、耐高压处理的微量离心管和加样器吸头(带滤芯)。各种仪器和使用的耗材均应建立质量标准和定期校准制度,否则会严重影响检验结果。

3.试剂 对进入临床PCR实验室的每一批试剂盒都要进行质检。应对新批号或同一批号不同货运号的试剂和关键耗材进行验收并记录,试剂性能验证记录应能反映该批试剂的核酸提取效率和核酸扩增效率。用于定性检验的试剂,选择阴性和弱阳性的样品进行试剂批号验证。用于定量检验的试剂,应进行新旧试剂批间的差异验证。

4. 核酸提取过程质量控制 临床样品中有多种成分可能会通过与 DNA 聚合酶的相互作用而抑制核酸扩增。可通过加入内标的方法来观察制备的核酸样品中是否存在扩增的抑制物或干扰物。在核酸提取中,应至少带 1 份已知弱阳性质控样品(基质与待测样品相同),其最后的检验结果将同时反映核酸提取和扩增的有效性。同时,还应至少带 1 份已知阴性质控样品(基质与待测样品相同),最终结果可用于判断反应过程中是否发生污染。

5. 室内质控 对于 PCR 实验室来说,要想持续有效地进行统计学质量控制,必须要有稳定可靠的质控品和切实可行的室内质控数据的统计学判断方法。

(1)质控品:PCR 定性检验项目,每次实验应设置阴性、弱阳性和(或)阳性质控品。如为基因突变、基因多态性或基因型检测,则应包括最能反映检测情况的突变或基因型样品,每批检测的质控品至少应有一种基因突变或基因型。定量检验项目,每次实验应设置阴性、弱阳性和阳性质控品。阴性质控品包括阴性血清样品、检验过程中带入的空管和仅含扩增反应液的管。阴性血清样品主要监测实验室以前扩增产物的“污染”,由检验操作导致的样品间交叉污染(如强阳性样品气溶胶经加样器所致的污染,强阳性样品经操作者的手所致的污染、核酸提取阶段微量离心管盖遇高温崩开所致的污染),扩增反应试剂的污染。核酸提取中带入的空管主要监测核酸提取过程中的实验室污染(在整个检验过程中,开口放置于核酸提取的操作台面区域内,最后以水为基质进行扩增)。仅含扩增反应液的管用来监测试剂的污染。阳性质控样品包括强阳性质控样品和临界阳性样品两种。对于定量检测,每次检验必须同时进行高、低值质控血清和阴性质控血清定量检测;对于定性检测,每次检验必须同时进行阳性、弱阳性和阴性质控样品定性检测(包含样品预处理、DNA 提取等步骤),同时还应设置试剂空白对照。可以购买也可以自制高、低值质控血清,将测定的阳性血清样品按高低值分类后进行混合分装,$-80\ ^{\circ}\text{C}$ 冰箱冻存。自制情况下必须保证指标方法的规范性。

(2)质控图:按常规方法每天插入一份高、低值质控血清和阴性质控血清进行定量测量,连续 20 天后分别计算高、低值血清的均值、标准差和变异系数,高值质控以强阳性血清测定值为宜,低值质控以临界阳性血清的测定值为宜,制作 L-J 质控图。

(3)质控结果判读:①当阴性质控样品为阳性时,不管阳性率测定比值为何,均为失控,所有阳性样品须重新测定,并增加一倍阴性质控样品。②如果阴性质控样品为阴性,某次测定阳性比值超出 $+3S$ 则为失控,为 1_{+3s} 规则。本次检验结果为阴性的报告根据阳性质控样品的情况,决定是否可以发出,所有阳性结果报告不能发出,需查找出现阳性比值增高的原因,并在增加一倍阴性质控样品的情况下重新检测样品。③曲线向上漂移:多提示出现污染,可能是由于样品或产物泄露、试剂被污染导致。④用直接概率计算法对每天的日常患者样品结果中阳性率出现的概率进行计算,如果这种结果出现的概率小于 5%,可判为失控。⑤可根据二项式分布、泊松分布或污染间交叉污染的概率计算判读检验结果是否失控。

(4)失控原因分析:实验室人员需认真分析失控原因,并做好记录。阳性质控样品失控的常见原因是核酸提取的偶然误差,如核酸提取中的丢失、有机溶剂的去除不彻底、样品中扩增抑制物的残留和所用耗材如离心管等有 PCR 抑制物等。其次有可能是仪器的问题,如扩增仪孔间温度的不一致性、孔内温度与所示温度的不一致性等。最后应检查扩增的试剂,有无 *Taq* 酶或逆转录酶的失活、探针的纯度及标记效率和核酸提取试剂的效率是否符合要求等。阴性质控最常见的失控原因是扩增产物的污染和核酸提取过程中样品的交叉污染。

(5)注意事项:样品数量如小于 30,可选择弱阳性和阴性质控品各 1 份进行质控,样品数量增加,质控频次相应按比例增加。每批次测定的质控品均匀分散于样品中,随样品一同进行核酸提取,在扩增仪中的位置不应为固定位置,应在每次扩增检测时,进行相应的顺延,保证在一定的时间内,可以尽可能地监测每一个孔的扩增有效性。质控品测定在控才可发出报告。如果失控,迅速查找原因,去除诱因后复测样品合格后方可发出报告。

6. 室间质评 按照《医疗机构临床基因扩增检验工作导则》要求参加国家卫生健康委临床检验中心或指定机构组织的实验室室间质评。接收的质评样品如果不能及时检测,则应按要求的条件保存,应特别注意 RNA 质评样品的保存条件,以防降解。需多次测定的样品,最好在接收后先分装再保存,防止反复冻融。室间质评样品检测的原则应与临床样品等同处理。实验室应认真分析室间质评回报成绩,如果有不合格项目,需认真分析整个检测系统检验前、检验中、检验后各个环节,找出原因,以期改进。

(陈大鹏　龚道元)

🔠 本章小结

　　随着检测系统和质量控制方法的不断发展,检验过程中各环节的质量较以往已有了很大的改善。本章第一节对影响检验中各环节质量的主要因素,如人员管理,方法选择,样品、仪器设备、试剂与耗材管理,临床实验室信息系统管理,室内质控,室间比对等内容进行了介绍,其主要目的是制订和采取相应措施以进行有效的管理和控制,保障检验过程中的质量。临床实验室各专业组检验项目众多,检验方法、检查手段各不相同,各专业组存在着独具特色的质量控制要点和要求。要较好地完成检验中各环节的质量控制活动,需要全面了解各专业组不同项目检验方法存在的问题及其特殊的质量控制要求等内容,本章第二节重点介绍各临床专业组常见检测方法的质量控制要点,以及临床实验室目前最新的质量控制方法或理念,便于监控和评价各专业组检验过程中的检验质量,以保证检验结果的准确可靠。

第十四章 检验后质量管理

检验后过程(post-examination processes)是指样品检测后检验结果的发出到临床应用这一过程,又称为分析后阶段(post-analytical phase),包括结果审核、格式规范和解释、结果报告、结果发布、传送结果及检验后样品的储存等。为使检验数据准确、真实、无误并能为临床提供疾病诊疗信息而确定的措施和方法,称为检验后质量管理。检验后质量管理是临床实验室全程质量管理的最后一道关口,是全面质量管理的进一步完善和检验工作服务于临床的延伸。这一阶段的质量管理主要有三个方面:①检验结果的审核与发布;②检验样品的储存与处理;③检验咨询与临床沟通。

第一节 检验结果转录与审核

检验结果报告是临床实验室工作的最终产品,检验结果的正确和及时发出是检验后质量管理工作的核心。检验结果的转录和审核是指检验结果在被授权者发布前的全面复核,是检验结束后必须做的第一件事情,也是检验后质量控制的关键环节。

一、检验结果转录

临床实验室检验的数据包括患者信息数据及检验结果数据。如果 LIS 和 HIS 联网,则患者信息可以通过 HIS 获取,包括患者的姓名、性别、年龄、疾病类别、就诊科室等信息,实验室录入人员可根据检验申请单进行必要的补充。如没联网,录入人员应根据检验申请单录入。

检验结果的录入分为自动录入和手工录入。根据实验室 LIS 设置(双向通信、单向通信)的不同,分析仪器检测完成后其实验数据联机自动导入 LIS 数据库。应检查在录入、传输、处理、存储等过程中可能出现的差错,以保证数据的正确性、完整性,并对参数更改的权限进行控制。同时,每年定期对 LIS 的数据传输正确性进行验证,保证仪器检测结果与 LIS 中的导入数据一致。

手工录入是指各种手工项目检验结果的录入,如细菌、尿液沉渣显微镜检查等。根据不同的检验项目,录入系统定义的对应的虚拟仪器中,如"尿液常规",选择此虚拟仪器进行登录时,即可录入尿液常规项目结果。

二、检验结果审核

(一)审核人员的授权和管理

检验结果审核者要对检验程序每一环节进行分析审核,确认和保证检验结果的准确性和可靠性。检验结果报告的审核人要有强烈的责任感、扎实的理论基础及过硬的检验技术。审核者应当具有临床检验资格,为中级以上职称的工作人员、本专业实验室负责人、高年资的检验人员及临床实验室主任授权人员。他们熟悉检验管理的流程,有运用相关的临床知识对检验结果的准确性和可靠性进行判断的能力。当检验结果与临床病情不符时,应该采取必要的措施,以保证检验报告的准确性。审核者应对检验报告单的质量负责。

(二)检验结果审核考虑的主要因素

1. 样品因素 样品的采集和运送应符合实验室要求,样品处理合格,没有干扰检验结果的因素。样品状态通过改变被测物含量、活性或干扰检验方法影响检验结果。因此,不合格样品的检验结果无意义,也无必要加以确认。原则上所有不合格样品均应退回重新采集。在特殊情况下,对于特殊样品或再次取样确有困难则可与临床医生协商进行部分内容的检验,但须在检验报告上注明样品不合格的原因,及"检验结果仅作参考"的字样。

2. 室内质控 判断检验结果准确性的重要依据是室内质控是否在控。室内质控结果在控是检验结果可报告的必要条件。若结果失控,则报告不能发出,须查找原因,及时纠正,并重新测定质控,待质控结果在控后对样品再行检测,保证结果可靠后方可发出检验报告。

3. 受检者临床情况 医嘱申请的检验项目是否已全部检测、是否漏项或多项,检验结果是否填写清楚、正确,有无异常、难以解释的结果,与相关检验结果有无不符,是否需要复查等。对异常增高或降低的结果,应及时与临床医生或护士取得联系,了解患者病况,必要时可主动向患者了解情况,以确定结果的可靠性。如与病情不符,应查明原因,并重新采集一份样品进行检测,确定无误后,方能发出报告。对异常结果,有条件的实验室可在不同仪器上进行重复检测,以确认报告能否发出。

4. 受检者历史结果 对于不是初次检验的受检者,可以通过 LIS 或 HIS 与以前的检验结果进行回顾性对比,确认符合实验室历史比对数据的差异范围后才可发出报告。否则,应结合患者病情变化或重复检测后再做决定。

5. 仪器报警代码的处置 仪器状态是检验结果准确与否的重要保障,仪器对自身的状态会进行实时监测,如杯空白、噪声、光源、保养状态等。在进行项目测定时能对反应过程进行全程监测,反应过程如果出现影响结果准确性的因素,仪器会根据自身设置的验证方式进行提示,在结果的后面会提示报警代码,如结果超出分析测量范围、线性异常、样品量异常、试剂量异常、吸光度异常、前带错误等。审核人员应当能识别出现的报警代码的意义并能进行有效的处置,仪器或 LIS 应对含有仪器报警代码的结果进行处置,避免发出错误结果。

(三)审核方式

临床实验室工作人员对检验结果的审核可分为人工审核和自动审核两种。

1. 人工审核 人工审核是指人工对检验结果进行浏览,审核检验结果的合理性。授权的检验结果审核者在人工审核时对每一检测数据进行浏览。审核内容见"检验结果审核考虑的主要因素"。

2. 自动审核 自动审核即在遵循操作规程的前提下,计算机系统按照临床实验室设置的已通过验证的规则、标准和逻辑,自动对检验结果进行审核并发布检验报告成为医疗记录的行为。在此过程中,与实验室预设的可接受标准相符的结果自动输入到规定格式的患者报告中,无需任何外加干预。自动审核程序主要含有以下内容。

(1)检验结果与患者信息结合进行分析:能识别采集、送检时间不符合要求的样品;能识别影响检验结果的异常样品性状(如血清信息指数或图像判断系统识别溶血、脂血、黄疸样品);能识别检测系统、LIS、中间件等发送或生成的与检验结果准确性相关的各类警告符号。

(2)检验结果与设定的范围进行比较:常用的范围有生物参考区间、分析测量范围、可报告范围、危急值、医学决定水平等。实验室也可以使用自定义比较范围,但应结合本医疗机构的特点和医疗技术水平,充分评估医疗风险,必要时可征求临床医生的意见。针对不同人群可以设定不同的比较范围,例如体检人群与疾病人群、门诊患者与住院患者。数据比较时应能够识别不可能的结果(如负值或非数字型符号)。

(3)差值检查:即历史数据比对。实验室应对选定的项目设置差值比较的时间间隔和接受标准。时间间隔用于控制程序对多长时间范围内的历史结果进行检索和比较。接受标准可以设置为百分偏差和(或)绝对偏差。实验室可通过分析患者历史结果的变化并结合临床经验设置差值比较的接受范围,在应用过程中可进行必要的调整。

(4)项目结果间的逻辑关系:检验结果应符合逻辑要求(如总胆红素浓度不应低于直接胆红素等);检验结果结合临床诊断进行符合性分析(如慢性肾功能不全患者的血肌酐水平是否与诊断相符);项目之间的关联性分析(如血肌酐与尿素氮、主要阴离子与阳离子之间的关联性等)。实验室可结合自身特点定义逻辑关系和关联分析规则。

(5)完整性检查:程序应能够将实际报告项目与医嘱申请项目进行一致性比较,识别少项、多项、错项等情况。

(6)报告发布:当自动审核程序判断的结果符合所有预设规则时,由 LIS 直接签发该报告,不再实施人工干预。由自动审核程序签发的报告应有易识别的标志。当自动审核程序判断结果不符合预设规则时,程序对该样品进行标记,报告将被保留,由人工进行审核后签发。自动审核程序应能记录未通过审核的原因,或进一步提示人工进行重测、稀释等操作。自动签发和人工签发的检验报告内容、格式等均应符合实验室对检验报告的要求。

(7)验证与评审:应用自动审核程序前需对自动审核程序进行验证以认定其性能满足实验室审核检验报告的要求。实验室还应定期对自动审核程序进行评审,以保证其功能持续符合要求。实验室应制定相应的程序和制度,自动审核程序的正式实施应由实验室管理者批准授权,实验室管理者应确认应急程序的存在及可执行性。

自动审核程序的应用可减少人工审核的误差,降低人工核对工作量,能及时发现检验结果数据的异常,加快了审核速度,提高了工作效率和医疗质量,确保检验数据的有效性和安全性,完善了检验后的过程管理和质量控制,缩短了报告周转时间(turn-around time,TAT)。

(蒋洪敏　龚道元)

第二节　检验结果报告

检验结果是临床医生开展诊疗活动的重要信息,临床实验室应保证检验结果准确、完整、及时、有效,同时注意保护患者隐私。临床实验室的检验结果报告格式、报告内容、结果标识、报告时间均应满足临床诊疗活动的需求。

一、检验结果报告格式

检验结果报告的格式需根据检验项目的类型逐一设计,报告的表头、页眉、页脚、封面等则是统一标准。报告的格式及其送达方式与医院相关部门及临床科室讨论后确定。临床检验报告单常见有两种格式。①纸质检验报告单:常用于门诊患者,患者凭就诊卡或取检验报告单的凭证到自助查询机打印,或到检验报告取单处人工打印。②电子检验报告单:通过院内 HIS 或远程互联网以电子报告单的方式将检验结果报告给临床医生,实现了检验信息的无纸化传送,保护了患者的隐私,避免了检验报告单实验室内的交叉污染。

二、检验结果报告内容

一份完整的检验结果报告单应包含但不限于以下内容。①清晰明确的检验项目识别:检验项目名称,适当时也可注明检验方法或检验程序。②发布报告的实验室识别:医院名称、实验室名称或委托实验室的名称,最好有实验室的联系方式(如地址、电话等),所有由受委托实验室完成的检验的识别。③每页都有患者识别:姓名、性别、年龄、科室、病床号,必要时注明民族等。④检验申请者识别:申请医生的姓名或其他唯一性标识、申请日期、联系信息。⑤原始样品识别:样品种类、采集日期、采集时间及采集人,实验室接收时间、报告时间。⑥检验结果及单位、参考区间及异常提示。⑦结果审核人和授权报告发布人识别:授权报告发布人的能力应符合实验室相关岗位规定的要求,并获得实验室负责人的授权。⑧需要时对结果进行解释,诊断性的检验报告应有必要的描述,并有"印象""初步诊断"或"诊断"意见,应由执业医师出具诊断性检验报告(乡、镇的医疗机构可由执业助理医师出具)。⑨检验结果如有修正,应提供原始结果和修正后的结果。⑩报告单的页数及总页数。如需要,检验报告单上可注明"本检验结果仅对此样品负责"字样。

三、异常报告结果标识

检验报告中异常检验结果应有明确的标识,以确保被授权的结果审核人员、临床医生和患者能快速准确地识别出异常的检验结果。常见的检验结果异常标识主要是高于或低于生物参考区间,用升高或降低的箭头标识,此外还有危急值标识。其他的如项目分级判断标准、临床诊断不符、与以往检验结果相差较大、与相关联检验结果不符的检验结果,适用时,可以用文字简要提示。

四、检验报告时间

对于日常检验及急诊检验项目报告结果的期限应有规定,并向临床科室和患者公示。急诊检验项目应在最短时间内报告;日常检验以不影响临床及时诊断和治疗为原则;如临床实验室有特殊情况不能按时发出检验报告,应及时与临床医生取得联系,说明原因。实验室应规定检验报告的时限,在规定时间内发布检验结果报告。实验室规定的发报告时限应至少满足国家卫健委要求。

1. 常规项目要求 急诊检验项目:临检项目≤30 min 出报告,生化、免疫学项目≤2 h 出报告。非急诊检验项目:临检项目≤30 min 出报告,生化、免疫学项目≤1 个工作日出报告。微生物学项目≤4 个工作日出报告。微生物检测应制定分级报告制度,一级报告包括样品是否有致病菌生长、革兰染色结果及细菌形态等;二级报告包括药敏试验结果;三级报告包括细菌种属、结果评价等,为临床选择抗生素提供指导。

2. 实验室内周转时间中位数 实验室内周转时间是指实验室收到样品到发布报告的时间。实验室内周转时间中位数是指将实验室内周转时间由长到短排序后取其中位数。实验室内周转时间中位数可以反映实验室工作效率,实验室应认真分析检验流程的各环节,不断降低中位数。

(蒋洪敏　周迎春)

第三节　检验结果发布

检验报告单是临床医生对患者做出诊断、治疗及判断预后的重要依据,是重要的医疗文书,同时也是司法、医疗保险理赔、疾病和伤残事故鉴定以及医疗纠纷和医疗事故处理的重要法律依据。实验室应制定发布检验结果的文件化程序,包括发布者及接收者的详细规定。

NOTE

一、一般结果发布

1. 授权报告发布人 检验结果报告单实行"双签字",即除操作人员签字外,还应由另一位具有审核权限的人员审核、签名,但在危急情况下或单独一人值班(如夜班)时除外。计算机填写的检验报告,由签发者进入审核程序,审核无误后发出报告。实习生、进修生、见习期人员无报告权,需由带教老师签发。检验专业毕业生见习期满后,经专业考核合格、临床实验室主任批准后可获得相应的报告权。委托实验室同样要向委托单位公示检验结果报告、报告时间、报告方式及报告途径。

2. 授权报告接受人 患者或授权报告接受人领取报告单时应有相应的凭据,以防止检验报告单的丢失或拿错,同时也可以保护患者的隐私。有些检验结果不宜直接发给患者时,可由患者家属代领检验报告,但需确认患者家属身份。当患者或其家属要求用电话、微信、图文和其他电子设备传送报告时,应仔细询问患者身份信息、检验项目、检验时间、样品类型及与患者的关系等,确认对方身份后方可发布报告。

3. 口头报告 对于危急值或急诊的检验报告单,可先电话报告检验结果后补发纸质检验报告单。临床实验室血型检验报告仅可通过书面形式发布,不得以电话、口头方式发布。

4. 临时报告 遇到突发应急情况,如 LIS 或 HIS 故障、打印机故障等导致检验报告无法由正常途径发出,而临床又急需报告时,检验科应出具临时手工报告,待故障排除后补发正式报告,并做好记录。

5. 延迟报告 当由于特殊原因无法及时完成检验发出报告时,若会影响到患者、医护人员,则需以电话、网络或书面方式通知临床各科室申请者、门诊办公室或医院主管部门(如医务部),说明延迟报告的原因以及可能发出报告的时间,同时记录延迟报告记录表。若某一项目经常发生延迟报告的情况,则应对检验流程、检验周期的合理性进行评审,对所识别的问题采取纠正措施,在服务对象需要且有可能时修改检验周期或增加资源。

二、危急值结果发布

临床实验室危急值制度是《医疗事故处理条例》中的重要部分,也是临床实验室认可的重要条件之一。我国所出台的各种医疗管理相关文件如国家卫健委 2018 年发布的《医疗质量安全核心制度要点》等,对危急值报告制度提出了要求。由此可见,危急值结果的及时报告是实验室认可和遵守各种法规文件所必须执行的。

1. 危急值的概念 危急值(critical values)是指能够提示患者处于生命危急状态的检测数据/结果,此时临床应立即采取紧急适宜的抢救措施,也称为紧急值(panic values)或警告值(alert values)。临床实验室必须迅速将危急值结果报告给临床医生,使临床医生能提供及时、有效的干预措施或治疗,否则可能产生严重后果,失去挽救生命的最佳机会。医学决定水平(medical decision level)是针对某一检查项目有别于参考值的特定限值,测定结果高于或低于该限值即在疾病诊断中起排除或确认作用,或必须采取特定的治疗措施,又称为临床决定水平。它是临床医生处理患者的"阈值",检验结果高于或低于该值时,临床医生应制订相应对策,对患者采取适当的治疗措施。危急值是医学决定水平中的一种,不是所有的项目都属于有危急值的项目,医学决定水平也并不都是危急值,只有危及患者生命的检验数值才称为危急值。一旦发现危急值,必须迅速报告临床医生。

2. 危急值项目的确定 危急值项目的确定要根据医院服务对象和临床诊疗指南,须经临床评定并认可,评定方式包括但不限于检验临床联席会、书面评审、电子文件评审等,但须保留包括评定者签字的评定记录。临床评定不认可的项目不列入危急值项目;临床评定为危急值项目,但暂未列入危急值项目建议表者,应考虑列入危急值项目。经双方商定后的危急值项目应该在使用过程中定期评审,以保证危急值项目的安全性和有效性。

危急值项目建议表可参考权威文献,如《实施患者安全目标指南》中的危急值项目。危急值项目须包含但不限于血钙、血钾、血糖、血气、白细胞计数、血小板计数、凝血酶原时间、活化部分凝血活酶时间。此外，实验室还应考虑本医疗机构及不同专业科室对相关急危症抢救的需求。表 14-1 为常用检验项目的危急值。

表 14-1　常用检验项目的危急值

项目名称	单位	低值	高值	备注
白细胞计数（$\times 10^9$）	L^{-1}	2.5	30	—
血小板计数（$\times 10^9$）	L^{-1}	50	1000	—
血红蛋白	g/L	50	200	—
	g/L	70	220	新生儿
血细胞比容	%	15	60	—
	%	33	71	新生儿
PT	s	—	30	抗凝治疗时
APTT	s	—	70	
血糖	mmol/L	2.2	22.2	—
血钾	mmol/L	2.8	6.2	—
血钠	mmol/L	120	160	—
血钙	mmol/L	1.50	3.50	—
总胆红素	μmol/L	—	340	新生儿
血淀粉酶	U/L	—	300	
尿淀粉酶	U/L	—	2400	
血气				
pH	—	7.25	7.55	动脉血
$p(CO_2)$	mmHg	20	60	动脉血
$p(O_2)$	mmHg	45		动脉血
HCO_3^-	mmol/L	10	40	动脉血
氧饱和度	%	75		动脉血
血培养	—	—	阳性	—
脑脊液培养	—	—	阳性	—

3. 危急值的标记和识别　制定识别危急值的规则，利用 LIS 与 HIS 的连接，进行计算机自动判断，并用特殊信号（如颜色、闪屏、警示音、对话框等）提示危急值，同时赋予 LIS 自动搜索功能，在检测过程中只要危急值出现，LIS 会及时发出警报，提示检验人员对该项目结果及时复查与审核，审核通过后可通过危急值报告平台立即通知临床科室，保障患者安全。如果缺乏上述系统或系统不完善，则只能靠操作者在检测过程中或报告审核中去筛查，因此相关检验人员应熟记危急值项目及危急值报告限，保证在审核环节不漏过危急值，并在检验报告单上对危急值进行醒目标识，以便医护人员对危急值进行快速、准确的识别。

4. 危急值的通知和结果报告记录　危急值报告体系应明确由谁报告、向谁负责、报告方式/路径、危急值复查政策、危急值回读、危急值接受确认、危急值记录规范等。应遵循全程负责制。常用的报告方式：①电话报告方式；②LIS、短信等电子报告方式，但电子报告方式须经临床认可，并完整保留电子报告及接受确认记录。采用电子报告方式时，还须规定确认接受的时间限，最长不宜超过 30 min，如实验室在规定时间限未收到危急值接受确认信息，须立即进行电话报告。对于同一患者同一项目在不同时间点出现的危急值，均应报告，以反映患者病情仍处于危急状态或治疗后未见好转。

检验人员做好相应危急值的报告记录和相关人员的签字，并在危急值报告登记本上详细记录。

危急值报告记录信息包括但不限于患者唯一性识别信息、危急值项目名称及危急值、报告时间(精确到分钟)、报告人所在部门名称及报告人识别信息、接收人所在部门名称及接收人识别信息等,并要求接收人复述患者信息和危急值结果,防止信息传递错误。接收人接到危急值通知后应立即报告主管的临床医生。临床医生接到危急值通知后,如确认与患者的病理生理状况相符,应立即按照诊疗规范进行相关处理;如认为不相符或怀疑样品采集有问题,应重新留取样品进行复查。对于危急值结果与临床病理生理状况不符合的病例,临床实验室应建立和临床医生的交流和沟通机制。危急值报告记录信息(包括纸质版、电子版)应保留2年或以上。

5. 危急值的质量监控 及时报告危急值是保证医疗安全的重要环节,临床实验室应定期进行危急值报告体系评估,内容包含但不限于危急值报告及时性、危急值报告率(或漏报率)、危急值项目及危急值报告限的适宜性、危急值识别与确认程序适宜性、危急值复查政策适宜性、危急值报告路径适宜性、危急值与临床符合性等。应由检验与临床双方共同完成,原则上,每年至少评估1次,以持续改进危急值报告体系。

(蒋洪敏 王俊利)

第四节 检验报告修改、查询及数据保存

一、检验报告修改

1. 报告修改和权限 对于各种原因导致的检验报告的错误结果,应由仪器操作人员进行重新检测,将结果修正并报告该项结果签发人员,在征得其同意后,将修正后的内容输入检验结果报告中,经报告签发者签字后重新发出。当报告签发人员发现错误结果而无法解释其原因时,应上报专业组主管,由专业组主管对报告进行修正,签字后发出。

(1)手工填写的检验结果报告:填写人员发现错误时,在征得该项结果签发人员的同意下,可采取以下两种形式对报告进行修正:①报告填写人员在报告中注明错误之处,并在错误处旁边加注正确的内容,然后签字、注明日期和时间,此报告经报告签发者签字后,可发出。②报告填写人员重新填写一份新的、正确的报告单,并注明补发原因,然后签字、注明日期和时间,此报告经报告签发者签字后,可发出。

(2)输入计算机后打印的检验结果报告:①错误发生在输入计算机前,由输入人员报告该项结果签发人员,在征得其同意后,可将修正后的内容输入检验结果报告中。②错误发生在输入计算机后且患者未打印报告前,由操作人员报告该项结果签发人员,由签发人员进行修正。③错误发生在输入计算机后且患者已打印错误报告并已经就诊医生查看,应及时通过电话或微信等方式与使用者、就诊医生沟通,告知错误报告原因与修订后的正确报告结果,并向患者发放修改后的正确报告,收回患者已拿到的错误报告。

2. 报告修改记录 已用于临床决策且被修改过的报告需保留在后续的累积报告中,并清晰标记为已修改。如报告系统不能显示修改、变更或更正,应使用审核日志:①将修改后的报告清晰标记为修订版,并包括参照原报告的日期和患者识别;②患者知晓报告的修改;③修改记录可显示修改日期和时间,以及修改人的姓名;④修改后,记录中仍保留原始报告的条目。

二、检验报告查询与打印

检验报告查询仅限于检验报告的合法接收人,如患者本人(门诊)、临床医生或申请人等,另外,临床实验室工作人员出于工作需要,可以查询有关的检验结果和报告。若代他人领取报告或查询结果,须有被代领人的相关信息,如姓名、性别、年龄、就诊科室或回执单条形码号、人员编号等。需

要特别说明的是,对于敏感检验项目的结果,如梅毒、HIV抗体检测等,必须凭回执单条形码号、人员编号等唯一性标识查询检验结果。检验报告的查询可以分为医务人员查询和患者查询。

1. 医务人员查询 医务人员查询主要有历史查询及分析查询。历史查询指查询被检患者的历史结果。这种查询方式是对同一患者一定时间内的检验信息进行回顾。检验技师进行历史数据的查询,若同一患者同一项目两次检验结果相差一定幅度,实验室信息系统将自动进行提示,以帮助检验技师进行报告审核;临床医生对历史数据的回顾查询,可以观察某个指标在病程中的变化情况,有助于临床医生对于患者情况的判断。

分析查询是指利用特定的条件对某一时间范围内的数据进行查询。如对一段时间内的项目情况根据不同类群进行分析,包括最大值、最小值、均值、标准差、变异系数等,既能以数据列表又能以各种图(柱形图等)的形式对项目数据进行查看,并能对检验数据进行较深层次的统计分析;还可以对一段时间内的工作量情况,按照患者类别、科别、检验项目、检验组合、送检医生、检验医生、检验部门等方法进行统计,可用数据列表或图形显示。可以将各类报表以各种文件形式(文本、电子表格、HTML、数据库等)进行输出。

2. 患者查询与打印 随着移动互联网、智能手机设备的普及,患者查询检验报告的方式也越发多样化。常见的检验报告查询方式:①凭就诊卡、检验回执条形码或者发票号码到自助取单机或人工服务台打印报告。②通过医院门户网站上的检验报告查询系统查询,患者输入本医院就诊卡、预留电话号码、身份证号码等相关信息登录后,可根据病历号、检测样品类型进行查询,不仅可查询最近某项目的检测结果,且可查询一定时间内相关的甚至所有的检验结果。③移动互联网渠道,主要有微信、支付宝、卫生相关的APP,通过在各平台上进行注册,关联相关的就诊信息,按照软件的相关说明,绑定患者就诊卡、检验申请单条形码等方式可查询最近某项目的检验结果,以及查询一定时间内相关的甚至所有的检验结果。

当检验报告遗失后,补发的检验报告与原检验报告必须一致,不得做任何修改,并注明"补发"字样。

三、检验数据保存

临床实验室应建立检验数据保存管理程序,并加强数据保存计算机管理,以防损失,便于日后查找核对。

1. 检验数据保存内容 ①检验申请单信息。②原始样品采集、接收记录。③检验用试剂和材料信息记录。④检验结果和报告。⑤仪器设备、试剂、耗材检查验收记录。⑥仪器设备维护记录,包括内部、外部校准记录。⑦委托协议、任务单。⑧质量控制记录。⑨仪器打印结果以及保留的数据和信息。⑩实验室间比对结果。

2. 检验数据保存时间 应至少两年。

3. 加强数据保存计算机管理 为了保证计算机系统正常运作,必须加强计算机管理:①计算机及附加设备应保持清洁,放置地点和环境应符合制造商的规定(如通风、静电、温度、湿度等)。②应为实验室信息系统(LIS)服务器和数据处理有关的计算机配备不间断电源(UPS)。③实验室信息系统中数据拷贝至少3份,以防损失。④应对系统硬件及软件的更改进行准确识别并记录。

(杜鸿　徐菲莉)

第五节　检验后样品储存与处理

检验后样品的储存是指将检验完成后的样品放置于适当环境储存并进行规定期限的保留,以保证原始样品的可追溯性;检验样品的处理是指对不再需要的、废弃的样品进行正确处理,以避免

NOTE

环境污染和交叉感染。临床实验室要制定检验后样品识别、收集、储存、检索、访问、维护和安全处置的制度、流程和程序。

一、样品储存

1. 样品储存的目的 检验后样品储存的主要目的是为了必要时复查。检验结果只能代表本次样品的某项检验指标水平,每份检验报告仅对本次送检样品负责。当患者、医生或检验人员对检验结果有疑惑时,需要对原始样品进行复检。另外,样品保存也可用于科研工作,开展回顾性调查。

2. 样品储存原则 ①建立样品储存制度,由专人负责。②应将样品加盖连同原始标识放置于专门的试管架上并标识,按规律存放。③必要时对样品进行适当的收集和处理,如分离血清、添加防腐剂等。④根据本临床实验室规定的样品储存时间,对储存的样品定期清除,以节约资源。⑤样品储存时,应注意避光。

3. 检验后样品保存的时间和条件 不同分析物,其稳定性是不同的,检验后样品是否保存、保存条件和时间应根据样品种类、检验项目和分析物种类而定。尿液、粪便、胸腹腔积液、脑脊液,以及血细胞分析、凝血因子分析样品一般不保存;一般血液样品放置温度为 4~8 ℃,在此温度下,临床生化、临床免疫学常规检验样品,微生物常规细菌培养样品保存时间不超过 1 周;激素类项目测定样品可保存 3 天;抗原、抗体样品可保存较长时间,必要时冷冻保存;分子生物学检验如基因检测样品可保留更长的时间,如同时保存凝胶图像和斑点杂交带结果,则需要以档案形式进行长期保存。血常规复检的血片、细胞形态学分析的骨髓片、一般细菌涂片、抗酸染色涂片、各种积液细胞涂片样品及病理组织学样品等,进行唯一性标识后置于各自专用片盒中保存,并长期保存各自原始镜检图片。一般情况下,临床医生对检验结果如有疑问时,最好在 48 h 内反馈给临床实验室,临床实验室根据情况对样品复查或与重新采集的样品进行对比分析。血液样品中某些分析物在分析样品中的稳定性见表 14-2。

表 14-2 血液样品某些分析物在分析样品中的稳定性

项目名称	冰箱(4~8 ℃)	低温冰箱(−20 ℃)	项目名称	冰箱(4~8 ℃)	低温冰箱(−20 ℃)
ALT	3 天	2 周	FT3	2 周	3 个月
AST	7 天	1 个月	E2	3 天	1 年
AMS	14 天	长期	HCG	3 天	1 年
GGT	7 天	长期	LH	1 天	1 年
ALP	1 天	15 天	PT	1 天	1 个月
LDH	2 天	不稳定	APTT	8 h	1 个月
CK	3 天	1 个月	V 因子	4 h	1 个月
ALB	至少 1 个月	6 个月	Ⅶ 因子	不稳定	不稳定
TP	1 个月	数月	Ⅷ 因子	4 h	2 周
BUN	7 天	6 个月	D-二聚体	4 天	6 个月
Cr	7 天	3 个月	IgG	3 个月	6 个月
Glu	6 个月	1~2 年	IgM	3 个月	6 个月
HDL	4 周	4 周	IgA	3 个月	6 个月
LDL	3 天	1 个月	C3	3 天	7 天
CHO	数月	6 个月	C4	3 天	14 天
TG	数天	长期	AFP	7 天	3 个月
cTnT	1 天	3 个月	CEA	7 天	6 个月
Cl⁻	14 天	6 个月	CA125	5 天	3 个月

NOTE

项目名称	冰箱(4~8℃)	低温冰箱(-20℃)	项目名称	冰箱(4~8℃)	低温冰箱(-20℃)
K$^+$	14 天	6 个月	CA15-3	5 天	3 个月
Na$^+$	14 天	6 个月	CA19-9	30 天	3 个月
Ca^{2+}	14 天	数月	SCC	1 个月	1 个月
P	14 天	1 年	PSA	30 天	3 个月
血气	2 h	—	RF	3 天	1 个月
FT4	8 天	3 个月	ASO	2 天	6 个月

注:分析样品是指经前处理用于分析的样品,原始样品是指采集后送至实验室的样品,如临床生化检验测定时采取的静脉血为原始样品,离心分离后的血清或血浆为分析样品。

二、样品查取

在 LIS 中应建立样品存放信息管理模块,能显示样品的有效存放,并可通过患者信息快速定位找到样品的存放位置。LIS 中无此功能的,应按日期分别存放样品,应有明显的标识,申请复查时可快速找到原始样品。

三、废弃样品处理

鉴于临床实验室检测样品具有或潜在具有生物性危害因子,因此应按《医疗废物管理条例》及《医疗卫生机构医疗废物管理办法》相关规定,建立医疗废物处理制度和生物安全管理程序,将临床实验室检测后的血液样品、体液样品、细菌培养平板、利器盒、盛样品的容器等样品及容器、检测过程中接触这些样品的材料放于专门的、有明显标识的生物危险废物储存袋内,经专人收集并送给当地有处理医疗废物资质的机构进行处理。高传染性样品如 HBsAg、TP、HIV 等阳性样品,保存期满后,须经高温高压灭菌,再送给当地有处理医疗废物资质的机构进行处理。

(杜鸿　徐菲莉)

第六节　检验咨询和临床沟通

检验咨询和临床沟通是临床实验室应尽的职责之一。临床实验室应有能力向临床医护人员和患者提供咨询服务及各项检验结果的解释工作,并积极与临床医护人员进行信息沟通与学术交流,把有限的检验数据变成高效的诊疗信息,从而提高医疗服务质量。

一、检验咨询服务

国际标准化组织发布的《医学实验室　质量和能力的要求》(ISO 15189:2012)中指出,医学实验室除对患者的样品进行各项检测外,还要能提供检验结果的解释以及在实验室所覆盖的内容和范围之内的咨询性服务。

1. 咨询的重要性　咨询的目的是帮助患者理解检验结果的临床意义,以增强患者对检验服务质量的信心;帮助护士正确采集样品,以确保检验前的样品质量;帮助医生更有效地利用检验信息,以正确做出疾病的诊断、治疗方案的确定及治疗效果的评价。

2. 咨询内容和方法　检验咨询服务的内容可分检测前和检测后咨询。

(1)咨询内容:①检测前咨询服务:检测前咨询主要是针对临床检验知识、检验项目选择、检验项目的临床应用价值或临床指征、检验程序的局限性、样品类型的选择、如何采集以及申请检验的频率等。②检测后咨询服务:对检验结果的解释及给出相关建议,咨询服务人员综合考虑检验项目参考范围、方法的灵敏度及特异度、医学决定水平、影响因素等方面,对检测结果做出合理解释或提供专业判断,为临床病例提供建议,推动检验科服务的有效利用。

(2)检验咨询的方法:①公布咨询服务电话、通信地址、电子邮箱、网站等,及时接收服务对象的口头、书面、电话、信函、网络等方式的咨询。②定期以调查表的方式征求客户意见,定期与全院各临床科室的医护代表座谈交流,就如何改进科室的服务交换意见。③咨询服务组经常配合临床查房或病案讨论,对医疗通案和个案提供有益的建议。④以各种方式向全院发布临床实验室检验新技术、新项目、新进展等,为客户提供更多的选择。⑤服务客户需要时,咨询服务组相关专业的成员或专业组负责人在检验报告上给出结果解释或意见和建议。

3.需要注意的问题　检验前咨询服务和检验后咨询服务非常重要,它关系到检验数据的准确性,以及能否被临床有效利用。在咨询时要注意以下几个问题。

(1)样品质量问题:当检验结果与临床预期诊断不符时,应考虑样品质量问题,仔细询问样品采集、保存、转运情况,观察有无严重脂血、溶血、黄疸等,还应考虑药物对患者样品的影响,如有可能,应暂停用药一段时间后再进行复查。

(2)参考区间:这是解释检验结果是否正常的依据,但需注意以下问题。①参考区间的差异:主要是生物属性的差异,如年龄、性别、民族、居住地等,而取样时的环境与生理状况也会极大地影响检测结果,如紧张、运动、姿势、饮食(包括酒与饮料)、空腹时间、吸烟、住院或非住院、内分泌及生殖情况(如月经、妊娠、口服避孕药等)。②检验方法的差异:主要是检验方法不同引起的差异,如使用不同的检测系统、不同的检测试剂做一个检验项目,检测结果也可能出现差异,如乳酸脱氢酶(LDH)测定,P-L法正常参考区间为 $313\sim618$ U/L,而 L-P 法则为 $109\sim245$ U/L,因此在解释检验结果时应多加注意。

(3)临界值:在定性测定中,判断阴性或阳性有一个临界值的问题。目前许多快速测定的方法(如胶体金免疫层析法),不同厂家生产的试纸条的灵敏度各有差异,因此判断阴性和阳性的临界值也各不相同。例如,用化学方法检测粪便隐血的临界值为 $50\ \mu g/mL$,而胶体金免疫层析法的检测临界值可达到 $0.1\ \mu g/mL$。这种情况往往会引起误解,在解释结果时需要充分注意。

(4)医学决定水平:如测定值在正常参考区间与医学决定水平之间时,应结合临床或进行重复检查以帮助做出临床判断。除了考虑患者生物学变异、实验误差外,还应考虑正常人群及患者测定值之间重叠以及交叉的情况。

(5)危急值:当发现危急值时必须遵守危急值处理流程(见第三节第二部分"危急值结果发布")。

(6)感染性疾病"窗口期"的问题:在病毒性感染性疾病中比较明显,即使感染了某种病毒,其标志物的检测在一定时间内仍为阴性,遇此情况时要注意病程,并可采取间隔一定时间后再进行复查予以核实。

(7)灵敏度及特异度:灵敏度是指某病患者该检验阳性的百分率,特异度是指非该病患者该检验阴性的百分率。没有一个检验项目的灵敏度及特异度均能达到100%,因此每个检验项目都存在一定的假阴性或假阳性结果。一般来说灵敏度较高的检验,阴性时对排除某种疾病有价值;特异度较高的检验,阳性时对确诊某种疾病有意义。

(8)注意保护患者的隐私:隐私权是患者的基本权利之一,对患者检验结果应严格保密。如用电子信息发布的检验结果(包括医院门户网站上检验报告查询系统、医院微信公众号查询系统、自助取单机等),应设有密码等保密措施。某些检验结果可能需要特殊的建议,这些工作通常由临床人员或负责医生提供,如果患者未得到足够的咨询服务,而检验结果又暗示预后不良,应尽量避免将检验结果直接通知患者本人。

梅毒、HIV 抗体、淋病双球菌阳性的结果,应直接报告给患者本人。HIV 抗体阳性的还要执行感染性疾病的上报程序,上报给感染管理科和(或)医务部,但不宜扩散。

(9)常见联合检测组合中出现不一致时的解释。

二、检验与临床沟通

随着医学的发展,临床实验室检验医师与临床医护人员要不断进行信息沟通与学术交流,把有限的检验数据变成高效的诊疗信息,从而提高医疗服务质量。检验人员应将实验室所开设项目的信息主动告知临床,包括检验项目的临床意义、检测方法的影响、精密度、检测值的正常参考区间、需要临床配合的患者准备、样品采集、转运要求及注意事项等,甚至包括该检测项目的成本核算、收费标准。在检验后的质量保证中,来自临床的关于检验质量的反馈信息对临床实验室非常重要,尽管这种反馈信息有时以质量投诉的形式出现,实验室应正确看待。

1. 沟通内容 ①检验前的沟通:检验项目的选择、生理因素的影响、患者的准备、样品的采集及转运等。②检验中的沟通:在日常检验活动中,若发现异常结果,应积极与临床沟通,以决定此异常结果能否发出。③检验后的沟通:检验医师对检验结果进行分析和解释,并指导临床,积极收集临床医护人员的反馈意见。

2. 沟通方式 电话、微信等;召开与临床科室的座谈会;给临床医护人员授课和进行必要的培训;邀请临床医护人员为实验室人员授课;互派人员实习;举办读片会及学术交流会;通过医院信息管理系统进行实验室与临床的信息交流等。

3. 注意问题 样品的质量是检验报告准确的关键,检验人员首先要检查样品采集、保存、转运过程中是否存在影响检验质量的因素;对感染性疾病标志物的检测需考虑病毒"窗口期"的问题;两次检验结果差异比较大时,排除检验前影响因素后,主要考虑室内质控的情况,检查室内质控是否符合要求。此外,检验人员应掌握循证检验医学的规律,正确评价诊断性实验。对检验项目的方法学及临床应用进行评估,优选检验项目,为临床咨询积累必要的资料。

其他注意事项:①避免临床医护人员与检验人员知识结构不对等。②重视沟通技巧。③建立有效的沟通途径。④唤起医院管理部门的重视。

三、对反馈意见的处理

1. 意见来源 临床实验室反馈意见主要来源于患者本人、临床医护人员、科室员工或其他客户经各种途径(如上门、来信、电子邮件、电话等)向科室及科室的上级部门(如医务处、门诊办公室、卫生局等),对临床实验室检验活动表达不满意,并期望得到回复的表述,包括投诉和咨询等。最常见的反馈意见来自患者本人和医护人员。

2. 意见主要内容 反馈意见按内容分为对工作质量的意见和对服务质量的意见。

3. 意见处理 反馈意见是对临床实验室本职工作的质量和服务的反应,应给予充分重视,并妥善处理,及时解决,维护临床实验室的信誉,增强客户满意度。同时,也充分利用来自各方面对临床实验室正面或负面的反馈意见,采取纠正或预防措施,实现持续改进。所有反馈意见的过程和结果均应详细记录并妥善保存。

(杜鸿 王俊利)

本章小结

检验后质量管理是保证检验结果准确的关键因素,检验报告单需要由专门的具有审核资格的工作人员进行审核,或在遵循操作规程的前提下,由计算机系统自动审核。检验结果出现危急值时,要遵循危急值处理原则。当检验报告出现错误结果时,必须查找原因,及时纠正并做好相应记录。检验结果要及时有效,保护患者隐私。合格的数据存储系统是检验后质量管理的基础。样品储存方法的相关规定是原始样品可追溯性的保证,正确处理检验后样品,可以避免环境污染和交叉感染。检验工作者要具备向临床医护人员和患者提供咨询服务的能力,加强与临床的沟通,为检验科可持续发展提供保障。

第十五章　POCT 质量管理

学习目标

通过本章学习,你应能回答下列问题:

1. 何谓 POCT? POCT 用到哪些分析技术?
2. 为了保证 POCT 结果,如何进行质量控制?
3. POCT 有哪些临床应用?
4. POCT 有哪些优缺点?
5. POCT 有哪些发展前景?

即时检验(point-of-care testing,POCT)又称为床边检验或床旁检验,是检验医学发展的新领域,其快速发展得益于当今高新技术的开发和综合应用,也顺应了当前高效率、快节奏的工作方式,满足了人们在时间上的需要,并且可使患者得到及时诊断或鉴别诊断。本章内容主要针对 POCT 的质量管理进行介绍。

第一节　概　　述

一、POCT 定义

在美国临床生物化学学会(National Academy of Clinical Biochemistry,NACB)制定的《POCT 循证实践》指南中,将 POCT 定义为"在患者就诊和治疗的地方,由未接受临床实验室专业训练的临床人员或者患者自己进行的临床实验室检测"。我国规定,POCT 是在医疗机构内,由实验室或非实验室的卫生保健人员,在临床实验室的质量管理体系指导下,在患者身旁进行的快速检测。如果检测不是在临床实验室内进行,并且是一种移动性的系统,就可称为 POCT。

POCT 的定义既强调了其本质上与传统临床实验室检测的一致性,也指出了二者的差异所在。传统临床实验室中的检测是由受过长期训练并熟悉质量管理的专业检验人员进行,而 POCT 是在非临床实验室场所,一般由非检验专业人员进行,其测量结果的质量自然就成为备受关注的问题。

二、POCT 的兴起

POCT 检测技术从 1995 年才真正为人们所广泛了解。1995 年 3 月,美国临床实验室标准化委员会发表了 AST2-P 文件,首次提出了 POCT 的概念。同年,美国临床化学协会(American Association for Clinical Chemistry,AACC)在其年会上辟出一个特殊的展区,专门展示一些可以快捷移动、操作简便、结果准确可靠的设备和技术,令参观者耳目一新,此后人们开始逐渐了解 POCT 的概念和技术。1999 年,在上海召开的第二届全国实验诊断学学术交流暨教学研讨会上,POCT 被列为我国实验室诊断教学与临床研究的方向,正式代表 POCT 被我国检验医学部门和学科领域接受。2007 年,中国医院协会临床检验管理专业委员会成立了床旁检测委员会,多次举办床旁检测协调员培训班等,从而推动了 POCT 的院内管理工作。

三、POCT 的发展

(一)POCT 带来的革命

1. POCT 改变诊断流程　检验是临床对患者进行循证诊治不可或缺的重要依据。从医生开具检验申请单到拿到报告,须经过十多个步骤。一般情况下,急诊检验最快要半个小时左右,日常检验要半天或数天后才能拿到报告,检验结果周转时间(turn-around time,TAT)很长。传统的 TAT 包括检验前、检验中和检验后三个时间段。实际上检验中的时间最短,大量时间消耗在检验前和检验后。POCT 之所以能够满足短时间反馈(short turn-around time,STAT)的要求,不仅是由于分析方法简单、快速,还因为是现场分析,大大减少了样品转送流程、缩短了报告时间。

2. POCT 体现个性化服务　POCT 凭借它的易用性成为诊断系统环节中的一部分;在中心实验室不能 24 h 覆盖的小医院,POCT 可以在傍晚和夜间为重点护理患者服务;POCT 采用现场分析,既缩短了报告时间,又降低了发生差错的机会,实现了个性化服务。

3. POCT 整体上降低诊断成本　在传统的医学诊断流程中,只能做到降低单个检验的成本,而不是从整体上降低患者全部就医过程的成本。从单个检验成本方面考虑,POCT 也许并无优势;但在许多情况下其可以降低资源的占用,如患者待在医院的时间、采样时间、医护人员的占用时间和大型分析仪器的使用等,从整个检验流程上降低诊断成本。

(二)POCT 的发展前景

POCT 作为检验医学中具有革命性飞速发展的技术之一,越来越受到关注和重视。其技术的发展将发生以下几个方面的变化。

1. 应用范围更为广泛　具体体现在凝血试验、血液化学成分分析、传染病的过筛实验、某些血药浓度的监测检查、外科手术时的激素水平分析、微芯片 DNA 诊断、全血细胞计数及涂片的巴氏染色等。

2. 实验数据更具连通性　通过应用远距离无线传输技术,将标准化 POCT 资料并入实验室信息系统或电子病历系统。

3. 仪器更加微型化　过去的十年,由于 POCT 的发明,个人护理和临床诊疗有了长足的发展。POCT 以快速检测、便于携带为发展方向,同时可以提供相当于临床实验室检测水平的检测报告。未来 POCT 检测技术的发展将更加具有针对性,有助于临床更快地诊断并治愈疾病。

(三)POCT 在国内的发展趋势

综合分析我国 POCT 的发展,国产化、临床化、社区化是未来中国特色 POCT 产业发展的三个新趋势。

从宏观的经济学分析,医改的总目标是解决百姓的基本医疗需求,同时又要控制医疗总费用,因此检验收费逐步下降成为必然趋势。中国特色的 POCT 与西方发达国家的 POCT 市场截然不同。西方发达国家 POCT 市场主要面向私人诊所,标本数量较少,通常每天 10~20 例,由保险公司补贴检测费,因而对于 POCT 产品价格不敏感。中国 POCT 市场主要分布于各级医疗单位,即使最小的社区医院,标本数量也远多于国外私人诊所,特别是新医改启动后,对于产品的价格非常敏感,只有质优价廉的产品才能适应国情。健康保健、疾病监控预防所用的 POCT 产品大多是医保外民众自费的,要使他们用得起,中国 POCT 厂家必须提供方便快捷、价廉物美的产品,形成真正有核心竞争力的自主品牌,因此 POCT 国产化也成了必由之路。

POCT 是实现对患者个性化服务的最佳载体,对于未来的检验医学发展将产生预想不到的推动作用。POCT 区别于传统检验的一个明显特点是其可以和患者直接交流沟通,能更了解临床情况。“以患者为中心”是面向 21 世纪的先进理念,是对“以标本为中心”的实验室模式的重大突破。由此不但要求检验人员能够与临床医生交流互动,更要求他们与患者直接对话,真正实现人性化、个性化的医疗模式。

NOTE

POCT社区化的应用主要反映在社区医疗机构和民众家用的个性化产品两个方面。中国新医改政策的一个重要导向是"把医疗卫生资源重心下移",向社区医疗转移。要彻底改变"看病难,看病贵"的现状,国家必须从基层社区医疗着手,而POCT在许多场合可发挥作用,不仅在急诊、急救中广泛应用,而且可在家中监测健康状况。

POCT方便快捷、针对性强的个性化检验项目非常适合于基层医疗,可减少政府投资,亦可使民众享受到必要的医学检验。因此,POCT将是未来社区医疗最好的选择。随着人民教育健康水平的提高,POCT技术将逐步向社区卫生和非处方(over the counter,OTC)药房推广,并逐渐向家庭病床发展,就如目前已经非常成熟的血糖检测技术在发达国家已经普及到OTC药房和家庭,POCT在中国也必将向这个方向发展。

(康熙雄)

第二节 POCT常用分析技术

POCT的基本原理是将传统方法中的相关液体试剂浸润于滤纸和各种微孔膜的吸水材料中,使其成为整合的干燥试剂块,然后将其固定于硬质型基质上,成为各种形式的诊断试剂条;或将传统分析仪器微型化,操作方法简单化,使之成为便携式和手掌式的设备;或将上述两者整合成为统一的系统。以下对现阶段POCT的常用技术进行简要介绍。

一、干化学技术

将一种或多种反应试剂干燥固定在固相载体(纸片、胶片等)上,用被测标本中存在的液体作反应介质,分析物直接与固化于载体上的干试剂进行化学反应而呈色。

1. 单层试纸技术 包括单项检测试纸和多项检测试纸。单项检测试纸一次只能测一个项目,如目前被广泛应用的血糖、血氨、尿糖等检测试纸。多项检测试纸一次在一条试纸上可同时检测几个、十几个甚至几十个项目,其技术也相对复杂一些,如尿干化学试纸。

2. 多层涂敷技术 各层试剂通过多层涂敷并制成干片,由聚合物片分隔开,主要包括三层:扩散层、试剂层和支持层。标本加入干片后首先通过扩散层,其中的蛋白质、有色金属等干扰成分被扩散层中的吸附剂过滤后,液体成分渗入试剂层进行显色反应,光线通过支持层对反应产物进行比色,以此计算标本中待测物质的含量。

二、胶体金标记技术

氯金酸($HAuCl_4$)在还原剂作用下可聚合成一定大小的金颗粒,形成带负电的疏水胶溶液,由于静电作用而成为稳定的胶体状态,故称胶体金。此技术类似于酶免疫技术,它是用胶体金标记单克隆抗体,标记物直接可视,用于快速检测蛋白质类和多肽类抗原,如激素、心肌肌钙蛋白T(cTnT)、血清白蛋白、高敏C反应蛋白(hs-CRP)及一些病毒如乙型肝炎病毒(HBV)、丙型肝炎病毒(HCV)、艾滋病病毒(HIV)抗原或抗体。

三、免疫层析技术

免疫层析技术是将标本加入多孔介质试剂条上,以水充当溶剂协助标本在膜上迁移,然后溶剂溶解包含有标记二抗的干试剂,二抗可与存在的分析物结合形成复合体。该复合体继续向下游迁移,直到固定有一抗的位置,形成夹心复合物,并大量聚集,形成肉眼可见或可用仪器检测的色带。过量的标记二抗与溶液一起继续向下游区域迁移,该区域固定的抗二抗抗体直接捕捉未结合的二抗,呈现质控色带。免疫层析技术问世已有十多年时间,可检测项目达数十项,如心肌标志物、激素和各种蛋白质等。

四、免疫斑点渗滤技术

将包被有特异性待测物抗原(抗体)的醋酸纤维素膜放置在吸水材料上,当样品滴加到膜上后,样品中的待测物质与膜上的抗原(抗体)结合。洗去膜上的未结合成分后,再滴加金标记抗体,抗原抗体反应后,形成大分子胶体金复合物,呈红色斑点。该技术目前已被广泛应用于结核分枝杆菌等细菌的抗原或抗体检测,从而实现细菌的快速鉴定。

五、生物和化学传感器技术

生物和化学传感器是指能感应或响应生物或化学量,并按一定的规律将其转换成可用信号,包括电信号、光信号等输出的器件或装置。它一般由两部分组成,其一是生物或化学分子识别元件即感受器,由具有生物或化学分子识别能力的敏感材料,如由电活性物质、半导体材料等构成的化学敏感膜和由酶、微生物、DNA 等形成的生物敏感膜组成;其二是信号转换器即换能器,主要是由电化学或光学检测元件组成,如电流、电位测量电极,离子敏场效应晶体管,压电晶体等。POCT 技术充分利用生物或化学传感器技术,将一个传感器偶联上一个特定的生物检测器(化学分子、酶、抗体或核酸探针等)到一个换能器用于靶分析物的直接测定。

六、生物芯片技术

生物芯片又称微阵列(microarray),是 20 世纪末在生命科学领域中迅速发展起来的一项高新技术,在面积很小仅几平方毫米的固相材料(玻片、硅片、金属片、尼龙膜等)表面有序地按点阵方式固定排列一定数量的分子(DNA、抗体或抗原),它们可分别与标本中的标记分子结合或反应,产生荧光、化学发光或酶显色,再用扫描仪或 CCD 摄像等技术记录信号,经计算机软件处理和分析后得到所需要的信息。

一块芯片上可有成百上千甚至上万个测试点,可同时测试多个标本。生物芯片能在短时间内分析大量的生物分子,具有高通量的特点。芯片主要有基因、蛋白、细胞、组织、微流控等类型。芯片是技术含量最高、最具有发展前景的临床检测技术。但由于大部分芯片在结果判断时仍需要精度较高的大型仪器,检测费用较为昂贵,因此其作为 POCT 在临床上的应用及普及尚需技术上的进一步突破。

七、多技术综合应用

POCT 所采用的方法包含物理、化学、免疫、分子生物学、计算机科学等。近年来由于更多更先进的技术应用于 POCT,综合了免疫荧光、微激光、微校准和集成芯片技术为一体的 POCT 设备得以问世,如美国 Biosite 公司的 Triage 快速心肌梗死/心力衰竭诊断设备。我们相信未来的 POCT 技术会是多技术的综合应用,也将会有越来越多的新型 POCT 产品涌现。

(康熙雄)

第三节　POCT 临床应用与评价

一、POCT 临床应用

POCT 是在诊疗现场以即时治疗为目的而采用的临床检查技术之一,涵盖临床检验与个体健康管理等多个领域。其在临床疾病诊疗方面的应用主要如下所示。

1.心血管疾病诊疗方面的应用 ①急性心肌梗死标志物检测:急性心肌梗死(acute myocardial infarction,AMI)发病急,严重影响患者的生命安全。通过 POCT 快速检测特异性心肌梗死标志物(如 cTn、Myo、CK-MB),其结果异常可初步判断心肌损伤,使 AMI 患者能够得到及时救治。②心力衰竭标志物检测:B 型钠尿肽又称脑钠肽(brain natriuretic peptide,BNP),是心力衰竭的敏感和特异性标志物,POCT 可在 15 min 内完成 BNP 检测,判断患者是否存在充血性心力衰竭,对于鉴别诊断心源性和肺源性急性呼吸困难有临床意义。

2.糖尿病诊疗方面的应用 POCT 用于糖尿病诊断和疗效监测的指标主要有血糖、糖化血红蛋白、糖化血清蛋白等,其中血糖是患者在临床和居家时最常用的检测指标。糖化血红蛋白反映患者近 1～2 个月血中葡萄糖的平均水平,糖化血清蛋白可有效反映患者近 1～2 周内血糖水平变化,不受当时血糖影响,是监测糖尿病患者血糖控制情况的良好指标。

3.感染性疾病诊疗方面的应用 POCT 在感染性疾病中的检测指标主要有 CRP、PCT、孕前 TORCH-IgM 四项指标及乙型肝炎标志物等。其中 CRP、PCT 及血细胞分析联合检测对鉴别发热患者细菌或病毒感染更具有诊断价值。

4.凝血与纤溶疾病诊疗方面的应用 目前 POCT 用于凝血与纤溶疾病诊疗监测的指标主要为 D-二聚体。正常妊高征晚期的生理性高凝状态下,血浆 D-二聚体水平升高。D-二聚体水平监测对妊高征患者高凝状态的诊断、疗效监测以及预后判断具有重要意义。DIC 和继发性纤溶亢进时,D-二聚体水平显著升高;而原发性纤溶亢进时,D-二聚体水平不升高。D-二聚体还可用于溶栓疗效监测。在溶栓药物的作用下,血浆 D-二聚体水平明显升高;当血栓被完全溶解后,血浆 D-二聚体水平快速下降,一般 2 周后恢复正常。

二、POCT 评价

(一)POCT 的优点

1.检测快速,报告及时 缩短检验周期是 POCT 的核心要素,也是其最大优势。POCT 报告时间一般为 3～20 min,医生根据 POCT 提供的信息,对患者做出初步诊断并拟定救治方案,从而降低发病率/死亡率。另外,POCT 的易用性和现场分析优势也为患者的救治争取了宝贵的时间。

2.自动分析,操作简单 POCT 检测一般 2～4 个步骤即可完成,标本可以直接使用,无需复杂的预处理过程,并且可以自动加样、自动分析、自动打印结果。

3.对操作者资质要求相对较低 POCT 没有严格的资质要求,只要经过培训、考核即可操作,给临床带来便利,甚至被检者本人在阅读使用说明书后也可自行操作。

4.仪器小型化,便携式可移动,现场检测 POCT 打破了传统的以检验科为检测场所的工作模式,在任何场所都可以进行检测,如病房、急诊、门诊、手术室、监护室,甚至被检者在家中也可以自我检测,极大方便了被检者,缩短了标本运送时间。

5.患者应用便利,满足大众健康管理 POCT 对卫生保健的作用越来越明显,如妊娠试验和糖尿病患者血糖监测可以在家中完成。因此,POCT 能满足大众对疾病预防、健康自我管理、自我保健的需求。

6.检验项目多样,应用广泛 目前,POCT 开展项目多,不仅用于临床疾病如心血管、感染性、内分泌与代谢性、呼吸系统、消化系统疾病等的诊断、鉴别诊断及动态观察,还可以扩展到重大疫情监测、食品安全监测、环境保护、现场执法检测、法医物证检验、进出口检验检疫、军事与灾难救援等多个领域。检测场所也从医院扩大到医院以外的私人诊所、社区保健站、家庭、战场救护、灾难现场、海关及公安场所等,应用范围广泛。

(二)POCT 的不足

POCT 在临床应用有许多优势,但也存在诸多问题且不容忽视,主要有以下问题。

1.质量保证有待加强 POCT 具有快速、即时、即地、即人的特点,在检验各环节均可能存在问题,从而影响检验结果质量。如有些检测方法本身的缺陷影响检验结果的灵敏度与可重复性;其他

NOTE

存在的问题主要有患者状况与标本状况,人员培训与资质,检测环境,仪器性能评价与验证,仪器保养与维护,仪器比对,检测结果报告规范等;此外,POCT 质量保证体系和管理规范要全面落实有一定难度、各单位执行不一、室内质控不规范、室间质评未全面展开、实验室质量不易保证、管理制度不完善等也是导致 POCT 质量难以控制和保证的重要原因,因此建立严格的培训、管理、资质认证体制是当务之急。

2.检验费用增加与资源浪费　目前,POCT 单个项目检验费用高于常规实验室检验费用,因此,从单个检验成本方面考虑,POCT 并无优势。此外,如医院临床各科室都开展 POCT 检测,可能受经济利益驱使而滥用,造成资源浪费,加重患者负担,更重要的是检测方法不同带来的结果不一致,可能造成临床误诊。

3.生物安全管理有待加强　POCT 即地、即人检测,可能存在操作者防护意识不够、防护措施不到位、样品污染等问题,造成生物安全隐患和样品检测后废物的规范化处理难度加大,必须加强生物安全管理。

POCT 快速而广泛的发展说明了巨大的市场需求和良好的发展前景。虽然 POCT 存在以上不足之处,但是随着 POCT 技术方法的发展、管理的规范化、操作人员素质水平的提升等多种因素的改善与提高,POCT 必将更好地为人类和社会服务。

(邱河　孙晓春)

第四节　POCT 质量保证措施

POCT 的质量控制可以分为检验前、检验中和检验后三个环节。

一、检验前质量控制

(一)建立完善的组织机构

完善的组织结构是 POCT 的管理制度有效执行的保障。医疗单位应成立由主管院长、医务部(处)、设备物资部(处)、检验科、护理部和临床开展 POCT 相关科室的代表共同组成 POCT 管理委员会。POCT 管理委员会负责全院 POCT 项目的管理及质量保证,并明确相应的岗位职责,确保 POCT 项目合理开展,POCT 结果准确可靠。

(二)加强人员培训和能力考核

POCT 操作人员必须经规范化培训,培训师可以是临床实验室的检验专业人员或仪器供应技术专家,培训内容包括标本采集、仪器操作规程、仪器维护、质量控制和安全防护等。在 POCT 检测过程中,标本采集不当是最大的误差来源,而室内质控无法检测出该误差,只能通过认真的培训、持续性的监督和改进加以控制。要对培训后的 POCT 操作人员进行能力评估,考核合格者给予证书。通过周期性的考核和再培训,保证其具有持续性工作能力。未经培训或培训不合格者不得使用 POCT 系统。

(三)选择合格的检测方法和仪器

检测方法和仪器是保证 POCT 检验结果的根本保证,其中检验结果曲线准确性、重复性应基本满足临床要求,POCT 检测快速也是重要的选择指标之一。在引进新仪器后,通常在临床实验室人员的帮助下,参照 CLSI EP15 文件对仪器进行评价。经评价后正确度、精密度等符合要求的仪器才能在临床应用。POCT 仪器应定期与临床实验室的仪器进行比对,以保证检验结果的准确可靠。

(四)加强检验前过程质量管理

1.检验申请　正确的检验申请是检验前质量保证的第一步,是检验活动的开始。其包括检验

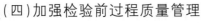

申请目的与原则、申请信息的基本要求、检验申请方式、检验申请单、检验申请程序与检验质量保证。

2. 患者准备 采集部位必须清洁。

3. 样品采集 检验前质量管理是质量保障的重要环节,影响因素多,潜在变异大。POCT 的样品采集大部分在实验室外完成,涉及医生、护士、患者等各类人员。临床医生应了解影响检验结果的生物学因素,慎重对待检验样品采集。护士需要进行专业的理论和操作培训,减少检验前误差。患者是样品采集的被动者或主动者,要遵照医嘱,消除紧张情绪,以免影响检验结果的准确性。

4. 检验前处理 因 POCT 检测的即时性,标本常采用抗凝全血或不抗凝的末梢血。若采用抗凝血要注意充分混匀后方可检测。

二、检验中质量控制

检验中质量控制包括人员资质、设施和环境、仪器设备、检测方法、检测过程与质量控制等。

1. 人员资质 从事 POCT 操作的人员可以是临床护士、医生或临床实验室专业技术人员,但必须具备卫生专业技术职称,并经专门的 POCT 培训并考核合格。每年由检验科负责对全院 POCT 操作人员进行培训,主要内容包括 POCT 检测的原理、操作方法、临床意义、室内质控、结果比对等。培训完成后经考核合格方可上岗。

2. 设施和环境 根据即时、即地、即人的要求,因地制宜。注意不宜在强光、高温/低温、高湿度环境下操作,同时避免强电场或磁场的影响。

3. 仪器设备与检测方法 选择的仪器设备和检测方式应与检测服务相适应。与检测相关的所有仪器设备均应制定操作规程、建立仪器设备档案、设置仪器设备操作卡,定期维护、保养、校准、监测并记录。新仪器设备或经维修后的仪器设备应进行性能评估和验证,或由使用者确保检验结果的准确性,所有记录应保存至仪器设备报废。

4. 检测过程与室内质控 POCT 操作人员必须按照检测操作步骤、室内质控、结果比对、仪器校准和维护保养等相应的标准操作程序文件完成检验。不同的检验项目或不同的 POCT 仪器对质量控制有不同的要求。如便携式血凝仪,不仅每天要用仪器厂商提供的正常和异常血浆进行质量控制,每月还要用新鲜血浆在方法学相同、试剂接近的同类仪器间进行比对。

POCT 的操作者应做好室内质控记录,所有质量控制资料都要文件化并至少保存 2 年。对于失控结果要分析原因,并及时采取纠正措施和预防措施。在使用新试剂、更换检验人员、进行仪器维护或维修后均必须进行质量控制或比对,应特别注意是否出现质量问题。

5. 室间质量评价 通过室间质量评价可以评价 POCT 检测仪器之间以及其与临床实验室之间测量结果的一致性,同时可判断测量结果的准确性。如有可能应尽量参加室间质量评价活动。有条件的科室建议参加国家卫生健康委临床检验中心的室间质量评价活动,以验证检验结果的准确性。

由于 POCT 检测存在分布广、检测仪器及检测点多、检测人员质量控制意识薄弱等特点,室内质控及室间质量评价工作的开展及监管较检验科或中心实验室困难,应用信息系统进行网络化管理可较好地克服 POCT 质量管理的瓶颈和难题,提高管理效率。

总之,每个 POCT 项目均应建立样品检测原始记录、室内质控记录(包括原始数据和质控判断)、比对记录、室间质量评价记录(适用时)、仪器设备使用维护维修及校准记录、与质量有关的投诉和处理意见记录,所有记录和资料至少保存 2 年。

三、检验后质量控制

检验后质量控制是全程质量控制的最后一道关口,是全面质量控制的进一步完善和服务的延伸,是使检测数据准确、真实、无误,并能为临床提供疾病诊疗信息而确定的措施和方法。其包括检测系统评审、报告的规范格式与解释、检验结果审核与发布、样品留存与废物的处理以及咨询服务

NOTE

等。还应重视检验报告的流程与规范,如报告格式、异常结果的标注、报告时效、报告修正等。

1. 检测系统评审 通常根据室内质控的情况加以判定。即 POCT 室内质控结果在控时,POCT 报告可以发布;室内质控结果失控时,必须寻找原因,结果暂时不宜发出。

2. POCT 的检验报告单 应该有完整的患者信息,如姓名、年龄、临床诊断、开单医生的签名和日期;报告内容应规范,包括检验项目、检验结果、计量单位(最好有范围和高低提示);应该有检验(报告)日期,检验结果的报告者和(或)审核者签名。许多 POCT 的小型仪器用热敏纸打印报告结果,如果把热敏纸打印的报告直接贴在病历上,时间稍长会自动褪色,这是病案管理所不允许的。如果以检验单的形式报告,则应该与 LIS 联网或者输入计算机后再打印规范的检验报告单。

3. 检验结果审核与发布 检验结果发出前,主要操作人员应首先核对检验结果有无漏项;检验结果是否填写清楚、正确;有无特别异常的、难以解释的结果;还应核查结果书写有无错误及决定是否需要复查等,核查无误后,签字以示负责。除审核上述内容外,还应考虑与临床诊断、以往结果、相关检验结果的符合情况等,并决定检验结果是否发放,审核者同样应签字以示负责。必须建立危急值结果、危重患者或疑难杂症患者样品的检验结果审核制度,并对结果认真复核。特殊项目的检验报告或一些关系重大的检验报告如抗 HIV 阳性或特殊病原体抗原阳性的报告单需经确证试验后,再审核签字,方可发出。

4. 样品留存与废物的处理 鉴于 POCT 的检测样品同样具有或潜在具有生物因子危害性,因此这些样品及容器、接触这些样品的材料等废物应根据《医疗废物管理条例》及《医疗卫生机构医疗废物管理办法》相关规定按感染性废物处理,不得随意丢弃和处理。采集血液的注射器针头或采血针应统一用锐器盒收集,统一送固定点焚烧处理。

5. 咨询服务 检验结果的解释是咨询服务中的核心内容,也是最常见的问题,主要应把握以下几个方面:①参考区间;②灵敏度及特异度;③医学决定水平;④联合检查的项目;⑤其他如窗口期、二次检验结果差异以及样品质量影响因素等问题。

做好咨询服务需要深刻理解检验医学的内涵:不仅要学习掌握有关方法学方面的知识和技能,同时应该了解该检验项目的临床意义及其在临床诊断、疗效观察、病情监测和预后判断中的价值;不仅要能对某一项目的检验结果做出合理解释,而且要能对若干个检验项目结果的相互关系及其意义做出合理解释;不仅要通过查房、会诊等途径积累临床经验,还要组织全院医护人员学习检验医学相关知识,有条件的话还可以通过出版如《检验通信》等方式来宣传和介绍检验医学发展的新动态,介绍检验项目的临床应用价值及其意义。

(张俊 周芙玲)

🔋 本章小结

本章主要介绍了 POCT 的概念、起源与发展前景;POCT 常用的分析技术(干化学、胶体金标记、免疫层析等);POCT 在心血管疾病、糖尿病、感染性疾病与凝血和纤溶疾病等检验中的临床应用。POCT 有检测即时、仪器小、现场分析、对操作者要求低等优点,但也存在质控难、费用高、资源浪费和生物安全管理问题等缺点。POCT 质量控制也可以分成检验前、检验中和检验后三个环节。

案例分析

【案例经过】患者王某因体重减轻、口渴在某诊所就诊时,临床医生用 A 品牌便携式血糖仪检测其毛细血管中的血糖水平为 5.9 mmol/L,诊断不明确,遂劝其至某三甲医院检查。王某于当日在当地三甲医院就诊,临床医生李某使用 B 品牌便携式血糖仪检测其毛细血管的血糖水平为 6.8 mmol/L,考虑患者可能患有糖尿病,建议患者到检验科做糖耐量试验,结果空腹血糖水平为 7.1 mmol/L,服用葡萄糖后 2 h 血糖水平为 13.2 mmol/

L,诊断为糖尿病,遂以口服二甲双胍治疗。

【讨论】本案例反映了两个方面的问题:① A、B 品牌血糖仪由于检验原理、反应过程、校准参考、准确度以及干扰因素等不同而检验结果存在较大差距,致使诊断意见不同。ISO 修订了其标准(ISO 15197:2003),即当血糖浓度<4.2 mmol/L(<75 mg/dL)时,95% 的个体血糖值应在厂商检测值±0.83 mmol/L(15 mg/dL)范围内;当血糖浓度≥4.2 mmol/L(≥75 mg/dL)时需在±20%范围内。依据 ISO 15197:2003 性能标准,患者血糖浓度为 7.1 mmol/L 时,血糖仪的报告浓度则可能从 5.68 mmol/L 到 8.52 mmol/L,因此患者会被诊断为糖尿病或非糖尿病。根据普遍糖尿病诊断指南,若空腹血糖浓度≥7.0 mmol/L 或餐后 2 h 血糖浓度≥11.1 mmol/L 则可诊断为糖尿病。虽然不建议将毛细血管中的血糖检测作为诊断糖尿病的判断指标,但是这样的结果变化可能导致不恰当的患者管理,同时证明血糖仪不可用于糖尿病诊断。②使用便携式血糖仪时,应建立完善的管理体系,如项目开展的合理评估、仪器的性能评价、检验结果的一致性比对、检验质量控制及质量管理、人员的培训与能力评估、文件与记录控制等。同时,要考虑选择血糖仪的临床用途、预期分析要求以及潜在干扰因素。

索引

参考文献

[1] 龚道元,赵建宏.临床实验室管理学[M].武汉:华中科技大学出版社,2013.

[2] 尚红,王疏三,申子瑜.全国临床检验操作规程[M].4版.北京:人民卫生出版社,2015.

[3] 杨惠,王成彬.临床实验室管理[M].北京:人民卫生出版社,2015.

[4] 龚道元,徐克前,林发全.医学检验导论[M].北京:人民卫生出版社,2016.

[5] 龚道元,胥文春,郑峻松.临床基础检验学[M].北京:人民卫生出版社,2017.

[6] 胡晓波,李莉.临床实验室质量管理基础[M].北京:人民卫生出版社,2018.

[7] 李艳,李山.临床实验室管理学[M].3版.北京:人民卫生出版社,2012.

[8] 王惠民,王清涛.临床实验室管理学[M].2版.北京:高等教育出版社,2016.

[9] 陈文详.医院管理学:临床实验室管理分册[M].2版.北京:人民卫生出版社,2011.

[10] 陈卫中,潘晓平,宋兴勃,等.ROC 曲线中最佳工作点的选择[J].中国卫生统计,2006,23(2):157-158.

[11] 丛玉隆,王前.临床实验室管理[M].2版.北京:中国医药科技出版社,2010.

[12] 石玉玲.实用医学实验室信息管理系统[M].北京:人民军医出版社,2011.

[13] 余新炳.实验室生物安全[M].北京:高等教育出版社,2015.

[14] 叶冬青.实验室生物安全[M].北京:人民卫生出版社,2008.

[15] 王治国.临床检验方法确认与性能验证[M].北京:人民军医出版社,2009.

[16] 王治国.临床检验生物学变异与参考区间[M].北京:人民卫生出版社,2012.

[17] 中国合格评定国家认可委员会.测量结果的计量溯源性要求:CNAS-CL01-G002:2018[S/OL].[2019-06-28].https://www.cnas.org.cn/images/rkgf/sysrk/rkyyzz/2018/03/01/5AA97F2CC3DCB43871E88E0FCDD7A35E.pdf.

[18] 中国合格评定国家认可委员会.医学实验室—测量不确定度的评定与表达:CNAS-TRL-001:2012[S/OL].[2019-06-28].https://www.cnas.org.cn/images/rkgf/sysrk/jsbg/2015/06/03/0F3FD446FF47C8FA82F43FFA2B581F8E.pdf.

[19] 中国合格评定国家认可委员会.医学实验室质量和能力认可准则:CNAS-CL02:2008[S/OL].[2019-06-28].https://www.cnas.org.cn/sysrk/sysrkgf/rkzz/images/2012/12/18/BC8316C9855D63A6097099EA342B1133.pdf.

[20] 中国合格评定国家认可委员会.实验室认可规则:CNAS-RL01:2011[S/OL].[2019-06-28].https://www.cnas.org.cn/images/rkgf/sysrk/rkgz/2015/06/03/C0BBDBA1E1199E3D6F89144C3C8F9DDB.pdf.

[21] 庄俊华,黄宪章,翟培军.医学实验室质量体系文件编写指南[M].2版.北京:人民卫生出版社,2015.

[22] 庄俊华,张秀明,徐宁.医学实验室质量体系文件范例[M].北京:人民卫生出版社,2006.